KLAUS MEDICUS

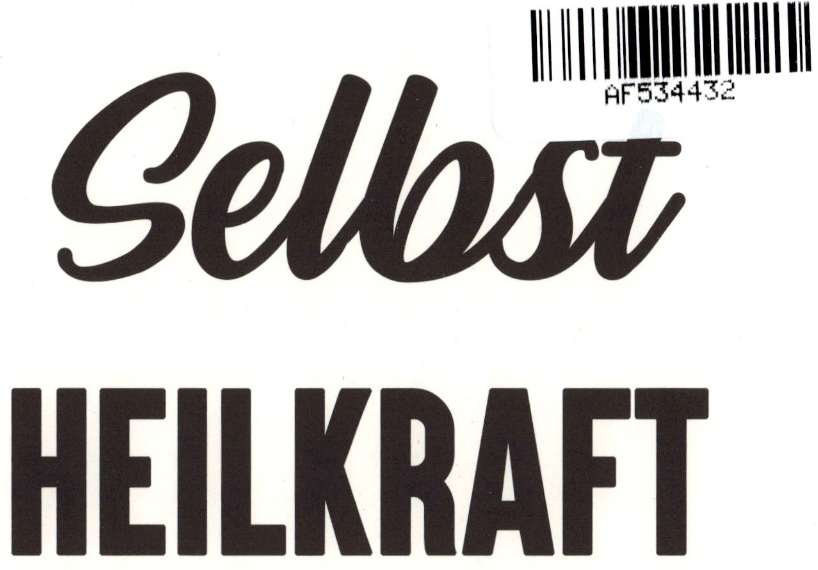

Wie aus Bewusstsein Realität wird

Impulse zur Entfaltung höchster Potentiale – gesundheitlich, psychisch, spirituell

amadeus-verlag.com

zweite Auflage

Amadeus Verlag GmbH & Co. KG
Birkenweg 4
74579 Fichtenau
Fax: 07962-710263
www.amadeus-verlag.com
E-Mail: amadeus@amadeus-verlag.com

Druck:
CPI – Ebner & Spiegel, Ulm
Satz und Layout:
Jan Udo Holey
Umschlaggestaltung:
Amadeus Holey

ISBN 978-3-938656-74-7

Wichtige Hinweise

- Die im Buch veröffentlichten Empfehlungen wurden vom Verfasser und Verlag sorgfältig erarbeitet und geprüft. Eine Garantie kann dennoch nicht übernommen werden. Ebenso ist die Haftung des Verfassers und des Verlages und seiner Beauftragten für Personen-, Sach- und Vermögensschäden ausgeschlossen.

- Um die Persönlichkeit der in allen Fallbeispielen erwähnten Menschen zu schützen, wurden alle Namen verändert.

- Alle Methoden, die in dem Buch vorgestellt werden, unterstützten ausschließlich Prozesse persönlicher Potentialentfaltung. Sie dienen der Neuorientierung in Lebensveränderungen und einer grundlegenden Förderung von Gesundheits-Potentialen sowie generell der Gesundheitsvorsorge. Das Buch richtet sich ausschließlich an Menschen, die Frieden und Erfüllung in ihrem tiefsten Inneren und spirituelles Erwachen suchen.

- Aus rechtlichen Gründen weisen wir ausdrücklich darauf hin, dass alle Angebote und Beratungen keine ärztlichen Behandlungen oder Therapien sind. Es sind auch keine Therapien und Behandlungen entsprechend des Heilpraktikergesetzes.

- Die angebotenen Beratungsmethoden können und wollen nicht die medizinische Heilbehandlung durch Diagnose oder Therapie eines Arztes, Psychiaters, Psychotherapeuten oder eines Heilpraktikers ersetzen. Es werden von Klaus Medicus und von ihm empfohlenen Personen weder Diagnosen erstellt noch physische oder psychische Beschwerden und Erkrankungen behandelt. Keine der angebotenen Tätigkeiten ist heilend, sondern ausschließlich gesundheits- und entspannungsfördernd.

- Ergänzend weisen wir ausdrücklich darauf hin, dass es sich bei allen Beratungen nicht um wissenschaftlich und/oder schulmedizinisch anerkannte Maßnahmen handelt, deren Wirksamkeit wissenschaftlich und/oder schulmedizinisch bewiesen ist.

- Aus rechtlichen Gründen machen wir zudem darauf aufmerksam, weder medizinisch erforderliche Untersuchungen oder Behandlungen durch Diagnose oder Therapie eines Arztes zu unterlassen oder zu unterbrechen noch die Einnahme von verordneten Medikamenten eigenmächtig ohne Rücksprache mit einem behandelnden Arzt zu beenden.

- Die Methode Quanten-Intelligenz sowie alle in dem Buch beschriebenen Fallgeschichten und Techniken richten sich an all diejenigen, die Lebens- sowie Gesundheits-Potentiale entfalten und neue Dimensionen des Bewusstseins erleben wollen.

„*Eine mächtige Flamme entsteht aus einem winzigen Funken.*“

Dante Alighieri

INHALTSVERZEICHNIS

3. Kapitel: Wie wir sein können, was wir sein könnten

3.1. Die Kraft erlebter Gegenwärtigkeit

3.2. Quanten-Potentiale der Selbst-Heilkraft öffnen

3.3. Transformation: Das Sieben-Wochen-Q!-Programm

Einleitung: Selbst-Heilkraft, Bewusstsein und Realität

Selbst-Heilkraft klingt irgendwie magisch und mystisch. Aber erlauben wir uns doch einfach mal den Gedanken, Selbst-Heilkraft wäre etwas ganz Normales, ein Potential, das in jedem Menschen steckt – dann wäre es nur eine Frage, wie aus Potentialen sinnlich erfahrbare Wirklichkeiten werden. Dieser Frage wird vom Mainstream nicht nachgegangen, und es gibt darüber – vermutlich aus rein wirtschaftlichen Interessen – auch keine Studien. Kein Wunder – Menschen, die in einem Bewusstsein ihrer eigenen Selbst-Heilkraft leben, sind geschäftsschädigend, weil es im heutigen Gesundheitswesen mit Pharmaindustrie und technischer Medizin um gewaltige Finanzinteressen geht. Kranke Menschen sind bares Geld wert, gesunde Menschen nicht. Aus Sicht der Kapitalrendite sollte es Selbst-Heilkraft also am besten überhaupt nicht geben. Doch sobald wir andere Werte als die des Kapitals priorisieren und den Mainstream links liegen lassen, können wir erleben, wie sich Materie im menschlichen Körper nachhaltig verändern kann, indem Bewusstsein Realität erschafft. Menschen, die überzeugt sind, krank zu sein, werden nur durch die bewusste Veränderung bislang unbewusster Überzeugungen, binnen Wochen oder Monaten gesund – ganz ohne irgendein Heilungsverfahren entsteht eine veränderte Wirklichkeit. Ich schreibe in diesem Buch überhaupt nichts über Heilung, noch arbeite ich als Therapeut oder Heiler. Mein Arbeitsbereich liegt ausschließlich im Bereich der Potentialentwicklung und das umfasst das ganze Potential menschlichen Heil-Seins.

Bei unserem Heil-Sein geht es um die Potentiale psychischer,
physischer und spiritueller Gesundheit;
davon haben Experten für Krankheiten meist keine Ahnung.

Was diejenigen verändern, denen Gesundheit gelingt, ist, mittels Achtsamkeit und Gewahrsein Zugang in konkrete spirituelle Dimensionen ihres Seins zu finden und sich damit selbst und ihrem Leben neuen Ausdruck zu verleihen. Denn gesund zu sein ist ein Potential, das jedem lebenden Wesen innewohnt; uns scheint lediglich die Dimension des Bewusstseins, dies zu erkennen, verlorengegangen zu sein. Es geht um das Bewusstsein, wie

Geist zu Materie, zur erfahrbaren Realität wird. Mit diesem Buch möchte ich dein Interesse wecken, auf eine ganz konkrete spirituelle Entdeckungsreise zu gehen, um zu erleben, wie wir sein können, wer und was wir sein könnten.

Kann es wirklich sein, dass wir Krankheitsexperten brauchen, die Gift verschreiben, um gesund zu werden? Was sind sogenannte Nebenwirkungen von pharmazeutischen Drogen anderes als der Ausdruck einer kollektiven Trance, uns freiwillig zu vergiften? Um sich davon zu verabschieden, fehlt den meisten Menschen die Dimension erkennenden Bewusstseins für eine aus dem eigenen reinen Geist inkarnierende Heilkraft. Seit vielen Jahren bin ich Zeuge, wie Menschen durch veränderte Dimensionen des Bewusstseins ihre inneren Überzeugungen, Glaubenssätze und Bilder der Vergangenheit transformieren und dadurch die Biologie ihrer Zellen nachhaltig verändern. Der Grund für dieses Phänomen liegt in dem Bewusstsein, das autonome Nervensystem des Körpers selbst beeinflussen zu können. Die Menschen verändern nachhaltig ihre emotionale Signatur im Leben und damit sich selbst. Diese Fähigkeit bewirkt eine drastische Verbesserung der Gesundheit, insbesondere weil sich die Kompetenz aufbaut, das eigene Gehirn immer synchroner und kohärenter zu steuern. Doch das gilt nicht nur für Menschen, die sich Stress und Burn-out ausgeliefert fühlen – selbst Autoimmunkrankheiten, Angstzustände, Depressionen, chronische Hauterkrankungen und Herzleiden sind unserer Selbst-Heilkraft zugänglich, sobald wir einen Zugang in unser bislang unbewusstes Betriebssystem entdecken. Indem wir keinem inneren Gedankenkarussell mehr ausgeliefert sind und anders denken, fühlen und handeln, verändern sich in unseren Körpern auf Zellebene epigenetische Prozesse. In diesen Fällen können wir beobachten, wie aus verändertem Bewusstsein veränderte Materie entsteht.

Doch wie diese Potentiale unseres Bewusstseins zu erlebter Wirklichkeit werden, darüber findet man kaum Informationen. Das zu ändern ist die Intention dieses Praxisbuchs. Anhand konkreter Beispiele schildere ich Voraussetzungen zur Selbst-Heilkraft, theoretische Hintergründe und konkrete Wege, wie wir erleben können, dass aus reinem Potential Wirklichkeit wird. Was ich beschreibe, ist ein Weg des Bewusstseins der Gegenwärtigkeit, den jeder Mensch mit offenem Geist gehen kann. Dieser Weg führt uns neben physischem Heil-Sein in neue Dimensionen unseres

Bewusstseins, die zuweilen auch als „spirituelles Erwachen“ bezeichnet werden.

Anhand konkreter Beispiele von Menschen, die ihre Potentiale des Heil-Seins zum Erblühen brachten, soll dieses Buch den Leser mit dem Quantenuniversum vertraut machen, das in uns verborgen liegt. Die Welt, die uns umgibt, und das Leben selbst unterscheiden sich in ihrer innersten Natur von vielem, was wir darüber zu wissen *glauben*. Unsere innersten Überzeugungen, Glaubenssätze sowie Vorstellungen erschaffen in jedem Moment eine Wirklichkeit, die uns höchst real erscheint. Nur sind wir uns dieses erschaffenden Bewusstseins meist nicht bewusst. Darin liegt auch der Grund verborgen, warum wir so leicht manipuliert werden können, beispielsweise durch Sprache, Emotionen und Bilder. Um Potentiale der Selbst-Heilkraft in veränderten Dimensionen des Bewusstseins als neue Normalität erfahren zu können, ist es entscheidend, unseren Geist vom Wind des Wandels tragen zu lassen. Dazu braucht es lediglich Neugierde darauf, was sich hinter den Schleiern alltäglicher Illusionen verbirgt, und die Bereitschaft, uns vom betreuten Denken des Mainstreams zu verabschieden, um zu erkennen, welche Macht in uns liegt, die Wirklichkeit unserer 70 Billionen Zellen im Jetzt zu erschaffen. Der höchste Wert dabei ist unsere Freiheit! Die Freiheit, die es zu schützen und zu bewahren gilt in einer Zeitepoche, die Moralin geschwängert immer neue Schuldgefühle erschafft, um mittels Zwängen und Verboten der Obrigkeit alles Leben zu regulieren. Auf diesem Weg begegnet uns auch das Phänomen, wie mittels Sprache, Bildern und Emotionen wahrnehmbare Wirklichkeiten entstehen bzw. allzu oft künstlich durch allgegenwärtige Mainstreammedien erschaffen werden. Wir brauchen das Bewusstsein zu erkennen, wie Ängste und Panik von außen geschürt werden. Es geht dabei um das Zusammenspiel des Mikrokosmos in uns mit dem Makrokosmos, der uns umgibt. Denn nichts ist so, wie wir es oft vordergründig wahrnehmen und *glauben*, es sei die Wirklichkeit.

Mit der Metapher des Sonnenuntergangs will ich das Phänomen dieses Glaubens verdeutlichen: Mit einem geliebten Menschen einen Sonnenuntergang zu erleben, kann romantische Gefühle wecken und einfach wunderschön sein. Eine untergehende Sonne wirkt höchst real, weil sie unsere erlebte Wirklichkeit ist, und so einen Sonnenuntergang bewusst zu erfahren, hat die Kraft, unsere Stimmung und Lebensenergie positiv zu verändern. Gleichzeitig ist dieses Erleben jedoch reine Illusion, denn wir rasen auf unserem Planeten Erde mit etwa 1.000 Kilometern pro Stunde um die Erdachse. Bekanntlich dreht sich die Erde in 24 Stunden einmal um sich selbst, was uns diese herrliche Illusion eines Sonnenuntergangs ermöglicht. Zudem rasen wir auch noch mit etwa 100.000 km/h um die Sonne, um sie einmal im Jahr zu umkreisen. Unser ganzes Sonnensystem saust – inklusive uns irgendwo zwischendrin – mit nahezu 220 Kilometern pro Sekunde um das Zentrum seiner Heimatgalaxie, die Sonne. Das sind ungeheuerliche Geschwindigkeiten, von denen wir gar nichts mitbekommen. Zu Galileos Zeiten hätten wir diese falsche Interpretation natürlich nicht denken dürfen, ohne dafür lebendig auf dem Scheiterhaufen zu landen. Die damaligen Wahrheits-Wächter der Heiligen Römischen Kirche nahmen ihren Job sehr ernst, und viele Menschen glaubten den von den Herrschenden verbreiteten Unsinn. Menschen wie Galileo, die es wagten, über den Tellerrand herrschender Ideologien zu blicken, gab und gibt es zu allen Zeiten. Im Moment scheint es die Strategie der heutigen Wächter reinen Glaubens zu sein, den Menschen einfach die Teller zu rauben – denn wenn jeder nur noch ein veganes Schälchen vor sich hat, gibt es keinen Tellerrand mehr, über den jemand schauen könnte. Wachsende Armut im noch vor wenigen Jahrzehnten blühenden Europa, zunehmende Krankheiten, politische Unruhen, Millionen von Zuwanderern und immer mehr oft junge Menschen, die als Aktivisten manipuliert gegen die Chimären des Bösen kämpfen, sind heute die nackte Wahrheit. Es ist eben leichter, endlose Lügen im schönen Gewand der Wahrheit anzuschauen, in deren „geile" Vermarktung Milliarden investiert werden. Die Wächter der Wahrheit tun alles, damit Menschen die ihnen innewohnende Selbst-Heilkraft genauso wenig mitbekommen wie die rasante Geschwindigkeit, mit der wir durchs All fliegen. Und wer von den mentalen Viren momentan herrschender Ideologie befallen ist, dankt den Zensoren der heiligen Wahrheit für ihr weltverbesserndes Werk. Die Uniformität zivilgesellschaftlichen Engagements nährt sich zunehmend aus derselben geistigen Konformität, die in der ersten Hälfte des 20. Jahrhunderts als Gleichschaltung bezeichnet, brutal Millionen von Menschenleben zerstörte. Die meisten Menschen bekommen die Wirklichkeit hinter all den Illusionen medial kunstvoll erzählter Geschichten, emotionaler Bilder und Konstrukten virtueller Wirklichkeiten gar nicht mit – wie zu Galileos Zeiten.

Demgegenüber können wir aber lernen, aus einer Haltung gegenwärtigen, beobachtenden Bewusstseins, uns der ständigen Manipulation des Geistes gewahr zu werden, um dem ganz alltäglichen Wahnsinn betreuten Denkens nach und nach den Rücken zu kehren. Statt dem Mainstream zu folgen, kannst du erleben, dass es ausschließlich um Erfahrungswissen geht, das jedem Menschen zugänglich ist. Eine wundervolle Welt liegt in uns und wartet darauf, entdeckt und unmittelbar erlebt zu werden. Wir stehen in allen Lebensbereichen der Menschheit vor einem gewaltigen Wandel, der mit viel mehr zu tun hat, als Lösungen für momentane Problemstellungen zu finden oder irgendwelche Störungen zu beseitigen. Um Mut für diesen Wandel zu fassen, soll dieses Buch einen Beitrag leisten: für ein neues, wundervolles Europa nationaler Vielfalt und gewachsener Kulturen, das von Freiheit und einem erwachenden Bewusstsein der Selbstermächtigung und Selbst-Heilkraft starker Menschen getragen ist!

„Wählte Christus Jesus, dieses große Vorbild auf dem wahren Weg zum Lichte, seine Jünger unter den gelehrten Pharisäern? Unter Schriftenforschern? Er nahm sie aus der Schlichtheit und der Einfachheit heraus, weil sie nicht anzukämpfen hatten gegen diesen großen Irrtum, dass der Weg zum Licht mühselig zu erlernen ist und schwer sein muss. Dieser Gedanke ist der größte Feind des Menschen, er ist Lüge!"

„Gralsbotschaft – Im Lichte der Wahrheit" von Oskar E. Bernhardt

1. Kapitel: Potentiale der Selbst-Heilkraft

1.1 Die Quantenwelt in unserem Inneren

Über das Alltägliche hinaus

Selbst-Heilkraft ist als Quantenpotential in jedem Leben immanent. Diese Kraft zu aktivieren, ist grundsätzlich immer möglich. Zuweilen wirkt es wie ein Wunder, über welch enorme regenerative Selbst-Heilkraft unsere Billionen von Zellen verfügen, sobald sich das geistige Potential in materielle Wirklichkeit verwandelt. So kann es magisch wirken, wenn Menschen, die beispielsweise unter heftigen Allergien oder Autoimmunerkrankungen leiden, urplötzlich gesund werden, indem sie sich lediglich unerwünschter, einschränkender Überzeugungen, Verhaltensmuster und Gewohnheiten bewusst werden und es schaffen, sie ins Produktiv-Funktionale umzuwandeln. Da gibt es keinen Heiler, keine Heilung und auch Medizin von außen – es geht ausschließlich um das Bewusstsein, wie Überzeugungen und Glaubenssätze, unser Denken und Fühlen und wie dies alles unser physisches Leben bestimmt. Dieses unsichtbare Informationsfeld in uns nimmt direkten Einfluss auf unseren Körper und unser Leben. Beispielsweise entscheiden unsere meist unbewussten Überzeugungen darüber, ob unser Körper von Stresshormonen gesteuert wird, was die Hauptursachen der meisten Krankheiten ist. Nicht, was sich im Außen ereignet, entscheidet unter anderem darüber, welche Hormone im Zellsystem unseres Körpers produziert werden, sondern wie wir im Inneren auf das Außen reagieren. Werden von außen Ängste, mittlerweile sogar offen Panik geschürt und schalten die Mainstreammedien auf Weltuntergangs-Rot, entscheidet die Dimension des Bewusstseins, in der wir leben, ob unser Körper von Stresshormonen und Ängsten überflutet wird oder ob wir frei vom emotional offerierten, betreuten Denken in unserer Mitte bleiben können. Dieses In-der-Mitte-bleiben-Können hängt davon ab, wie synchron und kohärent unsere Gehirnfrequenzen im virtuellen Weltuntergangs-Szenario bleiben. Dazu braucht es eine Wahrnehmung und das klare Bewusstsein, in unserer eigenen Mitte zu stehen und dass wir sein können, wer wir wirklich sind. Das Potential dazu trägt jeder Mensch in sich – es muss nur aktiviert werden.

Wie Potential zu Wirklichkeit wird und was in unserem Leben über das Alltägliche hinaus möglich ist, beschäftigt mich schon mein ganzes Leben. Beruflich war ich viele Jahre in Personalbereichen unterschiedlicher Unternehmen für die Führungskräfteentwicklung zuständig – *HR Leadership Development* nennt man das heute so schön. Später lag mein beruflicher Schwerpunkt im Potential-Coaching für Manager verschiedener Branchen. Dabei hatte ich immer mit unterschiedlichsten Persönlichkeiten zu tun, bis hin zu Konzernvorständen. Die Themen in den Coachingsitzungen lagen zunächst immer im sachlichen und beruflichen Bereich, doch innerhalb kürzester Zeit verlagerten sie sich zu einschränkenden Überzeugungen, Ängsten, Stress, Empfindungen und gesundheitlichen Befürchtungen – eben zu all dem, was Menschen im Inneren bewegt. Da geht es um Kausalitäten: alle Sachthemen, Probleme und Störungen, einfach alles, von dem wir *glauben*, ja, geradezu überzeugt sind, es sei die Wirklichkeit. Und die Geschichten, die unser Verstand daraus macht, bilden die Dimension bzw. die Ebene der Symptome, was wiederum in die gängige Symptombehandlung führt. Aber die interessiert mich nicht, denn hinter den Symptomen liegen immer Ursachen – und ausschließlich um diese Ursachen sollte sich gekümmert werden. Nur das schafft nachhaltige Veränderung. Im Laufe vieler Jahre zeigten sich mir in den Entwicklungsprozessen vieler Menschen immer wieder die Potentiale der Selbst-Heilkraft. Anfangs hatte ich keine wirkliche Idee, was sich mir da offenbarte, doch nach und nach veränderte sich der Fokus des Bewusstseins in meiner Arbeit. Ich realisierte, dass mich diese veränderten Dimensionen des Seins zunehmend interessierten und wie mir allein dieser Fokus Zugang zum unsichtbaren Informations- oder Quantenfeld reinen Potentials gewährte.

Ergänzend zu diesen Erfahrungen bekam ich im Lauf der Zeit immer öfter Aufträge, Geschäftsleitungen zu unterstützen, die richtigen Kandidaten für Schlüsselpositionen auszuwählen. Wenn sich eine obere Führungskraft als Fehlbesetzung herausstellt, kann sich dies für ein Unternehmen zu einem Millionenschaden entwickeln – entsprechend intensiv sind deswegen oft die Auswahlprozesse. Die entscheidenden Unterschiede zwischen fachlich ähnlich qualifizierten Kandidaten liegen im Bereich sogenannter *Soft Skills*, also in dem, was Menschen im Inneren bewegt und wie sie damit umgehen. Wie souverän bleiben Menschen in unerwarteten, herausfordernden Situationen, und sind sie in der Lage, auch unter Druck geistige Räume zu schaffen, aus denen sich kreative Lösungen entwickeln können? Heute wird dies häufig als *persönlichkeitsabhängige Kompetenz* bezeichnet. Nur was ist diese Persönlichkeit eigentlich? Etwas fest Bestehendes oder die momentane Verbindung zum Bewusstsein, zu einem Informationsfeld, mit dem sich der Einzelne identifiziert? Im Kern geht es um die Fähigkeit, auf das, was wir als Stress bezeichnen, mit innerer Ruhe, Gelassenheit und kohärenten Gehirnwellen zu reagieren. Diese weichen Schlüsselqualifikationen sind entscheidend für die berufliche, spirituelle und gesundheitliche Entwicklung jedes Menschen. Bei der Frage, welche Position für welchen Menschen passt, geht es darum, mit dem jeweiligen herauszuarbeiten, was er wirklich in seinem Innersten will. Und diese Klarheit basiert auf Bewusstsein und der Wahrnehmung innerer Überzeugungen und Glaubenssysteme. Nur in diesem Wahrnehmen ist authentisches Sein möglich – sonst bleibt unser Sein auf der Ebene mechanistischen Funktionierens stecken, und würde das reichen, könnte man auch Roboter oder Künstliche-Intelligenz-Maschinen für Schlüsselpositionen in Organisationen einsetzen. Emotionale Kompetenzen und emotionale Intelligenz unterscheidet lebendige Menschen von funktionierenden Maschinen. Den entscheidenden Unterschied macht das Bewusstsein aus. Um authentisch zu sein, brauchen wir Bewusstsein darüber, wer wir wirklich sind.

Der innere Kompass

Bei Authentizität geht es um Bewusstsein eines klaren emotionalen Kompasses in uns, der bei allen kleinen und großen Herausforderungen im Jetzt die Richtung weisen kann, und das spielt auch für die richtigen Stellenbesetzungen eine entscheidende Rolle. Bei etlichen Menschen, mit denen ich über einen längeren Zeitraum intensiv an ihrem Bewusstsein über bislang unbewusste Überzeugungen gearbeitet habe, machte ich eine faszinierende Entdeckung: Immer wieder konnten Menschen erleben, wie sich eine neue Persönlichkeit zeigte; eine Persönlichkeit frei von Stress, Ängsten, Depressionen, Burn-out, Autoimmunschwächen und vielem mehr. Mittlerweile ist es bei meiner Arbeit schon etwas Normales geworden, zu erleben, wie sich bei vielen Menschen Quantenpotentiale des Lebens neu organisieren können und sich teilweise vollkommen Neues im Leben, wie beispielsweise veränderter Gesundheit oder neuer Persönlichkeitsanteile, zeigt. Das ist einfach faszinierend. Auf der Suche nach den Schlüsseln zu diesen verblüffenden Phänomenen konnte ich beobachten, dass sich im Erleben wirklich veränderter Wahrnehmung andere Dimensionen des Bewusstseins zeigen – es war verblüffend, was sich da alles im Leben der Menschen veränderte. Zunächst konnte ich nur über diese Phänomene staunen, hatte aber keine Idee, wie sie zustande kamen.

Jahrelang war ich überzeugt, es wäre wichtig zu wissen, was Menschen erlebt haben; also ihre Geschichte zu kennen und zu verstehen. In all meinen therapeutischen Ausbildungen hatte ich es so gelernt, und als Coach habe ich Menschen oft recht erfolgreich beim Lösen alter Verstrickungen begleitet. Allerdings wurde mir durch die Erfahrungen im Coaching immer klarer, dass es ausschließlich auf die Bits und Bytes ankommt, die unsere Nervenzellen abgespeichert und die sich im emotionalen Gehirn häuslich eingerichtet haben. Und irgendwann ließ mich eine Frage nicht mehr los: Was, wenn es überhaupt nicht um die Geschichte geht? Denken und Geschichtenerzählen öffnet in diesen emotionalen Bereich keinen Zugang. Doch sind wir frei, den Zugang unseres Bewusstseins auf die Gegenwärtigkeit des momentanen Augenblicks im Körper zu richten, bekommen wir ein ganzes Feuerwerk an Informationen geliefert. Und dieses Feuerwerk an Informationen erschließt uns diese neuen Bereiche unserer Selbst. Wir finden Selbstermächtigung.

Als ich das erkannte, kam ich den Schlüsseln einer Codierung der Wirklichkeit schon langsam näher: Es kommt ein neues Bewusstsein zum Vorschein – selbst Schöpferkraft zu sein. Und die Antwort, die ich schließlich fand, hat mich in ihrer Einfachheit verblüfft: Es geht darum, den Ladungszustand der Bits und Bytes alter Erinnerungen und Bilder, die uns im Inneren bewegen, verändert wahrzunehmen. Es ist lediglich die Information, dass die Erinnerungen schmerzlich ist. Nicht was war, ist entscheidend, sondern einfach der Ladungszustand der Information im gegenwärtigen Moment. Anders ausgedrückt: Vergiss die erzählte Geschichte!

Der Zugang zu schmerzlichen Erinnerungen gelingt über die regelmäßige Fokussierung des Bewusstseins auf den Körper. Statt die alte Geschichte zu nähren, ist es essentiell, mit dem Fokus des Bewusstseins an einem ganz präzisen Punkt anzukommen – nämlich im Jetzt und was dort ist. Sobald ich erkannte, wie Transformation jenseits der alten Geschichten möglich ist, veränderte sich mein berufliches Selbstverständnis radikal. Es war reines Erkennen, dass es im Potential-Coaching um das Bewusstsein der Gegenwärtigkeit geht und um all die unbewussten Überzeugungen, die sich dabei zeigen. Die einschränkenden Überzeugungen jenseits der erzählten Geschichten immer leichter wahrzunehmen, erwies sich als Schlüssel zu grundlegenden Veränderungen. Entscheidend erwies sich ein Wechsel der Ebenen, nämlich Empathie und Feinfühligkeit nicht zur erzählten Geschichte zu empfinden, sondern zum Menschen, der diese erzählt. Die Geschichte an sich spielt überhaupt keine Rolle, entscheidend sind allein die Überzeugungen und Glaubenssätze, die das früher Erlebte im gegenwärtigen Moment in der Person auslöst!

So lernten Menschen in meinen Coachings, ihre Einschränkungen selbst in befähigende, kraftvolle Grundlagen der Lebendigkeit zu verwandeln. Oft wusste ich keinerlei Details ihrer Erlebnisse, Diagnosen oder gesundheitlichen Störungen, geschweige denn, dass wir daran gearbeitet hätten. Doch wurde immer offensichtlicher, dass nichts eine toxischere Wirkung auf unsere Zellen und unser Wohlbefinden hat, als ein ständiges Gedankenkarussell, Dauerfragen nach einem Warum und die Gewohnheit, alte Geschichten wie Filme immer wieder anzusehen. Die Kraft der Gegenwart und deren erfüllende Frische lässt sich über eine veränderte Nutzung unseres Gehirns mit Leichtigkeit erreichen. Genau darin liegen die Schlüssel verborgen.

Denken, Ratio, Logik und Analyse sind hervorragende Werkzeuge, die uns zur Verfügung stehen, doch ihre Nebenwirkung liegt in der Begrenzung menschlichen Potentials. Wir brauchen Zugänge jenseits der Bereiche unseres Gehirns, die wir heute nutzen.

Es ist sinnlos, mit Menschen über den größeren Rahmen zu sprechen, die über diese Dimension des Bewusstseins bislang nicht hinausgekommen sind. Ich kann Menschen einladen, sich zu öffnen und die darüber hinausgehenden Dimensionen zu erleben. Dies lässt sich jedoch nicht mit dem *Neocortex* verstehen. Wir können dieses Bewusstsein erleben und dabei beobachten, was sich daraus auf Zellebene verändert. Doch sobald wir es verstehen wollen, brauchen wir immer Modelle der Wirklichkeit – und Modelle können nur Bilder erfahrbarer Wirklichkeiten, also virtuelle Realitäten, sein.

Geist steuert Materie

Es entwickelte sich zu einer weitreichenden Entdeckung für mich, als Hanna, eine taffe junge Managerin aus dem Rechnungswesen eines Großunternehmens, eines Tages wie ausgewechselt zu ihrem Coachingtermin kam und mir klar wurde, wie Bewusstsein Realität erschafft. Der Grund, warum sie ursprünglich mit dem Coaching begonnen hatte, war vordergründig die Übernahme einer neuen, wichtigen Position im Unternehmen. Hanna galt als typisches Nachwuchstalent der Geschäftsleitung. Schon beim ersten Termin, über ein Jahr zuvor, wurde klar, dass es bei ihr tatsächlich in erster Linie um Stress und Erschöpfung ging. Hanna leitete mit viel Fachwissen eine große Abteilung und wirkte auf ihre Kollegen, Chefs und Mitarbeiter immer, als wäre sie stets gut drauf und extrem belastbar. Man merkte ihr nichts an. Hier zeigt sich, was authentisch sein wirklich bedeutet: Richte ich mein eigenes Verhalten an äußeren Erwartungen aus oder bringe ich mein Inneres, meine innere Wahrheit, in der Welt zum Ausdruck? Ob äußere Erwartungen nur von Menschen aus dem unmittelbaren persönlichen Umfeld ausgehen oder durch Mainstreammedien und Ideologien erschaffen werden, macht dabei keinen Unterschied. Wenn es im Inneren die Überzeugung gibt, sie erfüllen zu müssen, wirken sich diese Erwartungen immer toxisch auf den Menschen aus. Für Hanna fühlte es sich innerlich an, als würde sie kurz vor dem Burn-out stehen. Sie schlief seit Monaten immer schlechter und ihr Gedankenkarussell lief auch in der Freizeit und sogar nachts auf Hochtouren. Außerdem litt sie zunehmend unter Unterleibsschmerzen, für die jeder Experte eine andere Diagnose parat hatte. Der letzte Experte hatte ihr eine Gebärmutterentfernung empfohlen; einer Frau mit Mitte dreißig. Irgendwie schon spannend, dachte ich mir dabei. Der Mensch als Maschine, an der Reparaturen durchgeführt werden, solange es sich amortisiert. Dies schafft Identitäten, die nichts mit Lebendigkeit zu tun haben. Der medizinisch-technische Mainstream vermittelt ganz subtil ein mechanisches Weltbild: das Universum als Uhrwerk und der Mensch als ein unbedeutendes Zahnrädchen mittendrin. Für das Bewusstsein unserer Schöpferkraft ist in einer solchen ungeschriebenen Ideologie kein Platz. Persönlich empfinde ich diese heute gängige Bewertung schlicht als menschenverachtend – wie so vieles, das im Gewand der Wahrheit als integrale Spiritualität, entwicklungspsychologisches Konzept oder gesellschaftliches Weltbild unser Alltagsbewusstsein indoktriniert und unseren Geist vergiftet.

Mit Hanna habe ich demgegenüber vor allem an ihrer Präsenz im Jetzt gearbeitet, was uns auf eine spannende Entdeckungsreise in das Land unbewusster Überzeugungen führte. All unsere Überzeugungen und Glaubenssätze sind rein geistiger Natur und gleichzeitig das Material, aus dem unsere wahrgenommene innere Wirklichkeit gemacht ist. Diese Erkenntnis braucht am Anfang etwas Übung, besonders bei Menschen, die in der linken Gehirnhälfte – im Neocortex, ihrem Denken – gefangen sind. Es war essentiell, mit Hanna einen Weg zu finden, den Fokus ihres Bewusstseins auf die gegenwärtigen Empfindungen im Körper und die feinen Nuancen ihrer Gefühle zu lenken. Nach und nach lernte sie, sich ihres inneren emotionalen Kompasses bewusst zu werden und ihn im Alltag zu nutzen. Hanna lernte, den Fokus ihres Bewusstseins auf ihre Empfindungen, Gefühle, inneren Bilder, Erinnerungen und Emotionen, die im Jetzt auftauchten, zu richten. Bei ihr drehte sich alles um die innere Verkoppelung von Liebe und Leistung. *„Nur, wenn ich höchste Leistungen erbringe, werde ich geliebt"* oder *„Als Mädchen bin ich nicht richtig, wie ich bin"*. Innere Bilder von erlebten Missbrauchssituationen im frühen Teenageralter ließen Hannas Gedankenkarussell auch zwei Jahrzehnte später noch oft auf Hochtouren laufen und chemische Botenstoffe produzieren, die ihrem Körper nicht gut taten. Letztlich ging es immer wieder darum, so nicht richtig zu sein: *„Ich muss immer ganz viel machen, um leben zu dürfen."* Hannas Gedanken, innere Bilder, Empfindungen und Gefühle waren nicht nährend. Vielmehr erschufen sie ein geradezu toxisches Milieu, das ihre 70 Billionen Zellen tagtäglich berührte und ihr physisches Leben bestimmte. Und aus diesen geistigen, toxischen Potentialen entwickelte sich schließlich reale Materie – mit negativen Folgen für Körper, Geist und Seele. Doch innerhalb weniger Monate hatte sich bei Hanna aus diesem giftigen Milieu heraus ein Bewusstsein offenbart, ihre Gedanken, Gefühle und inneren Bilder im Jetzt selbst erschaffen zu können. Der Geist steuert Materie, und verändert sich der Geist, verändert sich automatisch auch die Materie. Das ist schlichte Kausalität, und solche Phänomene sind für jeden Menschen erlebbar. Es ist real, wenn du es erlaubst, denn das Bewusstsein eigener geistiger Schöpferkraft hat weitreichende Konsequenzen für unser physisches und emotionales Heil-Sein. Es entgiftet unsere Gedanken, Gefühle und Empfindungen und verwandelt emotionale Wüsten in blühende Landschaften.

Ist es möglich, Krankheiten als Symptome eines toxischen Milieus unseres Geistes zu sehen? Ja. Ein vergiftender Geist erschafft kranke Materie. Geistiges Gift inkarniert, es wird in unseren 70 Billionen Zellen Materie. Somit hat Heil-Sein in erster Linie eine Detox-Wirkung auf unseren Geist. Denn es sind nicht die Lebensgeschichten oder die Gene, die das Schicksal bestimmen.

Um dies zu schaffen, braucht es den klaren Bewusstseinsfokus auf befähigende, von Liebe getragene Überzeugungen und innere Glaubenssysteme – geistige Informationen, die uns zu einer heilenden Schwingung und einer freien Energie der Liebe in unseren Zellen führen. Dies setzt in erster Linie ein wirkliches Authentisch-Sein voraus – doch was das konkret bedeutet, lernen wir weder in unseren Familien noch in der Schule und erst recht nicht in äußeren Glaubenslehren oder säkularen Ideologien, mit denen Menschen vom omnipräsenten Mainstream indoktriniert werden. Vorgegebene Bewertungen „framen“ den Rahmen, wie die anderen Menschen im Indoktrinationsgebiet zu denken und zu fühlen und sich wie sie zu verhalten.

∞∞∞∞∞∞

Dazu zwei Beispiele:

Im Mai 2011 war ich für einen Workshop einige Tage in Tirol. Über Nacht fuhr ich nach Hause in die Bayerischen Berge, 45 Minuten entfernt. Genau in dieser Zeit brach in der BRD die angebliche EHEC-Epidemie aus. Die Mainstreammedien überschlugen sich in ihrer Panikmache, sodass die Geschäfte und Gaststätten keine frischen Salate, Gurken und Tomaten mehr verkaufen konnten. Doch in Österreich lächelten die Politiker und Mainstreammedien nur darüber. Die Salate aus den gleichen spanischen Großmärkten, die in der BRD vernichtet wurden, erfreuten sich in Österreich der gleichen Beliebtheit wie immer. Mittags aß ich in Tirol begeistert spanische Gurken, und abends wurde ich in Bayern wie ein Außerirdischer angestarrt, wenn ich Gurken und Salat aus Spanien essen wollte. Ich konnte beobachten, wie Menschen, die von den deutschen Massenmedien indoktriniert wurden, regelrechte Ängste, teilweise sogar geradezu Panik vor frischen Sachen entwickelten. Die Menschen in Tirol hingegen empfanden das, was sich im Nachbarland abspielte, als Massenpsychose, und in Spaniern wurde es als kleiner Wirtschaftskrieg der BRD gegen Spanien gesehen. Das alte Sprichwort *„Wessen Brot ich ess, dessen Lied ich sing"* könnte dementsprechend umformuliert werden in *„Wessen Zeitung ich les, dessen Lied ich sing"*. Nur entscheidet das Lied darüber, ob ich in Panik oder Frieden lebe. An diesem Beispiel wurde mir auch so klar, wie Bewusstsein künstlich durch Mainstreammedien und Politiker erschaffen wird und damit die Realität, in der wir Menschen leben.

Im September 2015 tauchte in der BRD wie aus dem Nichts der Begriff „Willkommenskultur" auf. Attraktive junge Frauen hielten auf Bahnhöfen begeistert vor laufenden Kameras an verschiedensten Städten die gleichen Plakate mit dem Slogan „Refugees welcome" hoch und jubelten den Tausenden Einreisenden, meist jungen Männern aus arabischen Ländern, zu. Die Mainstreammedien setzten die begeisterten jungen Damen geschickt in Szene, und die ganze Berichterstattung überschlug sich mit Meldungen über die Hilfsbereitschaft der Deutschen und die wunderbaren Flüchtlinge. Unschöne Bilder gab es komischerweise nur auf alternativen Internetseiten. Opposition wurde keine geduldet. Wem irgendwelche Zweifel über das kamen, was da plötzlich los war, wurde als „Rechtsextremist" und „böse" bewertet. Mir geht es hier überhaupt nicht um die Frage von Gut oder Schlecht, sondern um das Thema „Willkommen". Jemanden von Herzen willkommen zu heißen, ist ein Gefühl. Mit dieser Inszenierung – ob zufälligen oder gesteuerten sei dahingestellt – dieses historisch erstmalig auftretenden Ereignisses wurde den Menschen in der BRD ein bestimmtes Gefühl verordnet und marketingtechnisch hervorragend verkauft. Ein Gefühl zu verordnen, ist jedoch ein Kennzeichen von Diktaturen. Schon Adolf Hitler verordnete Gefühle, damals, wie der gute Deutsche zu fühlen und zu handeln habe. Doch bekommt komischerweise bereits diese Feststellung vom Mainstream das Label „rechtsextremistisch".

In Italien fand das Wort „Willkommenskultur" beispielsweise keine Verbreitung, und nahm diesbezüglich eher zurückhaltende Verwunderung wahr. Mit Menschen jenseits des Indoktrinationsgebiets war eine offene

Diskussion über das Pro und Contra der Situation möglich, während das Thema in der BRD mit einem Tabu belegt wurde und jeder Tabubrecher direkt als böse schubladisiert wurde. Auffallend war die Einheitlichkeit der Berichterstattung sämtlicher Mainstreammedien – mich erinnerte das sehr an Zeiten der Sozialistischen Einheitspartei mit ihrem „Zentralorgan Neues Deutschland", in der es nur die eine wahre Meinung gab. Mentales Einheitsgrau ersetzte bunte Meinungsvielfalt, wodurch unsere Freiheit ganz schleichend verloren geht. Hinzu kommt das Phänomen, dass die vereinheitlichte Meinung zunehmend als bunt bezeichnet wird. „Des Kaisers neue Kleider" von Hans Christian Andersen lassen grüßen und alle bezeichnen mit einmal das verordnete Grau als bunt.

Vier Jahre später hat dann beispielsweise der renommierte Staatsrechtler und frühere Verteidigungsminister Rupert Scholz den fortlaufenden Bruch des Grundgesetzes der Bundesregierung vorgeworfen. *„Der entscheidende Verfassungsbruch lag darin, dass die Bundesregierung seinerzeit unkontrolliert die Grenzen Deutschlands für eine ebenso unkontrollierte Einwanderung geöffnet hat."*, sagte er im Interview mit der *Jungen Freiheit* am 20. Juni 2019. Nur werden solche Äußerungen vom Mainstream wegen politischer Unkorrektheit totgeschwiegen.

∞∞∞∞∞∞

Der Fokus des Bewusstseins

Vom Mainstream wird die Möglichkeit eines offenen und freien Bewusstseins schlicht ignoriert. Wir lernen von klein auf, den Inhalten unserer Gedanken, Gefühle, Empfindungen und inneren Bilder zu glauben und uns mit unseren persönlichen Geschichten zu identifizieren. Wir lernen nicht, eine bewusste Identifikation mit unserer denkenden, fühlenden, empfindenden und Erinnerungen abrufen könnenden Kraft aufzubauen, sondern bekommen die Mainstreamversion vermittelt, die zu einer Identifikation mit einem eingeschränkten, kleinen Ich führt. Doch über die Erfahrung unterschiedlicher Bewusstseinsdimensionen sind wir demgegenüber frei zu erleben, selbst Schöpferkraft zu sein. Zusätzlich liegt an dieser Stelle die direkte Schnittstelle zu unseren spirituellen Potentialen, auf die ich später noch genauer eingehen werde.

Hanna ist aus dieser Schöpferkraft Schicht für Schicht in unterschiedliche Dimensionen ihres Bewusstseins eingetaucht. Es geht um die Erfahrung konkreter Erlebniswelten. Das ist keine Therapie oder Behandlung, sondern reines Bewusstsein, das in der Gegenwärtigkeit des Augenblicks immer erfahrbar ist (wie konkret man damit arbeiten kann, wird neben weiteren Fallgeschichten auch im Praxisteil dieses Buches genauer erklärt). Mit etwas Übung erkannte Hanna innerhalb weniger Monate, dass all ihre Geschichten, die sie früher erlebt hatte, in der Gegenwart ausschließlich virtueller Natur sind. Unsere gesamte Wahrnehmung ist virtuell. Im Jetzt existiert in uns nichts, außer dem geistigen Feld, mit dem wir unsere empfundenen inneren Wirklichkeiten Moment für Moment erschaffen. Mit dem veränderten Bewusstsein ist es wie mit der Liebe: Du kannst es erleben, indem du es unvermittelt spürst. Liebe zu verstehen oder sie zu *glauben*, ohne sie zu erleben, bringt nichts. Es führt allenfalls zu einem philosophischen Rumgehirne im Neocortex und damit direkt ins Gedankenkarussell. Tauchst du aber in das Feld der Liebe ein, ist es emotional erlebbar. Es ist dann real, wenn du dir diese Erlebniswelt erlaubst.

Der Coachingtermin, an dem Hanna wie ausgewechselt war, wurde für mich zu einer Offenbarung, wie machtvoll unsere innersten Überzeugungen bis auf Zellebene wirken und unser emotionales wie körperliches Wohlbefinden bestimmen können. Nur zwei Monate war unser letzter Termin her und Hanna wirkte komplett ausgewechselt. Als wäre sie Jahre jünger und voller Elan und Lebendigkeit erzählte sie mir, dass sie mittlerweile richtig gut schlafe, ihre Freizeit genieße, nette Menschen kennenlerne und sich sogar dann im Job souverän fühle, wenn an einem Tag ganz viele Dinge komplett aus dem Ruder laufen und ihre Kollegen aus der Haut fahren würden. Zudem seien ihre Schmerzen im Unterleib schon wochenlang ausgeblieben. Am Tag zuvor habe ihr Hausarzt bei einem Routinebesuch nur den Kopf geschüttelt, als er hörte, dass ihr ein Experte noch vor wenigen Wochen zu einer Gebärmutterentfernung geraten habe.

Unsere Überzeugungen haben keine Materie – sie sind reiner Geist, jenseits von Raum und Zeit. Doch wir transformieren sie im Körper und erschaffen so aus dem Geist heraus Materie, das passiert über elektrische, elektromagnetische und biochemische Prozesse. So erschafft Bewusstsein wahrnehmbare Realität. Spüren können wir dieses riesige Feuerwerk physikalischer und chemischer Abläufe dann anhand unserer Empfindungen und Gefühle. Erst unser Denken macht daraus eine Geschichte, und die Schlüssel zu nachhaltigen Veränderungen, Lösungen und unserer Selbst-Heilkraft liegen hinter diesen Geschichten und hinter unserem Gedankenkarussell in bislang unbewussten Überzeugungen verborgen. Aus didaktischer Sicht sind daraus im Lauf der Jahre die Schlüssel zum Wirklichkeits-Code unseres Bewusstseins entstanden.

Nach dem, was ich vor über 20 Jahren mit Hanna zum ersten Mal so klar erlebt hatte, verlor ich zunehmend das Interesse am Normalen, am Wegmachen irgendwelcher Symptome oder Störungen sowie daran zu arbeiten, Lösungen für Probleme zu suchen. Sobald wir uns befähigen, den Fokus des Bewusstseins auf bislang unbewusste Informationen zu richten und Licht in die bisherige Dunkelheit des Unbewussten zu bringen, erhellt sich das Leben – Lebendigkeit, Kraft, Energie und Freude entstehen da, wo vorher Krankheit, Depression, Angst und Stress alle Lebendigkeit erstickten. Wie lange hatte ich mit Menschen in unzähligen Coachings daran gearbeitet, richtig zu funktionieren ... Der Fokus meines Bewusstseins als Begleiter lag regelmäßig darin, *im* System, statt *am* System zu arbeiten. Mit Hanna habe ich erfahren, wie einfach eine neue Persönlichkeit zum Vorschein kommen kann, die frei von alten Begrenzungen ist. In diesem Moment erkannte ich die ungeahnten Potentiale unserer Selbst-Heilkraft.

Es existiert ein Wirklichkeits-Code des Bewusstseins, der in unseren unbewussten Überzeugungen verborgen liegt und Menschen befähigt, selbst die Biologie ihrer Zellen zu verändern.

Willkommen in der nächsten Dimension der Wirklichkeit

Wie sich unsere höchsten Potentiale auf spiritueller, psychischer und körperlicher Ebene entfalten, beschäftigt mich nunmehr seit über zwei Jahrzehnten – für mich ist es eine immer spannender werdende Entdeckungsreise in die Tiefen menschlichen Potentials geworden. Gleichzeitig spürte ich überhaupt kein Interesse mehr an der mechanischen Dimension der Potentialentwicklung, die vom Mainstream so stark gepusht wird: Wie funktioniere ich am besten, um Karriere, Geld, Status, attraktive Sexualpartner und Gesundheit in meinem Leben zu manifestieren? Und die gängigen Coachingmethoden, um irgendwas noch besser erreichen zu können und die Welt oder Menschen zu optimieren, interessieren mich überhaupt nicht mehr.

Nach meinem Erleben richtet der Mainstream das Bewusstsein der Menschen auf eine Dimension aus, die davon ablenkt, die bewusste Identität mit eigener Schöpferkraft im Jetzt zu erleben. Die Reparatur-Medizin leistet Erstaunliches, wenn es darum geht, Symptome wie einen Herzinfarkt oder ein Unfallopfer zu behandeln und dadurch Leben zu retten – doch die zugrundeliegenden Ursachen, die zur Verstopfung der Herzkranzgefäße führen oder zu wiederkehrenden Unfällen, bleiben vorhanden. Denn diese haben mit dem Bewusstsein zu tun, wie wir mit Stress und Störungen umgehen. Es geht um unsere Gewohnheiten und einschränkenden Ich-Identitäten, die beispielsweise durch hervorragende Motivationstrainings eher verfestigt als aufgelöst werden. Mit Achtsamkeit und Gewahrsein haben wir die Möglichkeit, die Zeiten eines Iron-Mind und permanenter Selbstoptimierung (schneller, besser, höher) zu beenden. Es geht um das Erleben unserer Freiheit vom System. Erfüllung zu erleben ist etwas ganz anderes, als im System zu hamsterradeln und zu funktionieren.

Wenn ich mit Menschen im Coaching an den Punkt komme, was den Einzelnen wirklich emotional berührt, höre ich immer wieder: *„Es fühlt sich einfach großartig an!“* – und um diese Wirklichkeit geht es. Das, was heute als Heilung bezeichnet wird, scheint grundsätzlich immer möglich zu sein, wenn es sich für unsere 70 Billionen Zellen einfach großartig anfühlt. Sobald diese Selbst-Heilkraft freigesetzt wird, wirkt es zuweilen wie ein Wunder. Doch was bedeutet „Wunder“? In diesem Fall bezeichnet Wunder einfach nur Phänomene, für die es bislang im bewussten Verstand keine erklärenden Modelle zu finden gibt, die mit unserer momentanen Wirklichkeit übereinstimmen.

Hast du dir schon mal überlegt, wie es sein kann, dass jede einzelne unserer 70 Billionen Zellen mit jeweils einer Größe im Bereich von ca. 25 Mikrometer eine Informationsmenge enthält, die eine Bibliothek füllen könnte? Je mehr wir über Mikrobiologie und Quantenphysik erfahren, umso deutlicher können wir erkennen, wie unendlich groß die Intelligenz sein muss, die alles Lebendige erschaffen hat. Mit unserem bewussten

Verstand können wir diese Intelligenz nicht annähernd erfassen, jedoch sind wir in der Lage, Gewahrsein zu entwickeln, um diese Intelligenz zu erleben. Den meisten Menschen fehlt es nicht daran, dass sie zu wenig denken, im Gegenteil – sie denken unentwegt und zu wenig *nicht*. Sobald wir neue Wahrnehmungsräume jenseits des denkenden Verstandes mit Bewusstsein füllen, sind wir in der Lage, unseren Verstand zum wundervollsten Werkzeug dieser universellen Intelligenz zu machen.

Um diese Dimensionen unserer Potentiale erblühen zu lassen, reicht die linke Gehirnhälfte, unser analytischer Verstand, nicht aus. Ergänzend brauchen wir Zugänge in andere Bereiche unseres Gehirns und in Felder unendlichen Bewusstseins, von denen spirituelle Meister und Eingeweihte seit Jahrtausenden sprechen. Die Entdeckungen der Quantenphysik können uns dabei helfen, in ein zeitgemäßes Verständnis von Wirklichkeit hineinzuwachsen. Wir können erleben, wie kreativer Geist und universelle Intelligenz alles durchdringen, sobald wir unsere Wahrnehmung über das Alltagsbewusstsein hinaus entwickeln. Die Verwirklichung der in uns angelegten Möglichkeiten, aus unseren Potentialen Wirklichkeiten zu erschaffen, führt dazu, Erfüllung, wundervolle mystische Erfahrungen und Selbst-Heilkraft zu erleben. Wirkliche integrale Spiritualität jenseits all der Geschichten, die uns der Mainstream vermittelt, kann jeder Mensch erleben, und in einem Bewusstsein der Ganzheit ist kein Platz für ein bloßes Reparieren. Verbunden mit dem Potential des Heil-Seins ist die Fokussierung des Bewusstseins auf Lösung und Heilung nur noch ein spannendes reduktionistisches Phänomen des Denkens. Jedes wahrgenommene Phänomen ist einfach, und das ist alles, was es zu sein braucht. Willkommen in einer nächsten Dimension der Wirklichkeit!

In dir liegen alle Potentiale eines Bewusstseins, die Wahrheit hinter den Worten, Geschichten und Überzeugungen wahrzunehmen und eine neue Wirklichkeit zu erfahren – erfüllt von unendlicher Liebe, im Einklang mit allem, was ist. Und gleichzeitig liegt in dir das Potential, dir immer bewusster darüber zu werden, welche Bewertungen von außen dir schaden und wann du authentisch von innerer Weisheit in Verbindung mit dem Universum getragen wirst.

1.2. Der Wirklichkeits-Code des Lebens

Wo ist der Haken?

„*Wo ist welcher Haken dran?*“, fragte ich verwirrt, als Steven mir vollkommen aufgelöst entgegenkam. Steven ist ein ruhiger und besonnener Zeitgenosse, der als promovierter Physiker erfolgreich im Kader eines Schweizer Industrieunternehmens tätig ist. Der Kader ist in der Schweiz das Top-Management. Er hatte auf mich richtig gut gelaunt gewirkt und war jetzt wie ausgewechselt. „*Steht mir da ein anderer Mensch gegenüber?*“, fragte ich mich.

Wir waren in einem schönen Tagungshaus, das in einem neu renovierten historischen Gebäude ein wenig fernab von der Welt lag – genau der richtige Ort, um den Alltag hinter sich zu lassen und den neuen Aufgaben im Job mit kreativem Geist zu begegnen. Steven wollte vor dem gemeinsamen Abendessen nur schnell sein Gepäck aufs Zimmer bringen und sich frisch machen, als er so aufgelöst zu mir kam. Ich kannte ihn bereits ein Jahr, doch so hatte ich ihn noch nie erlebt. „*In dem Zimmer kann ich nicht übernachten*“, sagte er aufgeregt. Das geräumige Zimmer hatte ein romantisches altes Gewölbe mit indirekter Beleuchtung – und genau da war der Haken. Ein großer Eisenhaken, an dem vermutlich früher eine große Laterne gehangen hatte, befand sich in der Mitte des Gewölbes und damit schräg über dem Bett. Sicher als tolle Idee des Innenarchitekten gedacht, den alten Haken als Dekoration im Zimmer zu belassen und ehrlich gesagt war ich ganz begeistert von der Schönheit dieses Zimmers; nur leider konnte Steven diese Schönheit überhaupt nicht wahrnehmen.

Geplant waren drei Tage Potential-Coaching, um den anstehenden Herausforderungen im Job mit frischer geistiger Kraft begegnen zu können. Doch jetzt schien dieser Haken eine fast magische Wirkung auf Steven auszuüben. Natürlich sprudelte gleich darauf die Geschichte dazu aus ihm heraus, die an sich überhaupt nichts mit diesem Haken zu tun hatte. Steven hatte als 12-Jähriger an einem schönen Sonntagnachmittag mit Freunden im Garten Fußball gespielt, als sich sein Vater kurz von ihm verabschiedete und scheinbar das Haus verließ. Steven hatte sich nichts dabei gedacht. Am Abend war der Vater immer noch nicht zurück und langsam machten sich die Mutter und die Kinder Sorgen, wo denn der Vater sein könnte. Steven wollte noch ein paar Spielsachen auf den großen Dachboden räumen und dort geschah es: Er fand seinen Vater tot an einem Haken am Dachbalken hängend. Steven hatte mir nie von der Geschichte erzählt und ich vermute, dass nur ganz wenige Menschen in seinem Leben sie kannten. Über 30 Jahre später reichte ein Haken in seinem Zimmer aus, um ihn vollkommen aus dem Gleichgewicht zu bringen.

„*Was nun?*", fragte ich mich. Der Haken hatte in Stevens Zellsystem ein Feuerwerk an elektrischen, elektromagnetischen und biochemischen Signalen aktiviert und offensichtlich seinen Puls und Blutdruck ansteigen lassen. Kohärente Gehirnfrequenzen standen ihm nicht mehr zur Verfügung.

Aus der Quantenphysik wissen wir seit bald 100 Jahren, beginnend mit Werner Heisenberg, dass die Messung bzw. die Beobachtung Teil der Erschaffung der Wirklichkeit ist. Wirklichkeit entsteht erst durch Beobachtung auf Ebene der kleinsten Teilchen – Quanten. Haben unsere Erinnerungen, Gedanken, Gefühle und Empfindungen materielle Natur? Können wir sie anfassen? Nein. Sie sind rein geistige Phänomene. Es geht ausschließlich um Energie und Information. Deshalb bietet die Welt der Quanten hierfür viel bessere Erklärungsmodelle als die Welt der klassischen Physik, die sich mit Materie beschäftigt. Um auf dieser Ebene zu arbeiten, ist es essentiell, unsere gewohnten Mindsets von Wirklichkeit aus der Welt Newtonscher Physik hinter uns zu lassen, um geistiges Neuland betreten zu können. Jeder Mensch besteht aus ungefähr 70 Billionen Zellen, von denen jede Einzelne einen miniaturisierten Durchmesser von 0,2 mm hat. In jeder dieser Zellen rasen Milliarden von Atomen mit einem Durchmesser von 0,00.000.001 cm scheinbar durcheinander umher. Vollkommen unsichtbar für das, was wir als Größe wahrnehmen können, und doch real: Jeder Mensch besteht – je nach Körpergewicht – aus ca. 60 bis 100 Quadrillionen Atomen, die miteinander vernetzt sind und untereinander kommunizieren. Das ist die grundlegende Ebene unseres Seins.

Zu Hause in virtuellen Wirklichkeiten

Welche Wirklichkeit habe ich nun als Steves Begleiter in diesem Moment – im Jetzt – erschaffen? Eine Möglichkeit ist es, die Wirklichkeit einer Diagnose zu erschaffen. Dann wissen wir ganz klar, dass es sich hier um ein Trauma handelt. In der gängigen Bewertung sind traumatische Erinnerungen Informationen, die in einem Netzwerk der Nervenzellen weitgehend unverändert abgespeichert sind und durch kleinste Auslöser, wie Gegenstände, Menschen, Bilder oder Gerüche, Geräusche etc., aktiviert werden können. So funktioniert Diagnostik: Wir bewerten und kategorisieren wahrnehmbare Phänomene. Das ist ein geistiger Weg.

Nur ganz nebenbei: Die Diagnose „Trauma" wurde um 1970 in amerikanischen Vietnam-Veteranen-Hospitälern erfunden und hält seitdem einen Siegeszug durch die Welt. Ich frage mich immer wieder, wie Menschen vor dem Vietnamkrieg mit diesen Phänomenen umgegangen sind. Waren die Menschen vor 1970 kränker, weil die Diagnose noch nicht erfunden war? Zu jeder Diagnose werden nach ihrer Erfindung entsprechende Therapiemöglichkeiten entwickelt – da gibt es tolle Angebote auf dem Markt, die wirklich beeindruckend sind und teilweise super Heilerfolge haben. Nur heilen sie eben von dem, was wir zuvor erfunden haben. Wenn alle von der Wirklichkeit überzeugt sind, wird dieses Potential der Wirklichkeit zur erlebten Wirklichkeit – Quantenpotentiale, die wir selbst mit den Wirklichkeitsmolekülen unserer Überzeugungen füttern.

„Bist du noch nicht krank, dann machen wir dich krank." Jedes Jahr werden auf diese Weise Hunderte Diagnosen erfunden und wahrnehmbare Phänomene schubladisiert. Im Neocortex erfinden Experten Bewertungen, und diese Bewertungen werden von der Gemeinschaft der Gläubigen in den Glaubens-Codex übernommen. Gemeinsam erschaffen die Priester therapeutischer Tempel mit ihren Gläubigen so Wirklichkeiten. Das sind perfekte Schöpfungsprozesse. In diesem Mindset der Gläubigen fehlt es am Bewusstsein, dass die Diagnose eine Erfindung, eine Bewertung ist, die ihrerseits Wirklichkeiten erschafft. Und sobald das Problem benannt ist und alle an die benannte Wirklichkeit der Diagnose *glauben*, existiert sie auch. Das ist ein echter Schöpfungsprozess; nur leider ohne das Bewusstsein für die Erfindung von Wirklichkeiten.

Diese Möglichkeit schränkt Bewusstsein sogar ein. Zu dieser Variante aus dem Reich der Diagnose-Gläubigen gibt es Tausende gute und schlechte, konventionelle und alternative Verfahren.

Eine andere Möglichkeit ist es, den Weg reinen Bewusstseins zu wählen. Dieser Weg beginnt damit, das Phänomen, so wie es jetzt gerade auf dem Silbertablett unserer Wahrnehmung erscheint, willkommen zu heißen. „*Lass uns schauen, was ist*", sagte ich zu Steven. Es gibt nur den gegenwärtigen Moment. Der Rest ist Erfindung, Kopfkino, virtuelle Wirklichkeit, die sehr wohl Auswirkungen auf die Materie unserer Billionen von Zellen und Quadrilliarden atomarer sowie subatomarer Teilchen hat. Aus Steven wollte eine Geschichte sprudeln. Einfühlsam unterbrach ich ihn dabei, weil jede innerlich emotional erlebte Geschichte wieder neue Wirklichkeiten schafft; das ist für unsere Zellen eine virtuelle Reinszenierung. So werden wir zu Produzenten von Horrorfilmen. Nur haben wir eben kein Bewusstsein bzgl. unserer Schöpferkraft, sondern *glauben*, es ist so, weil das Außen nun mal so ist – und genau dieser Glaube ist so fatal.

Sobald wir uns bewusst sind, wie wir den ganz alltäglichen Horror erschaffen, fällt es jedem Menschen wie Schuppen von den Augen:
Ohne das Bewusstsein über die eigene Schöpferkraft im Jetzt sind wir nicht in der Lage, den gegenwärtigen Schöpferakt zu erkennen; wir fokussieren stattdessen auf die Inhalte des Erschaffenen. Im Bewusstsein der Schöpferkraft liegt die Quelle allen Seins.

Mit Steven begann ich zunächst, den Fokus des Bewusstseins aufs Jetzt zu richten. „*Ja, da ist ein Haken*", sagte ich. Dieser neutrale Haken aktiviert in Steven ein bislang unbewusstes Bild: wie er als 12-Jähriger seinen Vater erhängt vorfindet. Also richten wir den Fokus des Bewusstseins auf dieses Bild, das jetzt präsent ist. Dabei geht es überhaupt nicht um das, was vor über 30 Jahren war, sondern ausschließlich um die Bits und Bytes, die virtuelle Realität, die jetzt in Stevens 70 Billionen Zellen aktiv ist. Methodisch hat sich die Intelligente Körpersensorik (IKS) im Lauf der Jahre zu einer wirkungsvollen Möglichkeit entwickelt, den Fokus des Bewusstseins weg vom denkenden Verstand und hin auf den Körper zu richten. Diese veränderte Ausrichtung ist essentiell, um Zugang zu Räume der Wahrnehmung jenseits unseres Denkens zu bekommen. Auf diese, unseren 70 Billionen Zellen innewohnende Sensorik und den technischen Teil gehe ich in Kapitel 3.2 (S. XY). genauer ein. Schmerzliche Erinnerungen, und die Überzeugungen, die wir daraus entwickeln, sind stets körperlich codiert. Beispielsweise ist eine klassische einschränkende Überzeugung, die sich gerne aus schmerzlichen Erfahrungen entwickelt, z.B. *„Ich bin ohnmächtig"*. Also gehen wir den Weg der Decodierung dieser Wirklichkeiten.

Steven war nach weniger als einer Stunde in der Lage, die inneren Bilder vollkommen frei und ohne emotionalen Ladungszustand zu sehen. Nur reine Gegenwärtigkeit kann die elektrischen, elektromagnetischen und biochemischen Impulse der Informationen, die das vor Jahrzehnten abgespeicherte Erleben ausgelöst hat, unterbrechen. Es ist nie die Technik, die verändert, sondern die unseren Zellen innewohnende Intelligenz, durch die die natürlichen Selbst-Heilkräfte des Körpers aktiviert werden. Techniken helfen uns lediglich, den Fokus unseres Bewusstseins auf die innere Kraft zu richten. Gelingt es uns, Bewusstsein verändert auszurichten, verändert sich auch die wahrgenommene Wirklichkeit in unserem Inneren. Wer hat das emotionale Feuerwerk, das Steven zuvor erlebte, produziert? Er selbst. Er hat es mit einer hohen Gabe an Imagination, also mit seiner eigenen perfekten Schöpferkraft, selbst erschaffen. Ihm fehlten lediglich die Identität und das Bewusstsein, selbst Schöpfer solcher gigantischen Schauspiele zu sein – wie den meisten Menschen unserer Zeit. Sobald wir erleben, diese Schöpferkraft im Jetzt selbst zu sein, beginnt die Freiheit, bewusst sowohl Negatives wie Positives erschaffen zu können.

Unsere Vorstellung der Welt, in der wir leben, ist abhängig von den Konstrukten und Modellen, an die wir *glauben*. Auch Diagnosen sind Modellvorstellungen der Wirklichkeit. Unser gegenwärtiger Glaube an Modelle wird uns vom heutigen wissenschaftlichen Mainstream vermittelt. Seit Beginn dieses Jahrtausends wurde in der Quantenphysik immer klarer, dass der Wissenschaft 95 Prozent aller Energie und Materie im Universum unbekannt sind. Unser heutiger Glaube zu wissen beruht auf den mehr oder weniger erforschten 5 Prozent Energie und Materie – der Rest ist wissenschaftlich nicht erforscht und gilt mit heutigen Methoden auch als nicht erforschbar/erklärbar.

Die Erkenntnisse über Medizin und Biologie bauen auf diesen 5 Prozent auf. Ist es nicht beruhigend, solch hervorragende wissenschaftlich abgesicherte Diagnosen zu haben? Erlaube dir mal den Gedanken, dass unser heutiges medizinisches System in erster Linie auf einer Placebowirkung beruhen könnte. Nur dieses eine Quantenpotential wird mit den Wirklichkeitsmolekülen gefüttert, von denen wir überzeugt sind. Nimm dir einen Moment Zeit und spür, wohin dich dieser Gedanke führt. Könnte da ein Konstrukt ins Wanken geraten? Und hier liegt gleichzeitig die Schnittstelle ins Politische: Würde sich das Bewusstsein der Menschheit entsprechend verändern, würde ein riesiger Wirtschaftszweig, der nur von Krankheiten lebt, kollabieren.

Die Kraft der Gegenwart

Über den Mainstream sind wir geistig darauf konditioniert, ausschließlich unseren analytischen Verstand zu nutzen. Im Beispiel von Steven und dem Haken bedeutet das, aus dem Phänomen „Haken" und seiner Wirkung in Steves Zellsystem ein Problem zu erschaffen und dieses Problem mittels Diagnose zu schubladieren, um es anschließend aus der erfolgten Schubladisierung zu lösen oder zu heilen. Der Haken an der Sache ist, dass wir so als Basis im Geist stets ein Defizit, eine Störung erschaffen müssen.

Der Weg, den ich mit Steven gegangen bin und den ich vermitteln möchte, liegt darin, Phänomene einfach wahrzunehmen und den Fokus des Bewusstseins darauf zu richten, wie wir aus reiner Information Energie, Materie und damit unsere wahrnehmbare Wirklichkeit erschaffen. Der Fokus soll ausschließlich auf der im gegenwärtigen Moment verborgenen Schöpferkraft liegen, was in meinen Coachings immer wieder damit beginnt, als Coach kein Problem und keine Störung im eigenen Geist zu erschaffen. Die Ausgangslage dafür liegt in einem vollkommen veränderten Mindset. Steven hat in seinem Kopf über 30 Jahre lang aus Haken innere Horrorfilme erzeugt. Er hatte mittels Arbeit und Leistung einen praktikablen Weg gefunden, diesen inneren Horror weitgehend auszublenden – wenn nicht gerade irgendwelche Haken von Zimmerdecken hingen oder sich reale Stricke zeigten. Gegenwärtigkeit erleben zu können, bedeutet frei zu sein von unserem bisherigen Mindset.

Für unsere gemeinsame Arbeit, seine unbewussten Überzeugungen bewusst wahrzunehmen und neue Potentiale zu aktivieren, erwies sich dieser Haken jedoch als äußerst unterstützend. Im alten Paradigma der Wirklichkeit mag es komisch klingen, wenn ich ganz aufrichtig sage: „*Ich liebe solche Haken.*" Denn er hat Steven zu 100 Prozent in die Präsenz, die Steuerungsebene katapultiert, was unsere Entdeckungsreise in die unendlichen Welten des Bewusstseins schnell in Fahrt brachte. Das ist gelebte Gegenwärtigkeit. Es geht ausschließlich um das Bewusstsein unserer Schöpferkraft: Wie erschafft Steven in sich aus einem Haken dieses sagenhafte Feuerwerk an Signalen und Botenstoffen? Und was braucht er, um diese Schöpferkraft bewusst wahrzunehmen und neu auszurichten? Das sind ausschließlich Aspekte von Bewusstsein. Das ist erlebte Potentialentfaltung – der Schlüssel veränderter Wahrnehmung liegt in der Schulung von Achtsamkeit und Gewahrsein. Wir nehmen grundsätzlich viel mehr wahr, als unser bewusster Verstand herausfiltert. Es gibt unendliche Möglichkeiten, achtsam zu leben!

Datenmenge und Verarbeitungsgeschwindigkeit von Informationen liegen im menschlichen Gehirn bei bis zu 20 Millionen Umweltreizen pro Sekunde. Doch mit unserem bewussten Denken können wir lediglich etwa 40 äußere Reize pro Sekunde wahrnehmen. Das entspricht im Verhältnis zum Eifelturm einem Stecknadelkopf oder einem Pixel in Millionen von Pixeln eines Bilds, während wir immer nur 40 Pixel bewusst auf einmal wahrnehmen können. Deswegen stellen sich auch Bilder im Fernseher so real für uns dar, bis hin zur Entstehung von Ängsten durch solche virtuellen Wirklichkeiten. Es gibt immer eine gigantische Informationsflut, die da ist, aber von unserem Denken nicht bewusst verarbeitet werden kann. Aber dennoch findet die Informationsverarbeitung dieser Datenmengen in anderen Gehirnbereichen statt. Die Daten sind da, auf gewohntem Wege jedoch nicht abrufbar. Also brauchen wir erweiternde Wege unserer Wahrnehmung, um in diese anderen Gehirnbereiche zu gelangen.

Es ist essentiell zu erkennen, dass wir nicht einfach etwas nicht tun können. Doch eine neue Gewohnheit zu entwickeln, die bisherige Datenautobahn zu verlassen und gewohntes Denken loszulassen, um im Kopf nicht mehr den gewohnten Horrorfilm zu inszenieren, kann man lernen.

Und was ist denn, wenn wir diesen Film nicht länger produzieren? „Tun" haben wir unser Leben lang gelernt. Die Fähigkeit, loszulassen, setzt die Aktivierung anderer Potentiale voraus – dafür brauchen wir andere Kompetenzen als unsere gewohnten Leistungskompetenzen und ein Bewusstsein, selbst der Produzent des ganzen Kopfkinos zu sein. Mit der Metapher eines mit Neuschnee bedeckten Berges lässt sich das gut verdeutlichen: Wenn wir durch Neuschnee Ski fahren, entsteht eine frische Spur im Schnee. Im Lauf des Tages verwenden wir immer wieder dieselbe Spur, wodurch sich eine Abfahrt bildet. Jedes Mal wird es weniger ein Fahren durch Neuschnee, stattdessen bewegen wir uns auf einer immer fester werdenden Bahn. Genau diese Bahn gilt es zu verlassen, um daneben wieder im Neuschnee zu fahren. Die Basis der Veränderung ist es, in unserem Zellsystem wieder eine Abfahrt im Neuschnee zu finden. Wir brauchen neue Bahnen, abseits des eingefahrenen Denkens. Erst wenn wir die entstandene Bahn verlassen, können wir eine neue finden. Der Mindset des Heilens eines Defizits bzw. eines Symptoms unterstützt Menschen dabei, auf eingefahrenen Bahnen des Denkens zu bleiben. Eine neue Medizin der Selbst-Heilkraft setzt dagegen an einer ganz anderen Stelle an: im Menschen die Lust am Neuschnee zu wecken, um neue Potentiale zu entdecken und in der Gegenwärtigkeit des Moments eine spannende Reise zu erleben.

Im Jetzt gibt es nie das, was wir einmal erlebt haben (oder *glauben*, erlebt zu haben), es existieren nur Bits und Bytes, reine Information, die uns zu großartigen Schöpfungsprozessen wie beispielsweise Ängsten, Phobien oder anderen inneren Horrorstreifen einladen. Aus der Perspektive des Bewusstseins ist unsere übliche Verwendung des Gehirns einfach eine schlechte Angewohnheit, mit virtuellen Wirklichkeiten auf dysfunktionale Weise umzugehen. Aber wir tun uns nichts Gutes damit, die Inhalte unserer Gedanken und Gefühle zu *glauben*.

Leiden entsteht, wenn wir unsere mentale Vorstellung von der Welt für die Wirklichkeit halten. Der Pfad der Linderung unseres Leidens beginnt mit dem Bewusstsein unserer Glaubenssätze, Überzeugungen und Grundannahmen. Welche Überzeugungen pflegen wir und welche weigern wir uns loszulassen?

„Wenn du leidest, dann verändere deine Überzeugungen und triff neue Entscheidungen", könnte man es salopp formulieren. Statt unsere Umwelt mühsam zu verändern, liegt der viel effizientere Weg darin, unsere Wahrnehmung der Umwelt zu verändern, um uns vom Leiden verabschieden zu können.

Jenseits des Leidens

Die üblichen Symptombehandlungen scheinen mir zuweilen aus einem Fundus der antiken griechischen Sagenwelt zu stammen. Sisyphus lässt grüßen: Ist man mit dem Stein mühsam oben angelangt, rollt er wieder runter. Ist ein Symptom beseitigt, erscheint wie von Geisterhand das nächste; wie in „Und täglich grüßt das Murmeltier".

Ich habe mich entschieden, diesen Film nicht weiter laufen zu lassen. Und dafür kann sich jeder Mensch entscheiden. *„Wie geht das denn konkret?"*, höre ich an dieser Stelle häufig in Vorträgen. Der erste Schritt ist für viele Menschen ungewohnt, doch im Grunde viel einfacher als all die Konstrukte, mit denen wir, selbst heute im 3. Jahrtausend, noch immer arbeiten. Für mich als Begleiter ist es essentiell, mit dem inneren Raum reiner Wahrnehmung zu arbeiten. Getragen von einer Haltung des Gleichmuts. Ein Raum, ohne zu benennen und ohne zu bewerten, ein Raum, frei von eigener Panik, und sei es noch so ein schlimmes Horrorszenario. Es ist, wie es ist. Nur eine Geschichte voller Bits und Bytes. Grenzenlose Leere, die ich als Beobachter in mir wahrnehme, und alles darf sein. Indem ich diese Leere bewusst als Wahrnehmungsraum sehe, erscheinen dort alle erforderlichen Informationen aus einem unendlichen Feld, einem Speichermedium für Informationen. Zu sagen, es ist ein In-Verbindung-Sein, wäre zu eng gesehen. Es ist reines Bewusstsein, bevor im Gehirn eine formgebende Identifikation in der vierdimensionalen Wirklichkeit geschieht.

Die Quantenphysik zerlegt alle Materie im Universum in immer kleinere Teile und Partikel. Doch auch Atome haben immer kleinere und kleinere Bausteine, und je tiefer die Quantenphysik in dieses Mysterium des Aufbaus von Materie vordringt, desto weniger existieren noch irgendwelche Formen. Vielmehr bleibt nichts weiter als Energie und Energiefelder, die für den Aufbau der Natur verantwortlich sind. Doch woher diese Energie kommt, kann wissenschaftlich nicht beobachtet werden. Das Einzige, was bleibt, ist reine Information, die teilweise als mathematisch beschrieben werden kann. Information, also reiner Geist, scheint die Urgrund aller Wirklichkeiten zu sein.

Von Bewusstsein handeln tiefgründige Lehren Eingeweihter und Meister vergangener Jahrtausende. Es hat nichts Mystisches, sondern ist einfach, und nach meiner Erfahrung kann jeder Mensch, der sich dafür öffnet, dorthin kommen – eben weil es immer und überall vorhanden ist. Nur wirkt der analytische Verstand als Reduktionsventil, und wir begnügen uns in den Wahrnehmungsdimensionen des täglichen Lebens und mit den Tropfen denkender Erkenntnis, die durch das Ventil sickern. Der beschriebene leere Raum ist elementar, weil sich durch ihn eine vollkommen andere Ausgangslage für die weitere Arbeit ergibt. Im Raum des denkenden Verstandes ist die Ausgangslage stets die Bewertung, die Diagnostik, das Suchen einer Lösung eines oft erst durch die Bewertungen inkarnierenden Problems. Im Raum, der frei von denkendem Verstand ist, erscheinen Informationen, die nicht durch den denkenden Verstand gefiltert sind. In diesem leeren Raum gelangen wir zu bislang unbewussten Überzeugungen, Glaubenssätzen und Grundannahmen des Lebens. Und diese gilt es im nächsten Schritt bewusst wahrzunehmen und Negatives in Positives bzw. dysfunktionale Information in Freude zu verwandeln.

Bei Steven führte der Haken zu körperlicher Starre, dem Anhalten der Atmung und zur Identifikation mit einem tiefen, emotionalen Schmerz. Wertungsfreies Wahrnehmen dieser Phänomene und dem Raum zu geben, was ist, birgt das Potential, dass sich die bisherige Unbewusstheit in Bewusstheit verwandelt. Entscheidend ist dabei die Entkopplung des Phänomens von der jeweiligen Geschichte. Schritt für Schritt holen wir ein Phänomen nach dem anderen in den Fokus des Bewusstseins und entkoppeln den Ladungszustand mittels Intelligenter Körpersensorik (IKS) und Techniken, auf die ich in Kapitel 3.2. (ab S. 226) genauer eingehen werde. Steven lernte dabei, sein Bewusstsein wie einen Scheinwerfer im Dunkeln genau auf das zu richten, was erschien. Ausschließlich das Licht des Bewusstseins verändert unsere Wahrnehmung innerer Wirklichkeiten – es ist ein Erwachen aus dem Traum bisheriger Unbewusstheit. Darin erschließt sich uns die neue Medizin der Selbst-Heilkraft. Es startet immer im Jetzt und braucht nur eine Frage: Bist du bereit, dich auf einer spannenden Reise selbst neu zu entdecken?

Damals ging ich mit Steven am selben Abend noch mal in sein Zimmer, und da war der Haken für Steven nur noch ein historischer Haken, der von der Decke hing. Am Zimmer hat sich nichts verändert, an Stevens Lebensgeschichte auch nicht. Er konnte sich noch immer an alle Details des Erlebten erinnern – nur lösen die heutigen Bits und Bytes in seinem Zellsystem nichts mehr aus. Steven ist von nichts geheilt, da er lediglich erlebte, das Potential des Bewusstseins zu aktivieren. Jahre später kam er wieder zu einem meiner Seminare und erzählte mir, welche Gelassenheit sein Leben seitdem auch in herausfordernden Situationen erfüllt. Die Reaktion auf den Haken spiegelte damals den unsichtbaren Stresslevel seiner Zellen.

Wer ständig unter der Last von Stresshormonen im Überlebensmodus seiner Zellen lebt – z.B. unter Adrenalin –, entzieht seinem eigenen Energiefeld Kraft und schwächt sich unentwegt selbst, ohne sich dessen bewusst zu sein. Dies macht das Erleben kohärenter Gehirnfrequenzen nahezu unmöglich, und fehlen solche Frequenzen, können wir uns selbst und unser Erfüllt-Sein nicht wahrnehmen – wir sind dadurch nur damit beschäftigt, Ersatzbefriedigungen hinterherzujagen. So zu leben macht auf Dauer krank, und deswegen ist es so wichtig, sie persönlichen „Haken" im Leben bewusst wahrzunehmen und zu transformieren.

Durch unsere Alltagserfahrungen glauben wir zu wissen, was feste Materie ist. Die Physik kann es ja auch schön erklären. Doch zeigt uns die Quantenphysik etwas völlig anderes, zeigt, was feste Materie bedeutet. Stellen wir uns vor, dass wir einen Atomkern im Maßstab so vergrößern, dass er die Größe einer Erbse hat, dann hätte die Atomhülle die Größe des Eiffelturms. Der Zwischenraum zwischen Kern und Elektronen ist leer, hier herrscht Vakuum. Dieses Phänomen findet nicht nur in Labors statt, es ist die Wirklichkeit aller Materie – auch in den Billionen von Zellen mit den über 80.000 Quadrillionen Atomen in unserem Körper. Würden wir die eigentliche Masse jeden Atoms im menschlichen Körper entfernen, bliebe nicht einmal die Größe eines Stecknadelkopfes von uns übrig, denn der Rest ist Leere, jedoch erfüllt mit Information und Energie. Der Wirk-Raum aller Wirklichkeiten. Mit dieser Leere können wir konkret arbeiten, denn Bewusstsein interagiert mit der Erschaffung von Materie.

Ich will doch nur helfen!

Die geistige Haltung „*Ich will doch nur helfen*" ist bei der beruflichen Begleitung von Menschen weit verbreitet. Der Fokus des Bewusstseins bleibt ständig darauf gerichtet, dass sich alles gut anfühlen muss. „*Ich mache nur noch Dinge, die sich gut anfühlen*", höre ich häufig von Menschen aus der New-Age-Szene. „*Ich will doch nur, dass es den Menschen, die zu mir kommen, gut geht – insbesondere, wenn sie bei mir sind.*", sagen mir viele Coaches, die nette Persönlichkeitsbegleitung anbieten. Das oberste Gebot lautet: bloß keine negativen Gefühle. Doch dadurch wird die Wahrnehmung zwanghaft auf das Positive reduziert. Häufig ist die Ursache hierfür eine eigene Angst, mit bestimmten Emotionen und Gefühlen nicht umgehen zu können. Häufig gilt ein solches Mindset als vermeintlich positiver Ausdruck des Gutmenschentums. Die einschränkenden, dysfunktionalen Nebenwirkungen einer solchen Haltung werden dabei natürlich nicht thematisiert, und vom Mainstream wird ja auch für jedes kleinste Gefühl des Unwohlseins sofort Abhilfe geboten. Das geht von klein an los: Ein Kleinkind fällt im Sandkasten hin und fängt zu weinen an. Die Betreuungsperson kommt, tröstet es und steckt ihm eine Süßigkeit in den Mund. Wer kennt solche Szenen nicht? Und wenn man im Staats-Fernsehen oder in Hollywoodinszenierungen einmal bewusst auf solch kleine Nebenschauspiele achtet, die nur am Rande der eigentlichen Handlung passieren, bemerkt man, wie Normalität kulturell erschaffen wird. Die eigentliche Lernbotschaft solcher Szenen ist, negative Gefühle sofort wegzumachen.

Das ist die Basis, um Menschen von klein an in ihrem mentalen Kerker zu halten, denn so sind Menschen am besten manipulier- und steuerbar. So nebenbei wird dem Kind in der Sandkastenszene auch noch vermittelt, negative Gefühle mit dem Konsum von Süßigkeiten zu kompensieren. Das Mindset wird darauf vorbereitet, die Erlösung von psychischem Unwohlsein mit Essen zu verkoppeln und auch später statt Süßem ganz selbstverständlich Antidepressiva zu schlucken (oder sehr motorische Kinder mit *Ritalin* zu „therapieren"). Im Mainstream wird uns dieser Wahnsinn als normal verkauft. Gewohnheiten müssen von klein an neuronal gebahnt werden, so erschafft der Mainstream ein Mindset, in dem so gut wie kein späterer Erwachsener sein wirkliches Potential leben wird. Das ist wichtig, um gute Untertanen zu haben, die *glauben*, frei zu sein, und es fehlt jegliches Bewusstsein, eigentlich in einer Konsumwelt gefangen zu sein.

Ich habe mich darüber einmal länger mit einem Jesuiten unterhalten, und er meinte nur: *„Sie lieben doch ihre Ketten im Gehirn. Die Menschen wollen gar nicht frei sein, sondern ein wenig konsumieren und an Erlösung von außen* ***glauben****. Sie betteln doch geradezu nach irgendeiner Ideologie, die sie* ***glauben*** *lässt, dass alles gut wird."* Ähnliches ließ auch der bekannte russische Schriftsteller Fjodor Dostojewski schon seinen Großinquisitor sagen: *„... und das Ende wird sein, dass sie uns ihre Freiheit zu Füßen legen...."*

Doch muss das wirklich so sein? Meine Erfahrung ist, dass heute immer mehr Menschen aus dieser Trance erwachen oder zumindest versuchen, sich von diesen ganz alltäglichen Ketten im Gehirn zu befreien. Doch treibt das Kerker-Mindset genauso in vermeintlich alternativen Heilungsszenen Blüten.

Dort nimmt das Phänomen, negative Gefühle wegzumachen, einfach eine andere Gestalt an. Wenn jemand starken emotionalen Schmerz wahrnimmt, entstehen aus dem gleichen Mindset heraus einfach andere Vorgehensweisen. Statt mit Süßkram oder pharmazeutischen Drogen gibt es allerlei Tricks und Heilmethoden, um den emotionalen Schmerz ganz schnell wegzumachen: angefangen bei einer Umarmung, über energetische Übungen bis hin zu geistigen Fähigkeiten mancher Heiler ist das Spektrum der Möglichkeiten gigantisch. Daran ist nichts Schlechtes, nur verhindert jedes Weg-machen von Symptomen, dass sich Potentiale entfalten können. Jedes Symptom ist eine Botschaft, und um diese Botschaft bewusst wahrzunehmen und zu transformieren, braucht es den Schmerz. Statt Wege drum herum zu bauen, gilt es, die Wirklichkeit des Symptoms zu decodieren und die Mauer bisheriger Angst zu durchbrechen. Erscheinen im Moment des Wahrnehmens Ängste oder „negative" Gefühle, gilt es, sie aufs Silbertablett unseres Bewusstseins zu legen und ihr Potential der Transformation zu erleben. Es gilt, den Schmerz, das „negative" Gefühl, oder auf vermeintlich unerträgliche Emotionen wahrzunehmen!

Der Unterschied zwischen Emotionen und Gefühlen

Emotionen sind beispielsweise Freude, Ärger, Wut, Angst, Trauer und Ekel. Häufig werden sie auch als Ur-Instinkte bezeichnet. Sie lassen sich nicht unterdrücken, sie kommen als Effekt, weil sie an geistige und körperliche Prozesse gekoppelt sind, um uns zu Handlungen zu veranlassen. Häufig sind Emotionen die körperliche Reaktion auf einen äußeren Reiz. Mit unseren ***Gefühlen*** verarbeiten wir im Gehirn die Reaktionen des Körpers auf Emotionen. Unseren Gefühlen können wir zunehmend bewusster werden und sie wie unsere Atmung und Körperbewegungen beeinflussen. Mit zunehmender Achtsamkeit und Gewahrsein kommen wir in die Lage, unseren Gefühlen immer bewusster zu sein und damit klarer im Umgang mit Emotionen zu werden. Gefühle schaffen in unserem Gehirn Erinnerungen, die abgespeichert oft ein Leben lang erhalten bleiben, sofern wir nicht lernen, bewusst diese abgespeicherten Informationen zu verändern.

Es ist wichtig, uns beispielsweise auch zu erlauben, wütend zu sein, weil sie zu unserem Mensch-Sein gehört. Nur wenn wir mit ihr nicht lernen konstruktiv umzugehen, wird Wut destruktiv.

∞∞∞∞∞∞

Wir brauchen eine von Gleichmut getragene Haltung eines „*Und so ist es*“, um die Information in den Fokus des Bewusstseins zu bringen, denn ohne Bewusstsein findet keine Transformation statt. In Seminaren erlebe ich demgegenüber immer wieder, dass unvermittelt ein gewisses Unwohlsein auftreten kann – beispielsweise, dass sich eine tiefe Traurigkeit zeigt. Viele Menschen sind es gewohnt, in einem solchen Fall vom Seminarleiter oder Coach „erlöst“ zu werden, und auf der Ebene therapeutischer „Trickkisten“ wäre das mitunter oft leicht. Doch es ist viel herausfordernder, es nicht zu tun, und für die Traurigkeit den Raum zu halten. Solange ich als Begleiter die Intention habe, dass es allen einfach nur gut gehen soll, kann ich in der Begleitung den emotionalen Wahrnehmungsraum anderer Menschen nicht halten. Mit dieser Intention erschaffe ich die Wirklichkeit, die Traurigkeit wegzumachen, und allen geht es gut – die so häufig in Seminaren verbreitete Friede-Freude-Eierkuchen-Stimmung, in der Persönlichkeitstrainings- und Therapieszene auch gerne als Seminar-

Effekt bezeichnet. Während im Seminar alles gut ist, wird zu Hause dann doch wieder gelitten, weil im Seminar keine Entwicklung und kein Lernen stattfanden. Um das Potential unserer Selbst-Heilkraft zu erleben, braucht es ein bedingungsloses Annehmen von dem, was ist. Die meisten Trainings und Coachings finden in dieser Wegmach-Dimension des Bewusstseins statt. Das ist einfach der Ausdruck ganz alltäglicher Unbewusstheit.

Wir stehen in der Evolution des Bewusstseins genau an der Schwelle, die Dimension der Achtsamkeit zu aktivieren. Schaffen wir es nicht, bleiben wir für immer an unseren persönlichen Haken hängen; wir schaffen mit allerlei psychologischen Werkzeugen ein nettes Ambiente, um dem Haken möglichst gut aus dem Weg gehen zu können oder den Schmerz, den wir dabei empfinden, zu lindern. Auch erlebe ich immer wieder das Phänomen, dass Persönlichkeitsbegleiter versuchen, die von mir entwickelten Werkzeuge ohne eine entsprechende geistige Haltung einzusetzen. Das nennt sich dann „den Weg leuchtender Augen" zu gehen und diese dabei für das zu verschließen, was wirklich ist. Für wirkliche Veränderungen und die Aktivierung unserer Selbst-Heilkraft braucht es das klare Commitment, dass es nicht um ein sich momentanes Wohlfühlen geht – von dieser Ebene gilt es sich zu verabschieden. Es gibt nichts zu helfen, und es gibt keine negativen Gefühle, sondern nur Information, die so ist, wie sie ist. Das ist die Grundlage der Transformation. Wir sind frei, Neues zu entdecken und uns im ewigen Jetzt auf eine spannende Entdeckungsreise in die Dimensionen des Bewusstseins zu begeben und dem Wirklichkeits-Code des Lebens gewahr werden.

1.3. Detox beginnt im Kopf

Die Macht der Gedanken, die wir denken

Die Gedanken, die wir denken, und die Gefühle, die wir empfinden, haben scheinbar unendliche Macht. Sind wir voller Energie und Tatendrang oder kraftlos in Hoffnungslosigkeit gefangen? Wirken unsere täglichen Gedanken und Gefühle nur füllend oder *er*-füllen sie uns? Wer erschafft in unseren 70 Billionen Zellen und über 80.000 Quadrillionen von Atomen (das sind rund 10^{28}) die Wirklichkeit und bewirkt diese Wirklichkeit, dass wir unseren Alltag nur gefüllt oder *er*-füllt erleben? Es gibt niemanden, der mir ein Gefühl oder einen Gedanken machen kann. Menschen, Geschichten oder Medien können mich einladen, Gedanken zu denken und Gefühle zu empfinden. Doch ist es ausschließlich eine Frage des Bewusstseins, diese empfohlenen Gedanken und Empfindungen wahrzunehmen oder mir zunehmend selbst die Freiheit zu eigenen Schöpfungsprozessen innerer Wirklichkeiten zu erlauben. Ein ähnliches Phänomen gibt es auch im Kontext der Ernährung: Fastfood füllt den Körper, liefert den Zellen aber keine Nährstoffe, keine Erfüllung. Von Nährstoffen befreite Nahrung macht aus Lebensmitteln lediglich Über-Lebensmittel, was wirtschaftlich natürlich ein hervorragendes Geschäftsmodell für die Industrien bzw. deren globale Finanziers ist, die wiederum von kranken Menschen leben. Das ist eine objektive Korrelation, auch wenn sie heute ähnlich ungewöhnlich erscheint wie die Korrelationen von Erde und Sonne zu Galileos Zeiten.

Solange ganz normale Unbewusstheit unser Leben prägt, *glauben* wir, dass Energie oder Energielosigkeit von dem abhängig ist, was wir im Außen erleben. Dieses Weltbild versucht uns der Mainstream mit aller Macht zu vermitteln. Seit vielen Jahrhunderten wird uns vermittelt, dass die Erlösung von außen kommt, denn nur so bleiben Menschen in der Abhängigkeit von Experten – sei es im gesundheitlichen, religiösen oder gesellschafts-politischen Bereich. Dementsprechend tun wir ganz viel, um das richtige Ambiente des Lebens zu erschaffen. Doch statt den Fokus unseres Bewusstseins auf die innere Lebendigkeit unserer rund 10^{28} Atome zu richten, fokussieren wir das Ambiente unseres Lebens. Wir tun und tun, oft, bis sich der ganz alltägliche Stress zur völligen Erschöpfung entwickelt. Dieser normale Stress verursacht immer mehr körperliche und psychische

Symptome, für die Tausende Behandlungsmöglichkeiten und Ersatzbefriedigungen feilgeboten werden. Das ist die Welt des Konsums.

Auch wer sich in Behandlung begibt, betreibt eine Variante des Phänomens Konsum, selbst wenn dieser Konsum als alternativlos gesehen wird. Manche Behandlungen befriedigen unseren Glauben an Wissenschaft, manche den Glauben an energetische Arbeit, manche den Glauben an Esoterik, Engel und vieles, vieles mehr.

Die Gemeinsamkeit aller Verfahren sind drei Grundannahmen:
1.) Es existieren ein oder mehrere Symptome, die wegzumachen sind, 2.) es gibt einen Experten und einen Leidenden (den Patienten) und 3.) der Fokus des Bewusstseins aller Beteiligten liegt auf der Beseitigung der Störung, der Heilung vom Symptom. Daraus bilden sich die gemeinsamen Denk- und Verhaltensmuster der jeweiligen sozialen Gruppe, das Mindset, wie man es heute nennt. Dies lässt einen nicht mehr hinterfragten Kulturstandard in der jeweiligen Gruppe der Glaubensvertreter und ihrer Gläubigen entstehen. Wer an konventionelle Medizin glaubt, wendet sich in seinem Mindset an einen entsprechenden Glaubensvertreter, im Regelfall ist das heute ein Arzt. Wer im Lauf der Zeit vom Glauben abfällt, füllt diesen mit neuen Inhalten, beispielsweise alternativen Heilverfahren und wird sich dementsprechend an einen Heilpraktiker oder Energetiker wenden. Die Glaubensinhalte werden ausgetauscht, in sozialen Netzwerken entstehen Gruppen neuer Gläubiger und das Rad dreht sich weiter.

Das Fatale dabei ist: Die Inhalte des Glaubens ändern sich, doch das grundlegende Mindset bleibt bestehen. Es beruht jeweils auf unserem Glauben an die Korrektheit des jeweiligen Angebots. Beispielsweise finanzieren wir mit unseren Krankenkassenbeiträgen und den Preisen, die wir bereitwillig für Pharmazeutika bezahlen, zu einem nicht unerheblichen Prozentsatz diesen korrekten Glauben. Wir tun das wegen der richtigen Propaganda, mit der uns bewusst *glauben* gemacht wird, die richtigen Gedanken zu denken. Und korrekte Gedanken zu denken heißt, pharmazeutischen Sondermüll in der Überzeugung zu schlucken, dass es gut für uns ist. Auch mit den sogenannten Rundfunkgebühren für die Staatsmedien finanzieren wir die Inhalte dessen, wovon wir überzeugt sein sollen, um es als korrekt zu *glauben*. In der ganz alltäglichen Unbewusstheit unseres Lebens läuft das hervorragend – betreutes Denken könnten wir dieses Phänomen nennen, indem wir gefüllt sind mit Gedanken, die uns unbemerkt andere vorgeben. *Er*-füllung ist etwas ganz anderes.

Manchmal frage ich mich, ob das vielleicht einfach effiziente Menschenhaltung ist ... so ganz ohne Bewusstsein unserer eigenen Schöpferkraft zu leben. Wer soll denn der Schöpfer der Gedanken, die wir denken, und der Gefühle, die wir empfinden, in jedem gegenwärtigen Moment sein, wenn nicht wir selbst? Darin liegt das Erleben unseres authentischen Seins verborgen. Es ist unsere eigene Essenz, zu der wir durch das Bewusstsein wirklicher Gegenwärtigkeit den Zugang finden. In dieser Ur-Essenz unserer Selbst zeigt sich das Potential unserer Selbst-Heilkraft. Lediglich unsere Identifikation mit den Inhalten unseres Denkens steht der Wahrnehmung dieser Bewusstseinsdimension im Weg.

Beobachtendes Bewusstsein

Gerd lieferte für dieses Phänomen ganz normaler Unbewusstheit ein hervorragendes Beispiel: Wenige Wochen nach seinem wohlverdienten Ruhestand bemerkte er, dass er die scheinbare Freiheit des neuen Alltags ohne die bisherige Arbeit nicht wirklich genießen konnte. Es fehlte ihm in erster Linie Anerkennung, die er in seiner Tätigkeit als Amtsleiter einer Gemeinde immer bekommen hatte. Seine berufliche Rolle vermittelte ihm ein Gefühl von Wichtigkeit, und er hatte die Identifikation mit seiner Rolle jahrzehntelang gefestigt. Doch so eine Identifikation mit einer Rolle kann sehr toxische Folgen auf unser körperliches und psychisches Wohlergehen haben. Wer ist dieses Ich eigentlich, diese Person aus rund 10^{28} Atomen? Wo ist die Lebendigkeit dieses molekularen Wunderwerks oder die Rolle im täglichen Ambiente des Lebens?

Gerd hatte sich in seiner ganz normalen alltäglichen Unbewusstheit nie solche Fragen gestellt, sondern einfach in dem Glauben gelebt, Amtsleiter zu sein. *„Ich bin die berufliche Rolle, die ich im Leben spiele"*, könnte der entsprechende Glaubenssatz lauten. Doch plötzlich machte es Buff: Der Ruhestand begann, die Rolle war weg und somit auch die Identität. Ganz einfach. Und so machte sich vollkommene Orientierungslosigkeit im Inneren breit. Aber Gerd fand in seiner Not schnell einen Ausweg: sein Engagement im Tennis-Club. Im Bereich der Sexualität konnte er die fehlende berufliche Anerkennung kompensieren, und der Fokus seines Bewusstseins richtete sich vor allem darauf, Partnerinnen zu finden, die ihm als Mann die heißersehnte Anerkennung und damit Identität gaben. Eine Weile klappte es ganz gut, über seine ehrenamtliche Tätigkeit als Tennislehrer an neue Bekanntschaften zu kommen. Es sei ihm leichtgefallen, auf diesem Wege Mädels näher kennenzulernen, wie er sagte. Nun kann man sich vorstellen, wie mühsam das im Endeffekt doch ist. Der Beweggrund für Sex lag bei Gerd ausschließlich in der tiefen Sehnsucht, Anerkennung zu finden, doch in seiner normalen Unbewusstheit entging ihm vollkommen, was er sich da selbst antat. Der Stresslevel erhöhte sich täglich, und es kam, wie es immer kommen musste: Gerd bekam Potenzprobleme, und die Stressspirale begann sich noch schneller zu drehen. Nicht einmal Viagra half. Schließlich begab er sich verzweifelt in Behandlung. Kein Experte fand etwas, also war er davon überzeugt, einen besseren Experten zu brauchen. Innerhalb von zwei Jahren hatte er Behandlungen von klassisch medizinisch über NLP und Hypnose bis zu alternativen Heilungsmethoden hinter sich, während die Beschwerden immer weiter zunahmen. Mittlerweile beeinträchtigte ihn immer stärkerer Schwindel und er litt unter immer schlimmeren Ängsten; an manchen Tagen traute er sich kaum noch auf die Straße. Nach über zwei Jahren diverser Behandlungen war er nun wirklich krank, weil die unterschiedlichen Behandlungen sein erlebtes Stresslevel kontinuierlich erhöhten. Das Mindset, Behandlung zu suchen, erwies sich für seine 70 Billionen Zellen als toxisch. Gerds ganz normale Unbewusstheit steigerte sich mit dem Wegfall seiner Rollenidentität als Amtsleiter in einen immer größer werdenden Schmerz tiefer Unbewusstheit – und irgendwann kann das Leiden selbst zur nächsten Rollenidentität werden. Immer größere Verzweiflung macht sich breit, wenn jede innere Orientierung verloren geht. Das scheint der ganz alltägliche Wahnsinn unserer Kultur zu sein: in der Dimension des Bewusstseins einfach ignoriert werden. Um uns aus diesem alltäglichen Wahnsinn verabschieden zu können, braucht es zunächst beobachtendes Bewusstsein.

Alle Wissenschaften wie auch alle nicht wissenschaftlichen Systeme versuchen die Welt und die Vorgänge darin anhand von Modellen zu verstehen. Diese Modelle spiegeln den Zeitgeist und den aktuellen Wissensstand der jeweiligen Epoche. Diese übliche Vorgehensweise nennt sich modellhafter Realismus.

Modelle können jedoch nie mehr als ein Bild der Wirklichkeit sein. Ein Modell ist nie die Wirklichkeit selbst. Wenn du ein Bild von dir siehst: Bist du dieses Bild? Bist du die Summe der Pixel? Wohl kaum. Du bist viel mehr als das Bild deiner Selbst. Wirklichkeiten können wir in uns in unterschiedlichen Dimensionen erfahren: Das Potential, mehr zu sein als ein verstimmtes Musikinstrument im Orchester der Schöpfung, liegt in uns. Diese Schöpfung, die auf der Ebene unserer Quanten Moment für Moment geschieht.
Die meisten Menschen haben den Fokus ihres Bewusstseins jedoch nicht auf den unendlichen, immerwährenden Schöpfungsprozessen – obwohl es genau darum geht.

Der Raum reiner Wahrnehmung

In meinem ersten Telefonat mit Gerd hatte ich nicht den Eindruck, ihn erreichen zu können. Er war so fixiert darauf, dass ihm doch nur eine Kleinigkeit fehle und er nur die richtige Behandlung finden müsse. Er schien überhaupt nicht nachvollziehen zu können, was ich mit beobachtendem Bewusstsein meinte. In der ganz normalen Unbewusstheit haben sich Menschen so mit ihren Gedankenprozessen und Gefühlen, Überzeugungen, Sehnsüchten, festen Verhaltensmustern, Wünschen und Abneigungen identifiziert, dass es unvorstellbar erscheint, einen neuen Weg einzuschlagen. Doch um beim Bild der ausgefahrenen Ski-Abfahrt zu bleiben: Das Gehirn braucht eine neue Bahn im Tiefschnee. Nach unserem ersten Gespräch suchte Gerd erst mal weiter nach der richtigen Behandlung. Bei solchen Gesprächen frage ich mich immer wieder, ob wir in einer einzigen Illusion leben. „*Und wenn sie nicht gestorben sind, dann suchen sie noch heute*“, fällt mir bei Erlebnissen wie dem mit Gerd nur noch ein. Dabei wirkt es sich natürlich fatal aus, dass der Mainstream uns *glauben* macht, mit äußerster Kraft nach Lösungen suchen oder für Heilung kämpfen zu müssen. Das ist der Glaube an das erfolgreich suggerierte Marketingprojekt, das uns die Abhängigkeit von Experten als „normal“ verkauft. Doch sind wir frei, es auch anders zu bewerten.

Ist das störende Symptom wirklich eine Krankheit oder ein Impuls in eine neue Dimension des Bewusstseins? Ohne Bewertung sind alles zunächst lediglich Phänomene. Sobald wir lernen, diesen Phänomenen nicht mit dem bewertenden Verstand, sondern mit anderen Hirnregionen zu begegnen, können wir vollkommen verändert mit ihnen umgehen – denn jedes trägt auch ganz andere Quantenpotentiale in sich. Allerdings verengt sich die Fülle an Möglichkeiten durch das Reduktionsventil ‚bewusster Verstand' zu einer einzigen Wirklichkeit, die wir dann eben händeln müssen. Bist du bereit in ein verändertes Feld des Bewusstseins einzutauchen?

Diese Frage ist nicht mystisch, nicht ungewöhnlich – sie ist nur unüblich. Mit Bewusstsein zu arbeiten, ist sehr konkret, nur muss sich jeder selbst für diesen Weg entscheiden. Wir brauchen eine veränderte, erweiterte Nutzung unseres Gehirns.

Nachdem Gerds Stresslevel durch die weiteren Behandlungen weiter anstieg, entschied er sich Wochen später doch für den Weg des Bewusstseins. Ehrlich gesagt, ich glaube, er tat das, weil seine Verzweiflung schier ins Unerträgliche wuchs. Mit diesem Schmerz und seiner Verzweiflung kam er schließlich in eines meiner Seminare. Dort geht es um keinerlei Details der Lebensgeschichte, um keine Diagnosen oder gesundheitliche Störungen. Fragen nach Medikamenten oder wie Heilung möglich ist, bleiben vollkommen außen vor, da sie irrelevant sind. „*Wieso denn irrelevant?*“, höre ich Menschen oft verblüfft fragen. Ganz einfach: Weil solche Fragen ausschließlich den analytischen Verstand füttern. Wirkliche Veränderungen setzen einen kreativen Geist voraus. Denken hat oft eine toxische Wirkung auf unser Wohlbefinden, auf die Gesundheit unserer Zellen und unsere Freude. Durch ein ständig kreisendes Gedankenkarussell wird viel toxische Energie freigesetzt, ebenso wie durch Dauerfragen nach einem Warum und die Gewohnheit, alte Geschichten immer wieder wie eine hängen gebliebene Schallplatte ablaufen zu lassen.

Wir tun unseren Zellen nichts Gutes, wenn wir mit toxischem Geist Energie und Materie erschaffen. Doch um dies zu verändern, brauchen wir ein Bewusstsein unserer inneren Überzeugungen.

Etwas nur sein und loszulassen, können wir nicht „tun“. Wir können das Phänomen nicht mit dem Geist verändern, der es erschaffen hat. Die Kraft der Gegenwart und deren erfüllende Frische lässt sich nur durch eine veränderte Nutzung unseres Gehirns mit Leichtigkeit erreichen – da dreht sich alles um grenzenloses Bewusstsein und kreativen Geist. Beides bleibt bei vielem Denken und der fast ausschließlichen Nutzung der linken Gehirnhälfte im Verborgenen.

Wir brauchen einen Zugang in Bereiche, die jenseits der alltäglichen Wahrnehmungsfilter unseres Denkens liegen. Zunehmend Beobachter zu sein ist die geistige Haltung, um wahrzunehmen, was zwischen unseren Gedanken ist. Am Anfang erscheint dieses Phänomen als Raum, weil es vom unentwegten „Tick und Tack“ der Gedanken begrenzt wird. Durch diese Gedankentaktung entsteht mitten in uns ein wahrnehmbarer Wirklichkeitsraum. Fütterst du veränderte Gedanken zu, verändert sich dieser Wirklichkeitsraum – nimmst du welche weg, entsteht eine andere gegenwärtige Wirklichkeit. Diese Erfahrungen kann jeder Mensch machen, sie sind als Potential in uns angelegt. Es ist ganz einfach, nur sind diese Erfahrungsräume durch unseren bewussten Verstand und logisches Denken begrenzt. Wenn Menschen mehr Erfahrungen damit sammeln, entdecken sie, dass es gar keine Räume sind, sondern Tore in grenzenloses Bewusstsein. Sobald wir die Schwelle übertreten und das Gedankenkarussell hinter uns lassen, können wir das *Un*-Geschaffene erleben. In diesem *Un*-Geschaffenen wird im immerwährenden Jetzt jeder Gedanke, jede Emotion und Empfindung geboren und in diesem *Un*-Geschaffenen stirbt jeder Gedanke, jede Emotion und jede Empfindung auch wieder. Das *Un*-Geschaffene ist reine Leere, die sich füllt, sobald wir denken und empfinden. Es ist eine Leere jenseits unserer gewohnten Gehirnaktivitäten, der wir bewusst gewahr sein können.

In der kleinen Seminargruppe, zu der auch Gerd gehörte, ging es in erster Linie darum, das eigene Gedankenkarussell zunächst bewusst wahrzunehmen. Was es dazu braucht, ist, den Fokus des Bewusstseins auf den Prozess zu richten, wie wir das erschaffen, was wir erschaffen. Beispielsweise bei belastenden, inneren Bildern – hier gilt es zu lernen, Beobachter zu sein. Rein von der Technik her ist es sehr schnell gelernt – ganz ähnlich, wie ich es schon bei Steven und seinem Problem mit dem Haken beschrieben habe. Aber wirklich Beobachter zu sein, ist die geistige Haltung, und für die braucht es viel mehr Übung.

Menschen, die *glauben*, alles kontrollieren zu müssen, verfügen meist über ein unglaublich einfallsreiches Repertoire an Mechanismen, sich in der eigenen Wahrnehmung einzuengen. „*Mir geht es gut*" ist eine Bewertung und kann nie eine Wahrnehmung sein. Ein weiteres Beispiel für Bewertungen ist Gerds „*Mir fehlt ja nur eine Kleinigkeit*". Ob uns überhaupt etwas fehlt und ob das dann klein oder groß ist, können wir gar nicht wahrnehmen. Wir müssen solche Gedanken einfach *glauben*. Und auch Diagnosen sind Bewertungen, die wir *glauben* müssen. Sie können richtig oder falsch sein, das ändert nichts an ihrer Natur – sie sind Konstrukte des Glaubens. Wenn die Diagnose dem Glauben des Mainstreams entspricht, macht dieser kollektive Glaube die Diagnose wahr.

Bewertungen werden vom bewussten Verstand erschaffen. Auch Diagnosen sind Bewertungen – unabhängig davon, ob sie richtig oder falsch sind. Bewertungen können wir nur glauben; wir können sie nicht wahrnehmen.

Dieses Thema war bei Gerd am Anfang die größte Herausforderung. Er hatte in seinem Leben nie gelernt, bewusst wahrzunehmen, und bei ihm zeigten sich Bündel unreflektierter Überzeugungen, bis wir seinem wirklichen Thema, Anerkennung zu brauchen, nach und nach näherkamen. Er war geradezu süchtig nach Anerkennung. „*Wenn ich nicht von außen das Gefühl vermittelt bekomme, wichtig und toll zu sein, dann bin ich niemand.*" Sobald wir solche einschränkenden, dysfunktionalen Glaubensmuster bzw. Überzeugungen bewusst wahrnehmen können, lassen sie sich auch transformieren. „*Ich bin richtig und wichtig, und zwar genau so, wie ich bin*", „*Ich bin es wert, geliebt zu werden, unabhängig von dem, was ich leiste*", „*Ich darf das Leben genießen*" – das alles sind keine Affirmationen, sondern einfache Beispiele für Überzeugungen, die wir auf Zellebene spüren und integrieren können. Entscheidend ist dabei, in das Feld eines Bewusstseins einzutauchen, in dem es nichts zu tun gibt, außer zu beobachten, was im Jetzt von allein erscheint. Dafür sind wiederum Übung und Gewohnheit in beobachtendem Bewusstsein, Achtsamkeit und Gewahrsein essentiell, um den inneren Raum halten zu können. Teilweise *glauben* wir, dass es uns den Boden unter den Füßen wegzieht, insbesondere wenn bestimmte Emotionen oder Ängste auftauchen. Deshalb ist es so wichtig, zu lernen, den inneren

Raum halten zu können, egal was erscheint. Solche Überzeugungen führen uns direkt in das Erleben des Unterschieds zwischen erlernten Strategien und authentischem Sein. Strategien sind austauschbar, wohingegen das pure Sein eine wahrnehmbare Schwingungsqualität ist. Wir können lernen, den Fokus des Bewusstseins zunehmend darauf zu richten, diese innere stimmige Frequenz wahrzunehmen. Wichtig ist dafür, immer klarer zwischen *Bewertungen* und *Wahrnehmungen* zu differenzieren. Bewertungen müssen wir *glauben*, nur bei Wahrnehmungen können wir diese Schwingungsqualität erleben – und nur darüber können wir diesen inneren Raum in uns finden. Jedoch leben wir in einem Zeitalter der Medien, die immer weniger informieren, aber immer mehr bewerten. Aus diesem hirnphysiologisch einengenden bewertenden Zeitgeist gilt es uns zunehmend zu verabschieden, wenn wir ganz alltäglichen Trancezustände beenden wollen.

Um auf diese Phänomene näher einzugehen, möchte ich kurz einen etwas größeren Bogen zu Polarität, Dualität und Singularität spannen. Es klingt zunächst sehr technisch, stellt sich jedoch schnell als äußerst konkret heraus.

Die Welt der Polaritäten

Mit dem Urknall ist aus einer Singularität sich immer weiter ausdehnende Dualität entstanden. Alle mathematischen Modelle errechnen für den Moment des Urknalls Null, also reine Singularität. Es gab offensichtlich eine Urkraft, aus der unser vierdimensionaler Raum entstanden ist und Milliarden Jahre später mittendrin unser Leben: Die drei räumlichen Dimensionen, die wir wahrnehmen, und die Zeit als vierte Dimension. Um uns in dieser vierdimensionalen Welt der Raum-Zeit besser orientieren zu können, wurden Orientierungspunkte festgelegt bzw. erfunden: beispielsweise die Himmelsrichtungen oder auch oben und unten. Nur ist unser Planet eine Kugel, die sich mit vielen Nachbarplaneten ständig in einem scheinbar unendlichen Raum dreht. Könnten wir die Erde und uns selbst darauf von außerhalb anschauen, würden wir je nach Perspektive sehen, dass unsere Füße an der Erdoberfläche haften und wir uns den halben Tag kopfüber bewegen. Je nach Perspektive von außen wären die von uns erfundenen Himmelsrichtungen komplett vertauscht – nur nehmen wir es nicht wahr.

All diese Erfindungen und Übereinkünfte sind praktikabel für unsere Navigation durch den Alltag, doch es sind lediglich Vereinbarungen, mit Wirklichkeiten umzugehen; es sind Konstrukte der Wirklichkeit, oder wie mir einmal ein indischer Meister sagte: *„Die Mauern des Tempels existieren nicht."*

Das Einzige, was uns als wirklich erlebbare Wirklichkeit bleibt, ist, zwischen „in uns" und „außerhalb", also innen und außen, zu differenzieren. Unsere ganze Wahrnehmung findet innen statt. Denken, Fühlen, Empfindungen und alle Aktivitäten unseres sogenannten vegetativen Nervensystems. Finden wir im Außen beispielsweise eine Substanz und schlucken sie, kann sich herausstellen, dass sie eine vergiftende Wirkung auf uns hat. Manchen Substanzen sollten wir nicht zu uns nehmen, weil sie in unseren Zellen starke toxische Wirkungen entfalten – das nennen wir dann Gift. Bestimmte toxische Substanzen nehmen wir aber ganz bewusst ein, obwohl wir auf ihre toxische Wirkung sogar hingewiesen werden. Wir tun es, weil diese nur eine Nebenwirkung ist.

Das ist wieder ein Beispiel für ein Glaubenskonstrukt und damit eine Bewertung. Die Hüter des rechten Glaubens erzählen eine Geschichte, in der Nebenwirkungen als ganz normal verkauft werden – die Gruppe der Gläubigen glaubt diese Geschichte und vergiftet sich, weil es angeblich normal, modernste Medizin und alternativlos ist. Unter dem Gesichtspunkt Bewusstsein ist es zu erkennen, dass alles nur eine Frage von Glaubenssystemen ist. Es geht dabei nicht um gut oder schlecht; es geht einfach darum, zu erleben, unsere wahrgenommene Wirklichkeit selbst zu erschaffen. Wir *glauben*, dass die Realität da draußen so ist, wie wir es annehmen und wie es uns vom Mainstream und den Medien als Wahrheit vermittelt wird. Doch für das Bewusstsein unserer Selbst-Heilkraft ist es elementar, uns von diesem Glauben zu verabschieden, um Erfahrungsräume hinter den Schleiern des Denkens erleben zu können.

Das Leben selbst findet in uns statt, in unseren Billionen von Zellen und Quadrillionen von Atomen, die unseren Körper bilden. In jedem Augenblick pulsiert im ganzen Körper Schöpfung. Das Leben ist in uns und will in seiner Fülle und Vollkommenheit entdeckt werden. Es ist ein Meisterwerk universeller Intelligenz. Das zu entdecken ist der Weg, den schließlich auch Gerd eingeschlagen hat, während uns der Mainstream weiterhin vermittelt, das Ambiente des Lebens, also das Außen, unsere Rollen, Konsum, Medizin und vieles mehr, für das Leben zu halten. Doch ist das Ambiente des Lebens wie ein Phantom: In einer Phantom-Identität halten wir die Inhalte unserer Gedanken, Gefühle und Empfindungen für die Wirklichkeit und identifizieren uns mit Rollen, unserer Arbeit, Krankheiten – einfach unserer ganzen physiologischen und psychologischen Struktur.

Bin ich der, der denkt, also der, der den Gedanken erschafft?
Identifiziere ich mich mit den Inhalten meines Denkens?

Es erfordert inneres Gleichgewicht, um den Strom der Informationen und Bilder auf den Datenautobahnen in unserem Gehirn lebendiger fließen zu lassen und neue Wege einschlagen zu können. Ausgeglichenheit zu trainieren ist dabei eine der wichtigsten Grundlagen. Diese wurde bei Gerd zur Basis für seine weitere Entwicklung.

Nochmals zur Wiederholung: Es beginnt immer mit beobachtendem Bewusstsein, Achtsamkeit und Gewahrsein. Es braucht Erdung und ein wirkliches Ankommen im Zellsystem, auf der Schwingungsebene unseres Seins, um uns aus den Konstrukten des denkenden Verstands zu verabschieden. Das Prinzip der Polarität als Grundbaustein unserer erlebten Wirklichkeiten spielt dabei eine entscheidende Rolle. Polaritäten sind die Grundbausteine unserer Wahrnehmung in Raum und Zeit. Hell und dunkel, oben und unten, richtig und falsch, schön und hässlich. Wenn es beispielsweise auf der Erde immer und überall nur eine Temperatur gäbe, sagen wir einmal 40°C, dann gäbe es kein kalt und warm – vermutlich gäbe es nicht einmal Thermometer. Erst in der Polarität wird Temperatur für uns wahrnehmbar. Dasselbe gilt für Licht und Dunkelheit. Sichtbare Strukturen fangen erst durch die Mischung verschiedener Lichtfrequenzen, die wir als Farben wahrnehmen, an zu existieren. Um aus dem Quantenraum reinen Potentials etwas Wahrnehmbares zu erschaffen, wird alles in polare Gegensätze zerlegt.

„Gott schied das Licht von der Finsternis."

Genesis 1.4

Zu allem, was wir wahrnehmen, ist die entsprechende Polarität als Potential bereits angelegt – immer. Am leichtesten ist dies bei inneren Überzeugungen erfahrbar, und darin liegt auch der praktische Nutzen der Polarität in unserem ganz alltäglichen Leben. Das polare Gegenteil eines Gefühls oder einer Empfindung ist immer erlebbar. Bei Gerd gab es beispielsweise die Überzeugung, ohne Leistung nichts wert, ja, nicht einmal lebenswert zu sein. Sobald so eine bisher unbewusste Überzeugung ins Licht des Bewusstseins kommt, fühlen wir einen kurzen Moment die volle Wucht emotionaler Kraft, die uns den Boden unter den Füßen wegzuziehen scheint. Genau in diesem Moment integrierte Gerd mit einfachen Techniken das Gefühl, wertvoll und richtig zu sein – das polare Potential der Wertlosigkeit. Es wird in der eigenen Wahrnehmung konkret erlebbar und wirkt am Anfang durchaus magisch. Dabei ist es einfach nur die unmittelbare Wirkung des Bewusstseins. Schöpfer der einen oder anderen Wirklichkeit zu sein, ist in jedem Moment erlebbar. Bei Gerd gab es eine Überzeugung, die innerhalb kürzester Zeit sehr entspannend auf ihn wirkte: Ich schöpfe aus dem sprudelnden Quell meiner Kreativität. Von außen wirkte es verblüffend, welche Wirkung es auf Gerd hatte, diese Überzeugung mit Haut und Haar in sich zu spüren und wirken zu lassen. Das Prinzip der Polarität wird uns im Praxisteil dieses Buchs begleiten.

Kreativer Geist in Aktion

Wie bereits mehrfach erwähnt, liegt die Voraussetzung aller erlebbaren Veränderungen im beobachtenden Bewusstsein sowie darin, im Alltag immer stärker von Achtsamkeit und Gewahrsein getragen zu sein. Erst danach spielen Techniken zur Integration eine Rolle. Alle Veränderungen wahrnehmbarer Wirklichkeiten, sei es auf der Ebene körperlicher Materie oder innerer psychischer Zustände, beginnen im Bewusstsein, und die Quintessenz hierfür liegt in einem tiefen Zustand der Entspannung – denn nur in dieser Frequenz ist unser Zellsystem programmierbar. Neuroplastizität nennen es die Hirnforscher. In diesem Zustand besteht eine hohe Wahrscheinlichkeit, dass neue Botenstoffe produziert werden, die wir als veränderte Gefühle, Empfindungen und Emotionen erleben. Und ohne die Produktion neuer Botenstoffe in unserem Gehirn können wir uns immer nur so fühlen wie immer. Was unser Gehirn dazu bringt, etwas zu verändern, sind veränderte Überzeugungen, die sich einfach gut anfühlen. Im intensiven Empfinden von Gefühlen wie Dankbarkeit, Freude, Begeisterung, Liebe zum Leben, Freiheit, ehrfürchtigem Staunen und Inspiration liegt die größte Hebelwirkung, um für unsere Zellen eine heilsame biochemische Umgebung zu schaffen. Mit unseren Überzeugungen und Intentionen (das, wofür ich stehe bzw. gehe) entsteht eine elektrische Ladung, mit den sich daraus entwickelnden Gefühlen schaffen wir im Gehirn eine magnetische Ladung, und daraus entsteht unsere elektromagnetische Handschrift, mit der wir höchst individuell im Quantenfeld unterwegs sind. Für diesen Prozess braucht es Interesse und Lust, neue Verschaltungen in unseren Gehirnaktivitäten zu ermöglichen. Im unmittelbaren Erleben ist das viel leichter, als es hier klingt. Es ist wie Fahrradfahren: Solange du nicht selbst erlebt hast, wie leicht es ist und welche Freude es bereiten kann, klingt eine theoretische Beschreibung vom Fahrradfahren extrem kompliziert. Setz dich aufs Rad, lerne Fahren und es ist ganz leicht.

Und genau das erlebte auch Gerd. Er entwickelte innerhalb kurzer Zeit Freude daran, nach innen zu gehen, das eigene Licht zu finden und in der eigenen Mitte zu ruhen. Zunehmend erkannte er auch, wie leicht es sein kann, auf diesem Weg den eigenen seelischen Schatten zu begegnen, die bestimmte Gefühle bisher immer ausgesperrt hatten, wodurch der Fluss der Lebensenergie gestaut worden war. Er spürte immer häufiger Gefühle und erlebte, wie die Gedanken zunehmend befreiter wurden, um in die Welt mit Liebe sehen zu lassen. Liebe bedeutet in dieser Phase, alles, was auftaucht, aus tiefstem Herzen willkommen zu heißen. Hingabe an den Moment und erkennen, was ist. Ob gut oder schlecht: So ist es. Gerd aktivierte seine Fähigkeit, selbst Beobachter zu sein, unabhängig davon, was auftauchte, und je mehr er diese Fähigkeit stärkte, umso freier wurde er im Augenblick des Wahr-Nehmens, um das anzunehmen, was gerade ist. Denn im Beobachten liegt auch die Fähigkeit verborgen, uns von Liebe tragen zu lassen. Erleben wir diese Gegenwärtigkeit ganz frei, öffnet uns dies den Raum kreativen Geistes.

Sich meldendes Unwohlsein ist eines der Phänomene, die anfänglich auftreten können, wenn sich Menschen bislang unbewussten Überzeugungen bewusst werden. Dann eilt unser bewusster Verstand ganz schnell herbei, um eine Geschichte, ein Warum zu erfinden. Es ist nur eine Frage der Gewohnheit, um zu lächeln und sich zu sagen: *„Die Geschichte ist nicht von*

Bedeutung." Es ist ungewohnt, den Inhalten irgendwelcher Gedanken und Geschichten nicht wie bisher zu folgen oder Empfindungen, die wir nicht erleben wollen, schlicht zuzulassen. Bisher zensierte Areale des Zwischenhirns werden aus dem Verlies des Unbewussten entlassen und können dabei hyperaktiv werden, und so werden am Anfang teils Bilder von früheren Erlebnissen mit einer Explosion bislang verborgener Empfindungen freigesetzt. Unangenehme – als negativ bewertete – Erinnerungen können uns schmerzlich bewusst und scheinbar übermächtig werden. Um diese intensive Erlebnisdichte verarbeiten zu können, ist die Entdeckung des heiligen Raums, Beobachter zu sein, essentiell: *„Ich habe Gedanken, ich bin aber nicht der Inhalt meiner Gedanken. Ich habe Empfindungen, ich bin aber nicht der Schmerz, die Wut oder die Trauer, die ich empfinde.*" – ein heiliger Raum, in dem alles einfach sein darf, wie es ist. Dieser Raum ist für die ganze weitere Entwicklung entscheidend.

Der erste Schritt ist, Beobachter zu sein, der zweite Schritt liegt im Bewusstsein, die Schöpferkraft aller Gedanken und Gefühle zu sein.

Dies bietet die große Chance der Reinigung und des Neutralisierens der Ladung, die mit dem Bild, der Erinnerung oder der Empfindung abgespeichert ist. Wir machen nichts weg, verändern keine Erinnerungen, sondern entscheiden lediglich bewusst, in welchem Ladungszustand wir das wahrnehmen, was wahrgenommen werden will. Unsere innere Freiheit beginnt mit der Befreiung von allem in uns, das – aus welchen Gründen auch immer – vor unserem Bewusstsein weggesperrt war. All das darf nun bewusst wahrgenommen und befreit leben, wobei sich eine riesige Chance innerer Reinigung eröffnet. Der Schlüssel liegt rein in der wirklichen Präsenz des Augenblicks. Heute ist die Rede davon, im gegenwärtigen Moment präsent zu sein, zwar in aller Munde, und viele Menschen verstehen zumindest, was damit gemeint ist, aber über das Verstehen hinaus nehmen sie nicht wahr, dass sich eine weitere Dimension eröffnet: allein den gegenwärtigen Moment zu erleben, jenseits des Nachdenkens über die Zukunft und das Leben aus den Bildern und Erfahrungen der Vergangenheit. Etwas zu erleben ist ganz anders, als ein Konzept zu verstehen. Dinge zu verstehen, kann uns die Illusion von Sicherheit vermitteln; je tiefer die Bahnen eingefahrenen werden, umso besser scheint es. Je enger das Denken und Fühlen, umso sicherer wirkt es. Sicherheit schafft jedoch keine Erfüllung! Um Erfüllung zu erleben, brauchen wir die Lust, wieder im Neuschnee zu fahren, neue Gedanken zu denken und neue Gefühle zu empfinden. Jeder Mensch kann erleben, selbst die Kraft zu sein, die Gedanken und Gefühle erschafft.

Und genau darin lag bei Gerd der Schlüssel: Innerhalb weniger Monate hatte sich sein Leben grundlegend verändert. Er hatte Frieden und Entspannung in sich gefunden, und aus dieser Haltung heraus wurde es ihm zum ersten Mal in seinem Leben möglich, eine Partnerin kennenzulernen, mit der sich körperliche Liebe entwickeln konnte, die von Entspannung und Zuneigung getragen ist. Und in diesem geistigen Feld gab es keine Erektionsstörungen mehr. Verändert sich das Bewusstsein, verändert sich die Materie. Das ist die konkrete Detoxwirkung des Geistes. Gerds Leben und Persönlichkeit bekamen einen ganz neuen Ausdruck. Er wurde sich zunehmend bewusst, mit welchen vergiftenden Gedanken, Überzeugungen und Gefühlen er sich früher selbst ein geistiges Gefängnis geschaffen hatte.

Es sind immer wieder diese Wunder der Transformation, die das Leben zu etwas Besonderem machen. Innerhalb eines Jahres lernte Gerd aus der ganz normalen Unbewusstheit heraus, beobachtendes Bewusstsein, Achtsamkeit und Gewahrsein in seinen Alltag zu integrieren. Als ich nach einigen Monaten Pause wieder mit Gerd arbeitete, erzählte er, wie geradezu wahnsinnig ihm nun sein früheres Leben erscheine. Mittlerweile könne er sich sein Leben ohne tägliche Meditation und beobachtendes Bewusstsein überhaupt nicht mehr vorstellen. Gerd begab sich auf die Entdeckungsreise in eine andere Dimension des Bewusstseins und fand dabei Erfüllung – und wer sich einmal auf diese Reise einlässt, bemerkt, wie faszinierend es ist, diesen Weg der Unendlichkeit immer weiter gehen zu können, um im Inneren neue erfüllende Dimensionen des Seins mit Lebendigkeit zu füllen.

1.4. Den Hag überschreiten

Über den Rahmen des Gewohnten hinaus

Hexen sind auf alten Abbildungen häufig mit einem Raben auf der Schulter dargestellt. Aber was war denn eigentlich eine Hexe, welche Bedeutung hatte der Rabe und was hat das mit Bewusstsein und den wahrnehmbaren Dimensionen unseres Seins zu tun?

Für die Wächter korrekten Glaubens hatten Hexen eine so große Bedeutung, dass sie mithilfe theologischer Wahnkonstrukte und gröbster physischer Gewalt zwischen dem 11. und dem 18. Jahrhundert verfolgt, gefoltert und ermordet wurden. Die Staatsgewalt verwendet gerne den momentanen Stand der Wissenschaft, um Menschen davon abzuhalten, ihre Potentiale zu leben, und damals war das eben der Stand wissenschaftlich-theologischer Gelehrter. Diese sogenannten Gelehrten erfanden Geschichten über böse Hexen, und Prediger, die Vorläufer heutiger Medien, brachten diese unters Volk, um Angst und Schrecken zu verbreiten. Wer sich in seinem Bewusstsein nicht von den erfundenen Geschichten beeindrucken und die Ängste nicht auf sich überspringen ließ, wurde als Ketzer verurteilt – und was ein Ketzer war, wurde von den Wächtern des einen wahren Glaubens festgelegt; des Glaubens, den die theologischen Wahngelehrten erfunden hatten.

Diese Kunst ist Jahrhunderte alt und funktioniert bis heute. Mithilfe erfundener Geschichten wird auch heute noch Angst geschürt und die Erlösung von den erschaffenen Ängsten wird selbstverständlich direkt mitgeliefert. Darauf gehe ich im Kapitel „Das Vermächtnis der Katharer" (S. 179) genauer ein.

Das Wort „Hexe" leitet sich von Hagazussa ab und bedeutet „die auf dem Zaun (zwischen den Welten) Reitende". Der Rabe war in der germanischen Sagenwelt der Bote zwischen geistigen Welten. Heute wären Hexen „über die Grenzen alltäglichen Bewusstseins Reisende", mit ihrem Raben als erfahrenem Travel-Guide für die unterschiedlichen Dimensionen des Bewusstseins. Der *Hag* oder auch *Haag* ist in der Schweiz und im angrenzenden Süden Baden-Württembergs noch immer ein gebräuchliches Wort für *Zaun* oder die *Eingrenzung eines Grundstücks*. Solange wir dem Glauben des Mainstreams folgen und die Inhalte unserer Gedanken und Gefühle für die Wirklichkeit halten, befinden wir uns in einem solchen umfriedeten, mentalen Hag unseres kleinen Ichs. Für das Erwachen unserer Selbst-Heilkraft braucht es die Freiheit, sich aus dem Gefängnis des kleinen Ichs und dem Glauben an all die erfundenen Konstrukte angeblicher Wirklichkeiten zu befreien, um in einer größeren Seins-Dimension anzukommen. In dieser sind wir unserer Selbst-Heilkraft bewusst. Erst wenn wir uns über den Rahmen des Gewohnten hinaus begeben, bisherige Denk- und Fühl-Verbote hinter uns lassen und unsere mentale Komfortzone verlassen, können wir in uns Neues entdecken. Es geht darum, uns auf das Sein unserer Zellen, Atome und subatomarer Teilchen zu fokussieren, statt auf das Ambiente des Lebens.

Die Gedanken, die wir denken, Gefühle und Emotionen, die uns füllen oder *er*-füllen, Absichten und Intentionen, die wir hegen, sowie die Intensität, wie wir Spiritualität und Transzendenz erleben, sind prägend für die Schwingung/Frequenz, die in uns alle Materie durchdringt. Mit diesen Frequenzen schaffen wir Moment für Moment die Wirklichkeiten, die wir erleben. Je nachdem, in welchen Dimensionen des Bewusstseins wir uns bewegen, nehmen wir dabei mit unseren Gedanken, Gefühlen und Empfindungen sehr unterschiedliche Informationen wahr.

Die Hexe, als die Über-den-Hag-Reisende ist eine hervorragende Metapher dafür, uns in unterschiedlichen Dimensionen des Bewusstseins bewegen zu können. Denn worauf richten wir im gegenwärtigen Moment den Fokus des Bewusstseins? Auf mentale Konstrukte und Bewertungen, die wir *glauben* müssen, oder auf unmittelbares Gewahrsein? In unserer ganz alltäglichen Wahrnehmung ist es essentiell, uns in dieser Unterscheidung bewusst klar zu sein, denn aus dieser differenzierten Wahrnehmung erwächst beobachtendes Bewusstsein.

Beobachtendes Bewusstsein hat auf der Quantenebene die ordnende und erschaffende Funktion. Kleinste Bausteine physischer Materie, wie Elektronen, existieren durch Beobachtung. Doch ohne beobachtendes Bewusstsein verwandeln sie sich wieder in eine energetische Frequenz, sie nehmen eine Wellenfunktion an (dieses Thema wird ab S. 119ff noch vertieft). Ein Verständnis quantenphysikalischer Grundlagen hilft beim Erkennen der Zusammenhänge auf der Wirk-Ebene unserer wahrgenommenen Wirklichkeit und damit auch beim Verständnis des Phänomens unserer Selbst-Heilkraft. Gehören Gedanken, Gefühle, Erinnerungen und innere Bilder in die Welt der Materie? Kannst du sie anfassen? Natürlich nicht. Trotzdem verwenden wir Metaphern aus der klassischen Physik der Materie. Zumindest was unsere geistigen Fähigkeiten angeht – wie uns zu erinnern, an Bilder bzw. in Bildern zu denken, zu fühlen und zu empfinden –, leben wir bereits ständig in der Quantenwelt. Nur nehmen wir es nicht bewusst wahr. Stattdessen *glauben* wir zu *glauben*, dass unser Körper schon funktioniert. Aber Leben lebt, es funktioniert nicht! Oder würdest du eine Freundin fragen, ob ihre Katze noch funktioniert? Dummerweise zieht sich die Metapher des Funktionierens durch unser ganzes heutiges Gesundheitsverständnis.

Um Selbst-Heilkraft zu erleben, braucht es einen grundlegenden Paradigmenwandel. Es gilt, den Rahmen des Gewohnten und zuweilen auch unsere Komfortzone zu verlassen, und dabei spielen Gewahrsein und die Fokussierung unseres Bewusstseins entscheidende Rollen. Es gilt, den Hag zu überschreiten, um zu erkennen, dass wir selbst Hexen und Zauberer sind, und die gewohnte, allgegenwärtige Opfermentalität, uns behandeln zu lassen, endgültig zu beenden. Sobald uns Gewahrsein vertraut ist, steht uns der Zugang in die unendliche kreative Matrix immer offen.

Jeder Mensch kann erleben, selbst Schöpferkraft zu sein. Dazu braucht es einerseits eine klare Intention, die wir auch als kohärente Gehirnwellen bezeichnen können, und andererseits ist es nötig, immer leichter einen inneren Raum erleben zu können, erfüllt von Dankbarkeit, Mitgefühl, Freude, Liebe und Wertschätzung. Weder unser Herz noch unser Geist können je verschlossen sein. Es kann lediglich sein, dass das, was wir als Ich bezeichnen, im Moment nicht in der Lage ist wahrzunehmen, dass unser Herz und unser Geist einfach offen sind. Dieser Unterschied ist essentiell für den Fokus des Bewusstseins: Es gibt nichts zu öffnen!

Das Phänomen der Herz-Öffnung

Fokussieren wir das Bewusstsein, unser Herz zu öffnen, erschaffen wir die wahrnehmbare Wirklichkeit eines verschlossenen Herzens. Sofern Coachings oder Therapien Herzöffnung offerieren, erschaffen sie durch ihr Defizitbewusstsein verschlossene Herzen; diese können sie dann nur mühsam wieder öffnen. Schule ich meine Wahrnehmungsprozesse aber mittels Achtsamkeit und Gewahrsein, dann erlebe ich durch die Intention, stets offenen Herzens zu sein. Auf der Quantenebene unserer Gedanken, Gefühle, Emotionen und Empfindungen erschafft Bewusstsein die erlebte Wirklichkeit. Unser Fokus des Bewusstseins erschafft die wahrnehmbare Wirklichkeit im Jetzt.

Die unendliche kreative Matrix

Der Zugang zu umfassendem Gewahrsein liegt im Raum zwischen unseren Gedanken verborgen. Wir sind geistig darauf konditioniert, den Fokus unseres Bewusstseins auf die Inhalte unserer Gedanken zu richten. Diese Fokussierung des Bewusstseins bewirkt wiederum, dass wir den Prozess, wie Gedanken/Gefühle entstehen bzw. vergehen, und somit den Raum, in dem das geschieht, nicht mit Bewusstsein füllen. Die meisten Menschen sind so in ihrem Gedankenkarussell gefangen, dass sie eine konkrete Wirklichkeit hinter den Gedanken nicht einmal ahnen und ihnen der Raum, in dem der Prozess des Denkens stattfindet, dadurch verborgen bleibt. Wir sind gewohnt, uns durch die meist einschränkenden Inhalte unseres Denkens und Fühlens zu identifizieren. Unsere Gedankenmatrix zwingt uns, unser Selbst- und Weltbild tagein tagaus aus den stets gleichen, sehr oft einschränkenden Überzeugungen zu erschaffen. Doch so bleibt uns das direkte Erleben der unendlichen kreativen Matrix des Universums verborgen.

Das Erleben der eigenen Gegenwärtigkeit hat nichts mit Denken zu tun; es entspringt nicht dem Neocortex, dem Hirnbereich für Logik, Vernunft und Verstand. Ebenso wenig können wir es fühlen. Gewahrsein, was ist, können wir nur jenseits der Sinneswahrnehmung erleben. Es ist essentiell, zu erkennen, dass wir Gedanken und Gefühle haben, diese aber nicht sind. Wir sind unendliches Gewahrsein und erfahren uns in unseren Billionen von Zellen und Quadrilliarden von Atomen und Molekülen mittels unserer Sinne. Die Wirklichkeiten, die über Gesundheit oder Krankheit, Erfüllung oder Von-außen-gefüllt-Sein entscheiden, sind hinter der Welt der Sinne verborgen.

Jeder Mensch in der Lage, sich zu dieser neuen, größeren Ich-Identität zu entwickeln, in der es vollkommen klar ist, selbst die Kraft zu sein, die gedachte Gedanken und gefühlte Gefühle erschafft. Denn wir sind nicht die Inhalte des Denkens! Wir erschaffen die gedachten Inhalte der Gedanken in jedem Moment. Sobald wir den Fokus des Bewusstseins darauf richten, erleben wir, der Schöpfer jeder erlebten inneren Wirklichkeit zu sein. Demgegenüber ist es heute noch immer normal, dass die meisten Coaching-Angebote ausschließlich die Ebene der Inhalte unseres Denkens und Fühlens fokussieren, um uns besser zu fühlen. Es ist schön, mich besser zu fühlen, zu *glauben*, geliebt zu werden etc. Es ist sogar wichtig, diese Erfahrung zu machen. Doch schafft es Abhängigkeiten, da wir in Illusionen haften bleiben. Sobald wir den nächsten Schritt ins Bewusstsein erleben, sehen wir die Absurdität dieser Arbeit mit Phantomen in vorher nie dagewesener Klarheit. Positive Überzeugungen und ihre Wirkung konkret zu erleben, ist didaktisch wichtig, um die Wandelbarkeit zu erleben. Doch hinter den Überzeugungen liegt reine Schöpferkraft verborgen, und um das zu erleben, braucht es ein Eintauchen in Gegenwärtigkeit, in das Grundrauschen unseres Seins, jenseits von Raum und Zeit.

Ich muss zugeben, dass ich viele Jahre gebraucht habe, um zu realisieren, dass die meisten Menschen mir oft nicht folgen konnten, wenn ich aus diesem Raum heraus arbeitete und es für selbstverständlich hielt, dass jeder Mensch dem Prozess seines Denkens gewahr ist und den Raum kennt, in dem Denken stattfindet. Für mich ist dieser Raum hinter dem Denken von meiner Jugend an zu so einer Selbstverständlichkeit geworden, dass ich mir lange nicht einmal vorstellen konnte, ihn nicht zu kennen. Zwischen dem Prozess des Denkens und den Inhalten des Gedachten klar zu differenzieren, ist etwas vollkommen Banales, sobald wir das Bewusstsein darauf fokussieren. Diese für mich so simple Differenzierung nicht vermitteln zu können, war teilweise eine richtig schmerzhafte Erfahrung. Es sehe ja jeder, aus welchem Raum ich arbeite, war wohl eine meiner dümmsten Annahmen. Jahrelang wusste ich nicht, wie ich mich mit dieser vermeintlichen Selbstverständlichkeit ausdrücken soll. Doch die konkreten, erfahrbaren

Wirkungen zeigten mir in der Praxis, wie ich diesen Weg für immer mehr Menschen erfahrbar machen und aus dem Raum hinter den Gedanken heraus leben und arbeiten zu können.

Wir können der kreativen Matrix, die hinter dem Schleier unserer Gedanken und Gefühle verborgen liegt, jederzeit gewahr sein. Es ist eine veränderte, neue Wirklichkeit, die sich auf einmal offenbart, sobald wir den Hag überschreiten. Am Beispiel von Elena, ihren diversen gesundheitlichen Herausforderungen und ihrem tiefen Schuldgefühl wird klar, was alles möglich ist.

Elenas Problem

Elena wirkte weit davon entfernt, fröhlich, gesund und erfüllt zu sein, als ich sie das erste Mal erlebte. Ihre Beweggründe, zum Seminar zu kommen, lagen im gesundheitlichen Bereich. Wie so häufig wusste kein Experte, was ihr fehlte; sie sprach von Atemwegs- und Hauterkrankungen, Blutdruckproblemen und Erschöpfungserscheinungen. Auch stand wohl eine beginnende Autoimmunerkrankung als Möglichkeit im Raum. Aber alle Diagnosen, die sie schon bekommen hatte, passten nicht so recht, und hatte sie einmal eine Diagnose, wurde die vom nächsten Experten gleich wieder verworfen. Elena war neugierig geworden, weil es in meiner Arbeit ausschließlich um Potentialentfaltung geht, und sie sich einfach nicht vorstellen konnte, wie das mit Selbst-Heilkraft zusammenpasst. Wie bereits erwähnt, ist unsere Selbst-Heilkraft zunächst reines Potential im Quantenfeld. Um dorthin zu kommen, gilt es als Erstes, uns von der erzählten Geschichte, dem Problem, der Diagnose zu lösen. Statt das Problem zu lösen oder aufzulösen, gilt es, mich in meiner Rolle des Coachs von der erzählten Geschichte vollkommen zu lösen. Um die geht es nicht, sondern alles dreht sich um die Person, die das Problem erzählt. Von der Geschichte zum Geschichtenerzähler zu wechseln, ist die Aufgabe des Begleiters im Bereich wirklicher Potentialentwicklung. Um das als Begleiter zu können, müssen wir in uns selbst klar differenzieren lernen: Ich bin nicht der Inhalt meiner erzählten Geschichten, ich bin derjenige, der Geschichten erzählt. Ich bin nicht der Inhalt dessen, was ich fühle, sondern ich bin der, der fühlt. Diese elementare Verschiebung unserer Identität wird durch beobachtendes Bewusstsein bewirkt. Um Menschen jenseits ihrer Geschichten begleiten zu können, ist es für den Begleiter essentiell, in sich selbst wirkliche Klarheit zu erleben und zwischen den Inhalten und dem Prozess differenzieren zu können. Dieses Bewusstsein des Begleiters ist die Basis, um den Partner auch in diesem Feld des Bewusstseins begleiten zu können. Damit ändern wir die Fokussierung unseres Bewusstseins: Was nimmst du in deinem Körper in diesem Moment wahr? Solange wir den Fokus unseres Bewusstseins auf Problemlösung und Heilung richten, verweilen wir im Denken und der Suche nach einer Lösung, die wir als Heilung bezeichnen können.

Unabhängig davon, was Elena gesundheitlich fehlte, wurden ihre tiefe Traurigkeit und ihre Schuldgefühle bereits nach wenigen Sätzen für jeden im Raum spürbar. Mich interessierten ihre Diagnosen und Beschwerden überhaupt nicht, sondern ausschließlich die Botschaft dahinter, und das sind die Traurigkeit und eine Schuld. Im Laufe vieler Jahre konnte ich die Erfahrung machen, dass sich immer genau das Richtige zeigt, wenn wir wirklich präsent sind und keinen mentalen Konzepten folgen. Das ist der Code universeller Intelligenz, die alles pulsierende Leben durchdringt – dem Raum zu geben, was sich zeigt. Es geht ausschließlich um Potentialentfaltung, und bei Elena waren es die tiefe Traurigkeit, die Verzweiflung und die Schuldgefühle. Die erzählten Geschichten ließ ich quasi durch mein Bewusstsein rauschen und war mit meiner Empathie präsent und vollkommen im Jetzt; ausschließlich im Raum, der sich hinter Elenas Worten öffnete.

Ihre Geschichte lag über 20 Jahre zurück: Sie hatte als junge Mutter ihre damals kleine Tochter impfen lassen. Die Impfung führte zu einem schweren Impfschaden und zur chronischen Erkrankung der Tochter. Infolge dieser Erkrankung kam es zu Behandlungen und Operationen des kleinen Mädchens, das durch Kunstfehler irreparable körperliche Schäden und Einschränkungen davontrug. Die Geschichte ist ein typisches Drama, das unweigerlich auch Empörung über unser vermeintliches Gesundheitssystem hervorruft. Der Mainstream vermittelt uns, an Erlösung *glauben* zu müssen, die durch Experten von außen kommt. Diesen gesellschaftlichen Aspekt will ich bewusst an dieser Stelle einmal außen vor lassen. Die kleine Tochter ist heute eine erwachsene Frau, die nicht das Leben führen kann, wie ihre gesunden Geschwister es tun. An dieser Stelle geht es aber nur um

Elena und wie es ihr heute mit dem, was damals war, geht. Sie erzählt, dass sie das Thema schon in Therapien und etlichen Familienaufstellungen bearbeitet habe. Sie kenne sich in allen Nuancen der Geschichte richtig gut aus. Die bisherigen Therapieerfahrungen seien schon irgendwie gut und nett gewesen; hätten wohl auch etwas Linderung verschafft. Nur fühle es sich einfach weiter nach schwerer Schuld an, und beim Erzählen kommen ihr auch die Tränen. Es gibt nichts zu bearbeiten in unseren Geschichten, und damit kommen wir zu einem zentralen Punkt, wie Selbst-Heilkraft als pures kreatives Potential erlebt werden kann.

Reines Potential im Quantenfeld

„*Es ist, wie es ist.*" – auf Ebene unserer Geschichten, Probleme und Störungen. Ich ließ die Geschichte oder das Problem, das Elena belastete, einfach stehen, denn es gab überhaupt nichts zu bearbeiten. Darin liegt der elementare Schritt, aus der Gedankenmatrix herauszutreten. Vergegenwärtigen wir uns nochmals: Das Vergangene existiert nicht mehr real – nur noch in den abgespeicherten Bits und Bytes, die wir immer und immer wieder abrufen. Der einzige Ort, an dem Zeit existiert, ist der Denkbereich in unserem Gehirn, in dem Erinnerungen verarbeitet werden. Das Erlebte existiert nirgends, außer als geistiges Feld in uns. Verstehst du, was das bedeutet? Wir haben es ausschließlich mit einem geistigen Phänomen zu tun. Elena litt nicht unter dem, was gewesen war; vielmehr litt sie im Jetzt an der erfahrbaren Wirklichkeit, die sie immer wieder schuf. Das ist reine Schöpferkraft, die wir alle perfekt beherrschen. Nur leben wir heute ohne das Bewusstsein dieser Schöpferkraft. Elena hatte viele Jahre gebraucht, um ihren Gesundheitszustand auf dem Seminar mit den immer gleichen biochemischen Botenstoffen in ihrem Zellsystem zu erschaffen. Den Schlüssel zur Veränderung haben wir immer bei uns; den Fokus unseres Bewusstseins auf den Moment zu richten, statt in den Bits und Bytes der Vergangenheit zu leben, die wir in unserem Gehirn im ewigen Jetzt erschaffen.

Elena erzählte auch, dass es gar nicht die heutige Situation mit ihrer Tochter sei, die sie belaste. Da passe schon alles. Aber die alten Erinnerungen und Bilder, also die reinen Bits und Bytes in ihrem Gehirn, würden dazu führen, dass sie sich tagtäglich geradezu von Schuld zerfressen fühle.

Hinzu kommen die alten Bilder von ihrer kleinen Tochter und das Gefühl, damals als Mutter versagt zu haben.

Von der Geschichte zum Prozess des Wahrnehmens zu wechseln ist so essentiell, um die Dimension des Bewusstseins verändern zu können: Es ging nicht um das, was einmal war, sondern um die zum gegenwärtigen Zeitpunkt abgespeicherte Information, die bei Elena tagein tagaus elektrische Impulse bzw. in Folge biochemische Reaktionen auslösen und Geist in Energie und Materie transformierte. Diese Phänomene nahm Elena als Bilder, Gefühle, Körperreaktionen und Gedanken wahr. Ist der Unterschied klar? Es geht um reine Information; das ist ein ausschließlich geistiges Phänomen. In unserem Zellsystem, insbesondere in unserem Gehirn, wandeln wir permanent Geist in Energie und Materie um. Und Energie und Materie liegt immer Information zugrunde. Nur sind wir uns dieses Prozesses, passgenau zu jeder Information die richtige Energie und Materie zu erschaffen, nicht bewusst. Das ist der Kern, um den es in der Arbeit mit Bewusst-Sein geht: zu lernen, den Fokus des Bewusstseins darauf zu lenken, was wir schon immer so perfekt mit unserer Schöpferkraft tun; bisher nur ohne Bewusstheit dafür. Alles dreht sich darum, zu erleben, wie wir machen und was wir machen. Das sind neuronale Muster in unserem Gehirn, die es zu verändern gilt. Pure geistige Phänomene. Als Folgen dieser geistigen Phänomene entstehen elektromagnetische, energetische und biochemische Prozesse, die wir als Gefühle, Empfindungen, Körperreaktionen oder Gedanken wahrnehmen.

Wie wir aus Geist Materie machen und diese eigenen Schöpfungsprozesse komplett aus unserem Alltagsbewusstsein ausklammern, schildere ich noch genauer. Zum Verständnis dessen, was unsere wahrgenommene Wirklichkeit ist, erweisen sich Erklärungen und Modelle aus der Quantenphysik, der Epigenetik, der Psychoneuro-Immunologie sowie der Neuroendokrinologie als sehr unterstützend. In all diesen Bereichen bin ich keinesfalls Experte, aber ich nutze Modelle aus den unterschiedlichen Fachbereichen als Erklärungsmetaphern. Vielen Menschen fällt es leichter, sich auf die direkten Erfahrungen einzulassen, wenn sie *glauben*, eine mögliche Erklärung zu verstehen. Allerdings sind dies nur didaktische Hilfestellungen. Modelle helfen unserem bewussten Verstand, doch sind sie immer nur

Modelle der Wirklichkeit, die uns unterstützen, Wirklichkeit zu verstehen. Kein Modell existiert in der Wirklichkeit, sie sind reine neocortale Konstrukte. Im Gegensatz dazu können wir jederzeit Wirklichkeit unmittelbar erleben, jenseits unseres bewussten Verstands.

Eine promovierte Quantenphysikerin, die an einem der großen internationalen Forschungsinstitute arbeitet, erklärte mir nachdrücklich, dass es jenseits von Mathematik und Physik keine Wissenschaft gibt. Alle übrigen Fachgebiete arbeiten mit reinem Glauben; es sind moderne säkulare Glaubenssysteme, getarnt unter wissenschaftlicher Arbeitsweise.

Doch zurück zu Elena und ihrem empfundenen Versagen als Mutter, ihrer Traurigkeit und ihrer Verzweiflung. In ihrer konditionierten Wahrnehmung war sie es gewohnt, sich mit den Inhalten ihrer Gedanken, Bilder, Gefühle und Empfindungen zu identifizieren. Menschen, die in diesem Bewusstsein gefangen sind, neigen zu Aussagen wie: *„Ich bin ja so ängstlich/sensibel/schnell wütend/ärgerlich etc."* Das ist genau die Welt der blauen Matrix. Ich kann Ängste, Zorn, Wut etc. verspüren, nur bin ich das nie. In diesem erkennenden Bewusstsein lag auch der Schlüssel zu Elenas Transformation verborgen. Diese einschränkende konditionierte Wahrnehmung ist so abstrus, wie mich ernsthaft mit dem Charakter irgendeiner Seifen-Oper zu identifizieren. Es entfacht bei mir stets ein Lächeln, wenn mir jemand erzählt, was er ist.

Geschichten sind einfach Geschichten. Die Wirklichkeit liegt dahinter, und nur diese interessiert mich. Wer seine Geschichten „bearbeiten" will, findet genügend Beratungsangebote innerhalb der vom Mainstream vermittelten Konstrukte der Wirklichkeit.

Elenas Erwachen

In einem Bewusstsein der Selbst-Heilkraft geht es um die Wirklichkeit hinter der Geschichte. Es startet damit, das zu beobachten, was in diesem Moment erscheint. Bei Elena war es ein emotional stark geladenes inneres Bild. *„Okay, nimm das Bild wahr."* Und wir beobachteten mit der unserem Körper innewohnenden Sensorik (IKS, siehe Seite 226ff), was passierte: Es floss keine Energie. Dann arbeiteten wir methodisch mit der „Verbindung des Herzens“ (siehe Seite 237). Es sind einfache Techniken, die jeder lernen kann, um den Ladungszustand von inneren Bildern zu verändern.

Noch mal zur Erinnerung: Es geht nicht um das, was war, sondern ausschließlich darum, welchen Ladungszustand das Bild im Jetzt hat. Verändert sich der Ladungszustand des Bilds, verändern sich die elektrischen Impulse und die biochemischen Prozesse im Zellsystem. Nach fünf Minuten erzählte Elena bewusst und klar von dem Bild, und im Vergleich zu vorher löste es nichts mehr in ihr aus. Punkt. So können wir jedes Bild im Ladungszustand verändert wahrnehmen. Das basiert rein auf dem Fokus unseres Bewusstseins. Sobald wir jedoch zuvor eine Diagnose oder eine Bewertung erschaffen (bekommen), sind wir darauf fixiert, ein Problem zu lösen. So auch bei einer der heutigen Lieblingsdiagnosen: Trauma. Wenn wir wissen, dass wir ein Trauma haben, müssen wir es auflösen. Wird das Trauma nicht erschaffen, können wir direkt mit dem Bild arbeiten. Welche Wirklichkeit hättest du gerne? Um diese erlebbare Freiheit im Jetzt geht es. Das ist die Quantendimension allen Seins.

Elena wirkte erleichtert und war in einer ganz anderen inneren Verfassung als noch Minuten zuvor. Sie lernte innerhalb kürzester Zeit, die Techniken selbst anzuwenden und neben Bildern auch noch innere Überzeugungen wahrzunehmen bzw. sie in Befähigungen zu transformieren. Alles taucht im gegenwärtigen Moment auf. Die Herausforderung liegt für die meisten Menschen nicht auf der technischen Seite, sondern im Bewusstsein des Beobachtens. Dass wir lernen können, den Raum zu öffnen und für reines Wahrnehmen zu halten, ohne zu bewerten und zu benennen, ist ein rein geistiges Phänomen. Und dieses Bewusstseinsfeld ist die Grundlage für die Aktivierung unserer Selbst-Heilkraft. Die Techniken und die Erfahrungen mit den von mir entwickelten Techniken helfen, dieses Bewusstseinsfeld zu erleben und zu halten.

Für viele Menschen ist es ein ganz essentieller Schritt in das Bewusstsein, schon immer im ewigen Jetzt Schöpferkraft zu sein, wenn sie lernen, den Ladungszustand innerer Bilder im Jetzt verändern zu können. Beobachtendes Bewusstsein ist auf der Quantenebene unserer Gedanken, Gefühle und Empfindungen ein aktiver Vorgang, der Wirklichkeit erschafft.

Das konnte Elena erleben und diese Erfahrungswelt steht uns allen offen. Darauf bauen die weiteren Schritte auf: unbewusste einschränkende Überzeugungen bewusst wahrzunehmen und in befähigende Grundlagen unserer Lebendigkeit zu verwandeln.

Mit dem Schuldgefühl erschaffen wir uns mit eines der ausbruchsichersten inneren Gefängnisse. Im Kapitel über das Vermächtnis der Katharer (ab Seite 179) gehe ich auch auf die gesellschaftliche Bedeutung ein, ganze Bevölkerungsgruppen im inneren Verlies der Schuld einzusperren. Schuld ist eines der tiefsten, dunkelsten und modrigsten Verliese, in die man Menschen in der eigenen molekularen Struktur einsperren kann. Es kann sich wie bei Elena einfach so ergeben und nur darauf warten, aufgelöst zu werden, es kann aber auch von außen erschaffen werden, wie vor 1.000 Jahren mit der geistigen Implementierung der Ketzerei oder wie in unserem Zeitalter durch eine künstlich erschaffene Weltuntergangspanik mittels eines noch nie da gewesenen Zusammenspiels aus Medien, NGOs, Werbeagenturen, Kirchen und auserwählten Wissenschaftlern und Politikern. Unabhängig davon, ob die Schuldgefühle aus dem Mikro- oder aus dem Makrokosmos herrühren, beginnt die Transformation jedoch immer mit reinem Gewahrsein im Jetzt: Was erscheint jetzt, im gegenwärtigen Moment, wenn du daran denkst, dass es so ist, wie es ist? In dieser Frage liegt ein entscheidender Schlüssel, den Fokus des Bewusstseins von den Inhalten der Gedanken und Gefühle auf die Ebene der konkret wahrnehmbaren Phänomene zu lenken. Im ewigen Jetzt können wir Körperempfindungen, Gefühle oder Gedanken immer wahrnehmen, und um die geht es. Ganz viele Informationen sind immer in uns zugänglich; wir haben normalerweise jedoch nicht den Fokus unseres Bewusstseins darauf gerichtet, weil wir durch die Gedanken-Matrix im denkenden Verstand gefangen sind. Bei Elena war es das tiefe Gefühl, schuld zu sein.

Materie ist eine Illusion: Wie uns die Quantenphysik lehrt, besteht die Wirklichkeit ausschließlich aus Informationen, Schwingungen und Frequenzen. Nichts existiert im Quantenfeld, ehe es von einem beobachtenden Bewusstsein wahrgenommen wird und wir es in unserem Bewusstsein erschaffen.

Jenseits des autonomen Nervensystems

Vom Essen über die Verdauung, Körpertemperatur, Hormonausschüttung, Herzschlag bis hin zum Insulinspiegel etc. werden alle internen Abläufe vom autonomen Nervensystem komplex gesteuert und kontrolliert. Doch mit dem Neocortex können wir diese komplexen Abläufe weder bewusst wahrnehmen noch steuern, denn die Mengen der zu verarbeitenden Daten wäre viel zu groß, und die Geschwindigkeit der Datenverarbeitung nicht ausreichend. Jedoch können wir uns in unserem Erleben immer bewusster werden, wie bestimmte Gefühle Stressreaktionen auslösen und damit inkohärente Signale auslösen (was z.B. zu Herzrasen führt). Viele kennen das, wie Stressreaktionen direkten Einfluss auf unsere Verdauung nehmen können. Über ein zunehmendes Bewusst-Sein unserer Stressreaktionen haben wir sowohl nachhaltige Einflussmöglichkeiten auf das autonome Nervensystem als auch auf die Genexpression. Die Gene bekommen aus ihrer Umwelt, der gefühlten inneren Wirklichkeit, Signale, die Gesundheit oder Krankheit erschaffen. Aus der Epigenetik wissen wir, dass Gene keine Krankheit erschaffen, sondern lediglich Signale ihrer Umwelt aufnehmen. Und was ist die Umwelt jeder unserer 70 Billionen Zellen? – Die elektromagnetischen und biochemischen Wirklichkeiten, in der sie leben. Und diese Wirklichkeiten erschaffen wir in jedem Moment mit unseren Gedanken, Gefühlen und Körperempfindungen. Was wir denken, fühlen und empfinden, hängt wiederum nicht von unserer Umwelt ab, sondern von unseren Überzeugungen.

Elena erkannte durch die neuen Erfahrungen immer deutlicher, dass ihre bisherigen Gefühle die elektromagnetischen und biochemischen Konsequenzen ihrer Vergangenheit waren. Je mehr sie lernte, im Moment ihrer Gedanken und Gefühle gewahr zu sein, umso klarer wurde ihr, selbst alle Fähigkeiten zu haben, um die Ladungszustände ihrer erlebten inneren Wirklichkeit im Jetzt zu verändern. Dieses Bewusst-Sein hatte bei Elena ebenso wie bei vielen anderen Menschen eine gewaltige gesundheitliche Wirkung auf ihren Körper. Innerhalb weniger Tage konnte sie die entsprechende geistige Haltung erleben und die notwendigen Werkzeuge erlernen, um Gedanken, Gefühle, Bilder und Empfindungen bewusst verändern zu können. Die Umsetzung ist am Anfang ungewohnt und braucht wiederholt die bewusste Fokussierung der Aufmerksamkeit, um nicht wieder in alte Gewohnheiten zurückzufallen. Aber bei Elena war der gesundheitliche und seelische Leidensdruck so groß, dass sie es binnen weniger Monate konsequenten Übens schaffte, ganz neue Gewohnheiten ihres Denkens und Fühlens zu entwickeln.

Stiegen beispielsweise Gefühle wie Wut, Groll, Frustration oder Hass in ihr auf, brauchte Elena zunächst einige Zeit, um diesen Gefühlen wirklich Raum zu geben und als Beobachter darin zu verweilen. Die meisten Menschen sind heute darauf konditioniert, negative Gefühle sofort wegmachen zu wollen. Dieses Phänomen ist ein typisches Beispiel der heutigen blauen Pille, um in der gewohnten Gedankenmatrix zu bleiben. Die blaue Pille ist eine Metapher aus den „Matrix"-Filmen, die Menschen nehmen, um nicht in der Wirklichkeit, sondern in einer Simulation zu leben. Elena erkannte aber, dass es nichts zum Beseitigen ihrer Beschwerden gibt, und lernte, in die Freiheit zu kommen, gleichzeitig mit jedem negativen Gefühl auch Liebe, Freude, Zuversicht und Vertrauen erleben zu können. Denn es ist immer alles da. Wenn wir beispielsweise daran arbeiten, den Raum für die eigene Wut in voller Intensität zu halten, sind wir frei, gleichzeitig in der Liebe zu sein. Bei Elena war die erlebte Geschichte mit den Impfschäden ihrer Tochter verständlicherweise eine verlockende Einladung zu Gefühlen wie Wut und Groll. Den entscheidenden Schritt konnte sie erst gehen, als sie in die Lage kam, klar zu erleben, dass in jedem Moment alles als Potential existiert. Elena konnte die Wut spüren und akzeptieren, dass es so ist, wie es ist. Sie konnte erleben, dass sie frei ist, sich im gegenwärtigen Moment auch mit ihren dramatischen Erinnerungen für die Liebe zu entscheiden, Vergangenes mit all der berechtigten und wichtigen Wut stehenlassen zu können und frei zu sein für neue Gedanken und Gefühle.

Diese innere erlebte Freiheit war die Grundlage für die Aktivierung des Potentials ihrer Selbst-Heilkraft. Die nachhaltige Veränderung ihrer körperlich gesundheitlichen Wirklichkeit war die Folge einiger Monate konsequenter Transformation ihrer Gedanken, Gefühle und Empfindungen. Wenn wir in die Lage kommen, uns in einem Bewusstsein der eigenen Schöpferkraft neuer emotionaler Wirklichkeiten wiederzufinden, stellen sich immer nachhaltige Veränderungen der Gesundheit ein. Als erstes machte es sich bei Elenas Blutdruck bemerkbar, der sich veränderte. Anschließend nahmen nach und nach die Symptome ihrer Haut- und Atemwegserkrankungen ab, bis sie durch Elenas verändertes Bewusstsein schließlich völlig verschwanden. Elena erlebte in kristallener Klarheit, wie sich ihr Bewusstsein direkt auf ihre Seele und ihren Körper auswirkte. Der Magie des Augenblicks gewahr zu sein ist eine ganz andere Dimension als zu denken.

Diesen Hag gilt es zu überschreiten, um zu erkennen, wie wirklich dieses Sein ist. Denn Wissen ist das, was das menschliche Gehirn im Neocortex, dem bewussten Verstand, begreifen kann. Dieser Wissensbegriff bleibt immer fest an Raum und Zeit gebunden. Schon Begriffe wie Ewigkeit und Unendlichkeit sind nicht neocortal mit Wissen und Verstand erfassbar. Gleichzeitig basiert alles, was wir heute sowohl als Wissenschaft als auch als Esoterik oder Religionen kennen, auf neocortaler Verarbeitung menschlicher Gehirne. Wir müssen von anderen Menschen formulierte Inhalte vermeintlichen Wissens *glauben*. Die Kraft, die alles Sein durchströmt, diese schöpferische Intelligenz, ist hingegen mit bewusstem Verstand nicht zu begreifen. Mit dem Zugang in veränderte Hirnregionen kommt jeder Mensch in der Lage, die Kraft der Gegenwart zu erleben. Das bedeutet, direkte, universelle Erfahrungen machen zu können, die als Potential schon immer in uns angelegt sind. Dies ist ein anderer Zugang zu Information und Wissen. Wissenschaft und Denken eignen sich darauf aufbauend hervorragend für die nachfolgenden Schritte besseren Verstehens, Einteilens und Ordnens, solange diese ordnende Funktion nicht an das Begriffsvermögen des Neocortex gebunden bleibt. Es ist ausschließlich eine Frage von Ordnung und Klarheit, bewusste Erfahrung vor eine anschließende Bewertung zu stellen. Nur so kann aus Grübelei, Dogmen und geistiger Anstrengung die unmittelbare Erfahrung der Schöpferkraft in unserem Inneren entstehen.

1.5. Schöpferische Intelligenz

Einfach die Finger abschlecken

In der Welt des Mainstreams wird es als normal angesehen, dass sich die meisten Menschen mit ihren Gedankenketten, Gefühlen, Emotionen und den daraus resultierenden Wünschen und Abneigungen identifizieren. Diese Identifikation mit neocortal verarbeiteten Inhalten ist wie ein unaufhörliches Hintergrundrauschen aus diffusen Phänomenen, wie einerseits Unzufriedenheit, Unruhe, Unlust, Ärger, Langeweile und anderseits Gefühlen der Linderung dieser Zustände. Die meisten Menschen *glauben*, eine Linderung ihres Leidens durch Arbeit, Alkohol, Drogen, Sex, den Kampf gegen das Böse in der Welt, Konsum, aber auch etliche psychologische Techniken, Therapien und Seminare zu erreichen. Dass sich so viele Menschen nur um die Linderung ihrer Symptome und nicht um die wirklichen Ursachen kümmern, spiegelt genau die Überzeugungen und Denkweisen wider, wenn Menschen kontinuierlich die Inhalte ihrer Gedanken und Gefühle *glauben*.

Alles, worüber ich hier bezüglich des Bewusstseins schreibe und womit ich Menschen wie Steven, Gerd oder Elena im Potential-Coaching begleitet habe, entspringt unmittelbaren inneren Erfahrungen. Es geht bei dieser Arbeit um eine Neuformulierung zeitloser spiritueller Essenz, die nicht auf Spekulation oder Theorie beruht. Diese innere Quelle ist unser kreativer Geist, ein direkter Ausdruck schöpferischer Intelligenz. Ich nenne es Quantenintelligenz; wie wir es jedoch nennen, ist im Prinzip nicht wirklich von Bedeutung. Denn es ist sinnlos, darüber nachzudenken oder es zu bewerten. Entscheidend ist, die Erfahrungen selbst zu machen. Dies möchte ich anhand der Marmeladenglas-Metapher verdeutlichen: Stell dir vor, du hast ganz viele rote Früchte geerntet, sie sortiert und Marmelade eingekocht. Hundert Gläser stehen jetzt vor dir in der Speisekammer – alle mit roter Marmelade. Die beschrifteten Etiketten auf den Einmachgläsern sind hilfreich, denn sie helfen dir, das Glas herauszusuchen, auf dessen Inhalt du Lust hast. Jedoch haben die Bits und Bytes der Buchstaben, die das Wort „Kirsche" ergeben, eigentlich überhaupt nichts mit dem Inhalt des Glases zu tun. Nur du gibst dem Wort eine Bedeutung und nutzt es für einen reibungslosen Alltag. Über das Wort kannst du dich an frühere Erfahrungen erinnern, wie es war, Kirschmarmelade zu essen. Selbst wenn dir bei dem Gedanken das Wasser im Mund zusammenfließt, ist es ein rein virtuelles Erleben. Eine unmittelbare Erfahrung machst du erst, wenn du das Glas öffnest, den Finger in die Marmelade steckst und ihn abschleckst. Nur dann machst du die unmittelbare Erfahrung, und die ist nur im Jetzt des Augenblicks möglich. Alles andere ist ein reines Konzept, mit dem wir das Modell der Wirklichkeit mit der richtigen Wirklichkeit verwechseln. Die Wirklichkeit in uns findet ausschließlich im unmittelbaren Jetzt statt und ist mit beobachtendem Bewusstsein erfahrbar.

Wagen wir einen kleinen Exkurs in Sachen Achtsamkeit: Nehmen wir jetzt noch an, dass bei dem Gedanken *„den Finger ins Glas stecken und abschlecken"* in dir irgendetwas Bewertendes auftaucht – das wäre ein Beispiel für eine Überzeugung. Mit Achtsamkeit lassen sich Überzeugungen wahrnehmen und transformieren. Ohne Achtsamkeit hingegen deckeln wir das Wahrnehmen unserer Überzeugungen, weil wir *glauben*, es wäre eben so. Das ist die Freiheit, um die es geht. Nur müssen wir uns erlauben, die Bewertung überhaupt wahrzunehmen. Sobald ich die Wahrnehmung gleich wieder bewerte, beispielsweise mit *„Es ist ja richtig, diese Bewertung zum Abschlecken des Fingers zu haben."*, hänge ich schon wieder in den Seilen des denkenden Verstands. Sobald ich das einfach hinter mir lasse, entsteht auf einer tiefen Ebene unseres Seins Flow. Es geht nicht darum, im Fluss zu sein, sondern das Im-Fluss-Sein zu erleben. Und dabei gibt es nur eins zu verlieren: die Illusion dessen, was wir heute gewohnt sind, für unser Leben zu halten. Das ist der Ort unserer Selbst-Heilkraft, wie ihn Steven, Gerd, Elena und viele andere in sich gefunden haben. Oft werde ich in diesem Zusammenhang gefragt, wie ich denn zu dieser Arbeitsweise gekommen bin, jenseits des Teils der beruflichen Entwicklung, wie ich ihn bereits in der Einleitung anhand von Hannas Beispiel beschrieben habe.

Das Thema Selbst-Heilkraft ist schon sehr früh in mein Leben getreten. Es passierte einfach. Dieses Erleben hat mich persönlich auf eine spannende Entdeckungsreise gebracht, auf der ich beobachten konnte, wie sich die Puzzleteile zunehmend fügten, und ich irgendwann realisierte, wie aus der Haltung, Beobachter zu sein, eine konkrete spirituelle Methodik entstand. Aber um das zu schildern, fange ich am besten da an, wo alles bei mir begonnen hat. Vieles konnte ich zum Zeitpunkt der Erfahrungen überhaupt nicht einordnen und vieles hat mich zutiefst irritiert. Doch haben mich genau diese Irritationen und das Fehlen jeglicher Bewertungsmodelle meines Erlebens dazu gebracht, mich immer intensiver darauf einzulassen und tiefes Vertrauen in die schöpferische Quantenintelligenz, von der alles Sein getragen ist, zu entwickeln.

Selbst-Heilkraft spirituellen Erwachens

Es war ein kühler Frühlingsmorgen, als ich durch das offene Fenster den sanften Windhauch auf meinem Kopf spürte und mich der Gesang unterschiedlicher Vogelstimmen weckte. Es war ein Sonntag, und im Haus schien noch alles zu schlafen. Ich stand auf, schob den Vorhang zur Seite und nahm die Schönheit des Morgens in einer bislang nie erlebten Klarheit wahr. Tiefe Atemzüge erfüllten mich und in diesem Augenblick ergriff mich ein Überwältigt-Sein von den ersten Sonnenstrahlen hoch oben in den Bergen. Mein Blick, mein Sehen, war anders, als ich es bislang kannte. Es war, als würde ich in die Tiefe des Seins blicken.

Während ich am Fenster stand und nichts anderes tat, war in mir eine Leere, ohne Gedanken, Gefühle oder sonst irgendetwas zu spüren. Ergriffen vom Augenblick stand ich da, und in diesem Moment erkannte ich kristallklar, kein Wissen zu erlangen und auch keine kosmischen Eingebungen, sondern in diesem speziellen Augenblick etwas zu verlieren: meine Überzeugungen, wer ich bin und was die Welt ist. Auch die Vorstellung, irgendetwas zu *glauben*, schwand dahin. In mir stieg ein Lächeln auf, tief erfüllend, und ich war ausschließlich Glückseligkeit und unendliche Heiterkeit. Eine ganz ungewöhnliche zeitlose Stille herrschte in mir, als wäre ein ständiges Hintergrundrauschen plötzlich verstummt. Es war Bewusstsein, ein Feld universeller Intelligenz, jenseits von Raum und Zeit. Ich erlebte, einfach im gegenwärtigen Moment zu sein. Das erste Mal in meinem Leben erlebte ich ein so pulsierendes Sein. Ob diese Erfahrung damit zu tun hatte, dass ich in den Wochen zuvor – mehr durch Zufall – als 14-Jähriger einige Einführungsseminare zum Thema „Vipassana-Meditation" besucht hatte? Ich weiß es nicht. Von Meditation hatte ich in diesen Kursen zumindest nichts verstanden; das Ambiente und einfach alles, was mir dort vermittelt wurde, wirkte fremd. Aber sitzen, nicht-tun, beobachten und atmen fühlte sich gut an. Wozu ich das Ganze machen sollte, da hatte ich keinen blassen Schimmer. Heute nenne ich es Absichtslosigkeit und Hingabe an das Sein des Augenblicks oder erlebte Gegenwärtigkeit. An diesem Morgen jedoch erlebte ich das erste Mal, reiner Beobachter zu sein. Keine Gedanken, keine Interpretationen, kein Bewerten, kein Schubladieren fand statt. Nichts von dem, was der Neocortex sonst im Dauerbetrieb veranstaltet. Ich war einfach im Raum jenseits des Verstands. Verloren habe ich den Verstand dabei aber durchaus nicht – was ich verloren habe, waren ausschließlich die Gefängnismauern des bewussten Verstands, mich mit meinem Verstand und all seinen Glaubenskonstrukten zu identifizieren.

Von all dem wusste ich aber an diesem wundervollen Frühlingsmorgen nichts. Ich hatte damals niemanden, mit dem ich darüber hätte sprechen können, und mich erfüllte ein schlichter Satz: *„Es ist, wie es ist."* Mehr gab es nicht. Ich wusste nicht, was passiert war. Aber was auch immer es war, ich konnte es einfach erleben, wie mich dieses Erleben erfüllte und veränderte. Ich tat nichts, außer es zu leben und mich immer wieder in diesen Zustand zu begeben. Es erfüllte mich einfach. Ehrlich gesagt staunte ich auch nicht einmal, dass sich dieses veränderte Erleben in den kommenden Monaten wiederholte und nachhaltig auf mein Leben auswirkte. Wie soll ich staunen, wenn ich frei bin von jeglicher Erwartung? Wenn es ist, wie es ist. Binnen weniger Monate wandelte sich meine schwache körperliche Konstitution zu immer besserer Gesundheit. Schon als Säugling war ich wegen eines schweren Nierenleidens, Lungenproblemen, schwerer chronischer Bronchitis und diversen Stoffwechselstörungen immer wieder wochenlang in Kinderkliniken. Nach dem Erleben an jenem Sonntagmorgen nahm ich keine Medikamente mehr, weigerte mich standhaft, noch mal ins Krankenhaus zu gehen. Meine Eltern waren zutiefst beunruhigt und ich denke, sie warteten nur darauf, dass es mir wieder schlechter ging, um dann gleich zu handeln. Nur ging es mir immer besser! Und so kam das ein oder andere dazu, und ich entwickelte ganz still und heimlich ein großes Interesse für erlebbare spirituelle Erfahrungen. Glaube hat mich in meinem Leben nie interessiert. Spiritualität ist für mich ausschließlich intensives Erleben, die reine Gnosis jenseits von Glauben, Hoffnung und Spekulation. Auch Heilung hat mich nie interessiert. Ich war zwar binnen weniger Monate gesund, jedoch fühlte ich mich von nichts geheilt. Die universelle Intelligenz, die als Grundinformation allem Leben zugrunde liegt, hat es mir ermöglicht, einer anderen Dimension meiner Wirklichkeit gewahr zu sein.

Es ist das uns allen innewohnende Potential, Selbst-Heilkraft zu erleben. Jenseits von unseren vier Dimensionen in der Raum-Zeit existiert das Quantenfeld, die fünfte Dimension im ewigen gegenwärtigen Moment.

Im Mittelpunkt aller Veränderungen steht immer dieses einfache *„Ich bin"*. Ich bin beispielsweise diese höchst komplexe Geist-Materie-Konstruktion, die von einer für unser Denken unfassbaren Intelligenz geschaffen wurde. Diese Intelligenz hat auch unser Ich erschaffen, mit dem wir uns zu identifizieren gelernt haben. Erst viel später konnte ich diese tiefgreifende Erkenntnis in Worte fassen:

> *Verändere deine („Ich-") Identität und dein Leben verändert sich. Es geht um die Veränderung unserer emotionalen Signatur, die dieses „Ich" entstehen lässt.*

An jenem Morgen in meiner Jugend ist mir das einfach so passiert, reines Bewusstsein zu erleben, zeitlos und ohne Identifikation mit irgendeiner Form. Heute ist es für mich das Quantenfeld oder die fünfte Dimension, die mit unseren Sinnen nicht wahrnehmbar, aber immer gegenwärtig ist. Die Leere des Quantenfelds macht 99 Prozent aller Materie aus, auch in jeder unserer Zellen. In der Perspektive des Bewusstseins sind wir in unserem tiefen Wesen diese Leere, die hinter dem Schleier der Raum-Zeit existiert. Nach etlichen physikalisch-mathematischen Modellen ist unsere Raum-Zeit eine für unser Verstehen gigantische holographische Quantensimulation. Dieses moderne Modell trifft sich mit der Essenz des historischen Buddha, dass alles in der physischen Welt eine einzige Illusion ist. Alle Modelle sind Schall und Rauch im Raum unmittelbaren, direkten Erlebens.

Aus meiner heutigen Perspektive haben solch intensive Erfahrungen, wie die in meiner Jugend mit einer wirklichen inneren Haltung der Präsenz zu tun. Durch Hingabe an den Moment erwächst in uns Gewahrsein – ein Gewahrsein der Leere, ohne Gedanken, Gefühle und Objekte. Im Lauf der Jahre fand ich heraus, dass dieser Erfahrungsraum immer da, jedoch nur während der Abwesenheit der Gedanken zugänglich ist, quasi wenn sich mein denkender Verstand im Stand-by-Modus befindet. Die Wirkung, das zu erleben, ist unbeschreiblich, aber einem Begreifen und Verstehen des Verstandes nicht zugänglich. Es zu erleben ist genau genommen nicht einmal eine Erfahrung. Dabei vollzieht sich ein Paradigmenwechsel, mit dem sich das Leben, mein Ich und die Art und Weise, wie ich mein Leben erlebe, neu sortieren. Alles bleibt gleich und doch wird alles anders. Mystische Erfahrungen sind so einfach direktes Gewahrsein der Wirklichkeit des Lebens. Dort existiert das Potential unserer Selbst-Heilkraft – zu jeder Zeit und leicht zugänglich.

Nach dem holografischen Modell sind alle dreidimensionalen Informationen unserer Raum-Zeit auf einer gigantischen zweidimensionalen Fläche gespeichert, die Milliarden von Lichtjahren entfernt ist. Demnach ist unser vierdimensionales Universum eine Projektion aus höheren Dimensionen. Das ist keine Esoterik, sondern der momentane Stand der Grundlagenforschung. Ob es stimmt, spielt keine Rolle, aber es kann uns unterstützen, unseren Geist für unmittelbar erfahrbare Erlebniswelten zu öffnen.

Tore zur unendlichen kreativen Matrix

In den Lebensjahren nach diesem ersten Schlüsselerlebnis interessierte ich mich für Meditation, Yoga und Spiritualität und lernte bald einen indischen Yogameister kennen, der mich sehr faszinierte. So führte mich mein Weg mehrfach nach Indien. Doch als sehr heilig erlebte ich dieses Land ganz und gar nicht, sondern eher als laut, stinkend und mit viel zu vielen Menschen auf zu wenig Raum bevölkert. Allerdings durchfuhr mich die Erkenntnis, dass es ja wohl klar ist, wieso gerade in diesem chaotischen Indien so viel gelebte Spiritualität und Meditationspraxis zu Hause ist: Die Pole Himmel und Hölle sind hier gleichzeitig erfahrbar. Die Quelle der Erfüllung und die Quelle der Verzweiflung sind eins. Doch zurechtgekommen bin ich mit diesen neuen, oft sehr irritierenden Erfahrungen ehrlich gesagt nicht; trotz der Erkenntnis. Nach zwei Monaten voller überwältigender Eindrücke bekam ich binnen wenigen Stunden mitten in Bombay tropisches Fieber und Durchfall von ungeahnter Intensität. Als Amöbenruhr wurde das später diagnostiziert, aber eigentlich ist es vollkommen egal, was es war. Ich lag auf dem Bett, Darm und Blase entleerten sich, alles reine Flüssigkeit, und meine Körpertemperatur schoss in schwindelerregende Höhen. Ich wusste nicht, dass Schüttelfrost eine Intensität bekommen kann, bei der das Bett zum Trampolin wird. Gespannt beobachtete ich das ganze Geschehen aus jeder Perspektive des Raums – vermutlich war es ein Nahtod-Erlebnis und eine Out-of-Body-Erfahrung, aber auch der Begriff hierfür ist im Endeffekt vollkommen belanglos. Für mich waren Licht und die Abwesenheit davon gleichzeitig erlebbar. Ein heiliger und sehr profaner Raum in vollkommener Verzweiflung und Würdelosigkeit. Liebe und Angst, schlimmster Schmerz und zugleich grenzenlose Glückseligkeit. Es war einfach ein Sein im Quantenfeld grenzenloser Möglichkeiten; an Stelle eines Ichs, erlebte ich einen Raum puren Potentials: das Ungeschaffene, einfach ein reines Informationsfeld. Gleichzeitig erlebte ich die Welt der Formen in voller Intensität: Leben und Tod, Himmel und Hölle, Frieden und Krieg. Es war ein unbeschreibliches Sein im wogenden Meer endloser Moleküle. Und zwischen all dem Erleben immer wieder ein Bewusstsein vollkommener Leere. Jenseits der Moleküle liegt reines Bewusstsein. Wenn ich versuche, dem einen Namen zu geben, ist es für mich das Nullpunktfeld, die fünfte Dimension. Doch Namen und Worte sind in dieser Dimension wie Schall und Rauch.

Irgendwann betrat ich wieder das Reich von Form und Materie, genauer gesagt, als mir ein Arzt scheinbar im letzten Moment eine fiebersenkende Spritze gab. Gefangen in der Welt der Form, gefangen in Schmerz und Qual. Klapperdürr und schwach kam ich binnen einer Woche wieder halbwegs auf die Beine, ernährte mich von Wasser, ungetoastetem Weißbrot und Bananen – drei Wochen lang konnte ich nichts anderes bei mir behalten. Doch auch das ging vorüber. Es war definitiv eine Herausforderung, mich so krank und geschwächt mit wenig Geld in einer vollkommen fremden Kultur zurechtfinden zu müssen. Ohne meinem Erleben als Jugendlicher wäre mir da eine Und-so-ist-es-Haltung wohl nicht möglich gewesen. Aus meiner Hingabe an meine Angst und die vollkommene Orientierungslosigkeit erwuchs aus dem Nichts eine tiefe Gelassenheit gegenüber Leben und Tod sowie die tiefe Lust, das, was ich für mein Ich gehalten hatte, in ganz neuen Facetten zu erleben. In dieser Phase meines Lebens erwuchs in mir die tiefe Identität, einfach Beobachter zu sein. Zu erleben, wie ich denke, was ich denke, wie ich fühle, was ich fühle und wie ich das, was sich mir in der Welt der Formen zeigt, in mir verarbeite. Der Raum, in dem der Prozess des Denkens und Fühlens stattfindet, wurde für mich zunehmend viel interessanter als das, was an Inhalten sonst so erscheint. Wahrnehmen, was wirklich im Moment ist, bekam noch mal eine ganz andere Qualität.

Was ich in dieser Phase erkannt habe, war, auch in größter Angst und Verzweiflung Tod und Teufel ins Gesicht sehen zu können. Hingabe ist das Gegenteil von Fatalismus. Hingabe ist gebündelte Energie, Fatalismus stattdessen Energielosigkeit. Gleichwohl war ich nie ein Held, der cool in der Welt steht. Ich bin in die Abgründe der Infernos gestiegen und habe es in voller Intensität erlebt. Aber selbst wenn ich aktiver Beobachter meiner größten Ängste bin, kann ich den Raum dessen halten, was sich zeigt. Das ist total spannend, mit vollkommener Hingabe Angst, Verzweiflung und der Tod zu sein (auch wenn das komisch klingen mag). Im bewussten Einlassen auf das Inferno habe ich beobachtendes Bewusstsein in einer neuen Dimension erlebt.

Heute mache ich regelmäßig die Erfahrungen, dass jeder lernen kann, ganz beobachtendes Bewusstsein zu sein und den Raum zu halten, ohne zu bewerten und ohne zu benennen. Sobald ich in der Lage bin, den inneren Raum auch in größter Angst und emotionaler Unruhe zu halten, kann ich Beobachter bleiben. Darin liegt der Zugang in die unendliche kreative Matrix. Das ist reines Potential und ein Quantenfeld unendlicher Möglichkeiten.

Diese intensiven Erfahrungen aus Indien nahm ich mit zurück in das damalige Deutschland, Ende der 1980er-Jahre. Ich gründete eine Familie, erarbeitete mir schnell eine Führungsposition im Bereich der Personalentwicklung in der Wirtschaft und versuchte alles, um ein ganz normales Leben zu führen. Nur irgendwie gelang es mir einfach nicht so richtig. Und so ganz ehrlich gesagt, schaffe ich das bis heute nicht. In der Einleitung habe ich bereits geschildert, wie sich im Lauf der Jahre mein Fokus im Potential-Coaching radikal verändert hatte und dass ich dem Arbeiten mit konventionellen Methoden zur Veränderung des Lebensambientes und der vermeintlichen Normalität einfach nichts abgewinnen konnte. Und noch etwas nahm in meinem Leben Gestalt an: Das Medium Fernseher bekam immer weniger Raum. Als 20-Jähriger habe ich dieses Medium bewusst abgewählt. Ich konnte es mit meinen Erfahrungen unendlichen Bewusstseins einfach nicht vereinbaren und nahm es als Störfrequenz wahr, unabhängig von den vermittelten Inhalten. In sehr lockeren Jahresabständen erlaube ich mir den ein oder anderen Feldversuch mit dem Medium Fernsehen und bin stets aufs Neue verblüfft, was ich dabei erlebe. Ob Werbung, seichte

Unterhaltung, politische Talkshows oder Nachrichten – das Medium ist die Botschaft. Solange es noch Werbespots zu Zigaretten gab, stieg der Zigarettenkonsum der Gesellschaft proportional. Seit es in den USA Werbung für Antidepressiva gibt, sind im geistigen Indoktrinationsgebiet des Mediums immer mehr Menschen überzeugt, an Depressionen zu leiden und entsprechende pharmazeutische Drogen zu brauchen – gut für den Umsatz der legalen Drogenindustrie. Über ein Jahr vor der Europawahl 2019 war Dr. Habeck von den *Grünen* häufigster Talkshowgast im Staatsfernsehen der BRD, mit Moderatoren, die ihm keinerlei kritische Fragen stellten. Binnen eines Jahres konnte er die Wahlergebnisse seiner Partei zur Europawahl mehr als verdoppeln. In Italien ist Lilly Gruber eine der wichtigsten politisch-korrekten Talkmaster im nicht ganz so egalisierten italienischen Fernsehen. Nach dem Wahldebakel der italienischen Systemparteien wurde sie im Mai 2019 zusammen mit dem früheren, abgewählten italienischen Regierungschef Matteo Renzi nach Montreux zum Bilderberger-Treffen der Globalistenelite eingeladen, um an Plänen zu arbeiten, die italienischen Systemparteien medial wieder attraktiv erscheinen zu lassen. Die Globalisten luden eine politische Talkmasterin ein, um die zu jenem Zeitpunkt sehr kritischen Italiener wieder auf ihre Linie zu bringen und die Freiheitsbewegungen zu diskreditieren. Mit der Wahl von Donald Trump als amerikanischen Präsident gab es in den Systemmedien der ganzen westlichen Welt dann keine Informationen mehr, sondern nur noch verzerrte Negativberichterstattungen, sogenanntes Trump-Bashing. Binnen eines Jahres erschufen so beispielsweise die Medien in der BRD die *„größte Angst der Deutschen“* (laut einer *R&V*-Studie im Mai 2018[(1)]).

Um zu erkennen, welche Macht Medien über uns haben können, braucht es einen Wechsel der Ebenen unserer Wahrnehmung – von den Inhalten zum Prozess des Erkennens. Die Inhalte, die der Mainstream unseren Gehirnen mit immer größerer Kraft als Glaubensinhalte zu implantieren versucht, sind für mich nur noch grotesk – die Kunst, die Wirklichkeiten auf den Kopf zu stellen. Doch unter dem spirituellen Gesichtspunkt liegt in dieser Groteske die große Chance einer Evolution des Bewusstseins.

Reines Gewahrsein

Indien ließ mich über Jahre nicht los, und so war ich einige Jahre später wieder vier Wochen im indischen Poona. Die Pop-Welt der Spiritualität und alternativer Therapien, wofür damals insbesondere Rajneesh stand, der unter seinem Künstlernamen Osho auch vielen bekannt ist, hat mich nie interessiert. Stattdessen fand ich bei B. K. S. Iyengar über Jahre eine besondere Qualität des Seins. Von den Freaks in Indien wurde das nur belächelt. Ziemlich unspektakulär, asketisch, keine Ekstasen – lediglich jeden Morgen um sechs Uhr eineinhalb Stunden atmen und meditieren, und danach fuhr ich durch das stinkende Chaos, hektische Menschenmassen und Abgase mit einem Tuk-Tuk wieder in mein indisches Hotel. Jeden Tag – ganz unromantisch. Und ich wusste noch nicht einmal etwas von Feinstaub. Ehrlich gesagt interessieren mich Feinstaub, Klimawandel, CO_2 und Co. bis heute nicht, trotz meiner chronischen Bronchitis als Kind. Viele spirituell Gläubige halten das für komplett unentwickelt, aber es ist mir komplett egal. So kam ich also 1992 an einem Tag im Januar stinkend, verschwitzt und ganz unerleuchtet zurück in mein Zimmer und setzte mich aufs Bett. Statt zu duschen und zum Frühstück zu gehen, saß ich einfach nur da. Und blieb sitzen. Nichts geschah, und irgendwann war es Abend. Der Tag war wieder mal vollkommen unspektakulär gewesen, ohne Engelsgeflüster, ohne pastellfarbene Bilder, Visionen und ohne irgendwelche höheren Sphären zu channeln. Doch für mich war es wie eine intensive Fortsetzung dessen, was ich als Jugendlicher erlebt hatte, und gleichzeitig ein Wiedererkennen der damaligen Erfahrungen mit der Amöbenruhr und dem tropischen Fieber. Alles war einfach Sein, ohne Bilder, ohne Farben. Am besten kann ich diese Erfahrung so beschreiben: einfach eine Frequenz sein. Alles war erfüllt von Klarheit und Leichtigkeit, von unendlicher Heiterkeit und der Heiligkeit des Augenblicks. In diesem Nicht-Tun wurde ich immer geübter. Erfüllt von vollkommener Klarheit erkannte ich, dass meine Zeit mit Yoga und Iyengar in Poona gerade zu Ende gegangen war. Vom Verstand her weiß ich bis heute nicht, warum. Doch es ist, wie es ist. Das ist für mich inneres Erkennen, gewahr zu sein.

So gingen mein Suchen in Indien, Yoga und Pranayama also ganz und gar unspektakulär zu Ende. Wieder im Deutschland der 1990er-Jahre wurden Potentialanalysen, therapeutische Ausbildungen, Coachings und Potentialworkshops mein berufliches Haupttätigkeitsgebiet. Ich wollte ja einfach normal sein. Doch irgendetwas in mir schaffte es selbst in meiner beruflichen Tätigkeit nicht so recht mit dem Normal-Sein. Alle suchten Lösungen für Probleme, Heilung, das Wegmachen irgendwelcher Defizite und Manifestieren von Wünschen oder vermeintlicher Ziele. Dass es bei all dem ausschließlich um die Entwicklung von Potentialen im Quantenfeld und um Dimensionen des Bewusstseins geht, schien niemanden zu interessieren. Mir kam es manchmal vor, als ob viele Menschen nur deshalb etwas unter einer Laterne suchten, weil es dort eben hell war, und dass viele Therapeuten und Coaches Menschen im Schein der Laterne bei ihrer Suche begleitet haben, weil es ja nur im Licht sinnvoll ist, zu suchen – mal davon abgesehen, dass es im Laternenlicht doch so kuschelig ist. Innere Kinder zu erlösen, angeblich verschlossene Herzen zu öffnen und bewegende emotionale Achterbahn-Erlebnisse zu haben, das wäre doch eine so wunderbare Arbeit. Aber wenn ich die Frage nach der Sinnhaftigkeit dieser Vorgehensweise stellte, hörte ich nur, es sei lösungsorientiert, modern und super, im Licht von Laternen zu suchen. Ein paar Jahre versuchte ich genau das Gleiche zu tun. Nicht weil ich davon überzeugt gewesen wäre, sondern weil alle es taten. Aber innerlich war mir vollkommen klar, dass dies nicht der Weg sein konnte, selbst wenn es vom Mainstream als normal bewertet wurde. Heute habe ich für diese Normalität nur noch ein Lächeln übrig; wie für so viele dieser Normalitäten, die uns als korrekt eingetrichtert werden.

Wie schon öfter in meinem Leben kamen die nächsten Lernschritte, um mich aus diesem Glauben an das Normal-Sein zu verabschieden, etwas unerwartet. Es passierte ein paar Jahre später wieder einmal einfach so: eine kleine Sportverletzung, ein Meniskusriss und eine ambulante Operation in einer orthopädischen Praxis. Das Ungewöhnliche war nur, dass ich offenbar nicht mehr aus der Narkose erwachte. Ich, bzw. wer oder was auch immer, war vollkommen präsent. Präsent in reinem Bewusstsein. Es ist das Phänomen, das aus der Hypnose schon Jahrzehnte bekannt ist: Nur der bewusste Verstand und das Schmerzempfinden sind bei einer Narkose anästhesiert. Das, was wir als *Unterbewusstsein* bezeichnen, bekommt alles mit. Leicht erkennbar ist dies in Hypnose: Es gibt etliche dokumentierte Fälle, in denen operierte Menschen unter Hypnose wussten, worüber die

Chirurgen während der Operation gesprochen hatten. Das Besondere meiner Erfahrung war jedoch, mich in einer veränderten Bewusstseinsfrequenz zu befinden. Der Operateur, der Anästhesist und beide Assistenten gerieten in Panik. Ohne zu wissen, wie viel Zeit verging, nahm ich alles um mich herum, aber auch darüber hinaus, auf eine sehr intensive Weise wahr. Gleichzeitig schien alles Vergangene, ebenso wie das, was in diesem Augenblick geschah, in der Gegenwart zu passieren. Vergangenes und Gegenwärtiges wurden eins. Meine wahrgenommene Wirklichkeit war gleichzeitig Vergangenheit und Gegenwart. Es wirkte wie das Eintauchen in einen Film, jenseits von Raum und Zeit. Offensichtlich hatte ich dieses Feld zwischen Leben und Sterben bereits in zartem Kleinkindalter im Krankenhaus erlebt, und in diesem Moment erlebte ich es wieder. Mein Ich als Kleinkind und mein Ich als erwachsener Mann waren zusammen da. Doch es war kein Film, sondern ein Eins-Sein reinen Bewusstseins. Das ist kein Erleben in einer Form, sondern in der Formlosigkeit reinen Bewusstseins zu sein. Auch hier wieder vollkommen unspektakulär und ohne emotionales Feuerwerk – einfach schlicht sein. Gleichzeitig tauchte ich aus diesem Raum auch in andere Informationsfelder ein, die ich zu dieser Zeit lediglich bewusst erfahren konnte, während mein Verstand noch sehr lange brauchte, um die Bedeutung zu erkennen.

Viele Jahre später hörte ich zum ersten Mal bewusst das Wort *Katharer*, und noch einmal später entstand für mich eine Verbindung zu dem, was ich an jenem Tag erlebt hatte. Hier im Buch habe ich dem Vermächtnis der Katharer, und welche Bedeutung sie für meine Entwicklung haben sollten, ein eigenes Kapitel gewidmet. Ihrem Vermächtnis bin ich auf dieser Reise ins Feld unendlichen Bewusstseins sehr eindrücklich begegnet, ohne auch nur zu wissen, um was es geht.

Welten hinter der Gedankenmatrix

Auch nach jenem Erleben im Operationssaal tauchte ich wieder in der normalen Vierdimensionalität dieser Welt auf. Die Ärzte wirkten erleichtert und meine Frau sagte mir, dass ich über zwei Stunden später aus dem OP kam, als erwartet. An eine Operation im Kleinkindalter konnte ich damals nicht erinnern, aber auf meine Nachfrage erzählten mir meine Eltern, dass ich mit etwa einem Jahr im Krankenhaus gewesen sei und es da bei einer kleinen Operation Komplikationen gegeben habe. Spannend – es war in jenem Moment erlebbar. Genauso wie mein Erleben am Fenster als 14-Jähriger und die Erlebnisse in Indien. Alles entfaltete sich ähnlich einem Kaleidoskop, ohne an Zeit und Raum gebunden zu sein. Wenn ich diese Erlebnisse heute auf mich wirken lasse, bin ich dankbar, wie sich mir das Mysterium des Lebens im ewigen Jetzt offenbarte und dass es mir zugänglich geblieben ist. In der vollkommenen Hingabe an den gegenwärtigen Moment liegt der Schlüssel, denn in dieser Hingabe existiert nichts, was es zu verändern oder zu suchen gibt. Darin liegt das ganze Geheimnis verborgen. Die Kunst besteht darin, den Fokus des Bewusstseins hinter die von uns selbst und der Welt konditionierten Überzeugungen zu richten. Die Welt hinter dem Schleier unseres Denkens und Fühlens zu erleben, wo scheinbar nichts ist, nur Leere, erfüllt von universeller Intelligenz. Es ist das Un-Geschaffene, ohne Form, ohne sichtbaren Raum. Es ist immer da. Nur können wir diese unendliche Stille in der alltäglichen Welt nicht wahrnehmen, weil unser Denken zu laut ist.

Stell dir vor, du würdest in unendlicher Weite, unendlicher Stille und unendlicher Dunkelheit leben. Bevor die erste Form entstehen würde, wäre dir die Unendlichkeit des Raums nicht bewusst, denn erst die Form begrenzt. Bevor der erste Ton erklungen und wieder erstorben wäre, wüsstest du nichts von der Stille, und bevor das erste Photon wahrnehmbar würde, wäre die Dunkelheit „Nichts". Bis unser Bewusstsein eines begrenzten Körpers wahrnehmbar wird, sind wir Teil der Unendlichkeit, ja, nicht einmal wortwörtlich ein Teil. Es würde Unendlichkeit sein.

Mit der Metapher der Matrix-Filme lässt sich das Phänomen gut von einer ganz anderen Seite verdeutlichen: In den Filmen stehen die blaue und die rote Pille für die beiden unterschiedlichen Arten des Erkennens unserer erlebten Wirklichkeit. Die normalen Menschen schlucken täglich wie selbstverständlich die blaue Pille der Illusionen und *glauben*, das wäre die Wirklichkeit. Die blaue Pille symbolisiert unsere konditionierten Überzeugungen zu unserer Ich-Identität und der Funktionsweise der Welt. Hier dreht sich alles um das menschliche Erleben, in der Welt passiver Konsument zu sein. Diese Matrix ist das gewohnte Leben mit dem, was der Mainstream in den Bereichen Medizin, Bildung, Therapie, Coaching, Religion, Gesellschaft, Kultur, Medien und Politik erschafft. In dieser Matrix *glauben* die Menschen an diese Inhalte und halten den alltäglichen Wahnsinn für normal. Selbst aktiver Gestalter der erlebten Wirklichkeit zu sein, liegt hier im Reich des Unvorstellbaren. Erst der aktive Schritt, das ganz persönliche Commitment der roten Pille der Erkenntnis ermöglicht das Durchschreiten der Gedankenmatrix, die die meisten Menschen in der blauen Illusionsmatrix gefangen hält: In dem Film Matrix wird Hauptdarsteller Neo mit einem Mal bewusst, dass er in einer künstlich erschaffenen Welt – der Matrix, einer Illusion – gefangen ist.

Und was hält uns in der Matrix gefangen? – Ganz einfach: unsere Überzeugungen, und die meisten sind uns noch nicht einmal bewusst. Unser Gehirn ist so konditioniert, dass uns nicht auffällt, wenn wir durch Überzeugungen gesteuert werden. Dabei ist es rein eine Frage der Übung und des geistigen Fokus unseres Bewusstseins, bislang Unbewusstes bewusst wahrzunehmen. Es ist genial einfach, zu erkennen, wie die Matrix aufgebaut ist, und so die Welt in ihrem tiefen Wesen kennenzulernen. Verzweiflung und Erleuchtung sind nur einen Mikromillimeter voneinander entfernt, wenn du unmittelbar erlebst, dass jede einschränkende negative Überzeugung in unseren 70 Billionen Zellen auch immer untrennbar mit einer befähigenden positiven Überzeugung verbunden ist. Darin liegt der Wirklichkeits-Code des Lebens verborgen. Verändern wir in unserem Inneren das, was wir fühlen und denken, kommen wir zunehmend in die Lage, auch Veränderungen im Ambiente unseres Lebens zu erkennen. Im Kern geht es darum, konstruktive neue Gewohnheiten aufzubauen. Ich zeige Menschen, wie sie das erreichen können, damit sie selbst erleben, über welch wundervolle Macht sie in sich verfügen.

Jeder Mensch besitzt dieses Potential direkter Wahrnehmung, ohne Denken. Es ist unsere natürlichste Fähigkeit, direkter Erkenntnis Raum zu geben: verweilen im Bewusstsein. Dieses Verweilen ist einfach Gewahrsein, und das ist nichts Übernatürliches oder Ungewöhnliches, sondern heute einfach nur unüblich. In jedem von uns steckt die Fähigkeit, durch Gewahrsein im Moment unmittelbar die Kraft der Fülle und schöpferischen Intelligenz zu erleben. Es geht um eine geistige Kraft und Stärke, die in uns als Potential schon immer verborgen liegt.

Die Beispiele von Hanna, Steven, Gerd und Elena, die in diesem Kapitel aufgezeigt wurden, sollen einen ersten Einblick in das vermitteln, was möglich ist, wenn wir lernen, des gegenwärtigen Moments gewahr zu sein. Diese und weitere Beispiele sind als Ansporn gedacht, den bisherigen konditionierten Horizont eigener Überzeugungen in Bezug auf das, was möglich ist, infrage zu stellen. Denn nur so kommen wir zunehmend in die Lage, ein Feld multidimensionaler Möglichkeiten betreten zu können. Egal wie schlecht die Dinge vermeintlich stehen, du hast die Macht zu erleben, Schöpferkraft zu sein – genau wie diese erstaunlichen, wundervollen Menschen, von denen ich hier erzähle. Das Potential und die Kraft liegen in jedem Menschen verborgen. Es gilt zu realisieren, dass wir jenseits des Glaubens an Krankheit und Heilung unendliche Potentiale in uns tragen, die es nur zu wecken gilt. Dazu gehören auch die Potentiale der Selbst-Heilkraft. Bei der Frage des Findens dieser verborgenen Potentiale geht es ausschließlich um Dimensionen des Bewusstseins.

„Wie wir gesehen haben, ist unsere Vorstellung von der Welt, in der wir leben, abhängig von den Modellen, an die wir ***glauben****. In der Steinzeit glaubte Nui, dass Aaron, der Große Bär, die Welt gemacht hatte und alles darin regelte. Später haben wir erfahren, dass Gott uns erschaffen hatte, zuerst Adam und dann Eva aus Adams Rippe. Heute wissen wir, dass die Welt vor 13,8 Milliarden Jahren ihren Ursprung in einem heißen Urknall hatte.*
Ist das richtig? Wir ***glauben*** *das, weil die heutigen wissenschaftlichen Theorien uns das so vermitteln."*

Lutz Gaudig, „Leben wir in einer Illusion? Das holografische Universum"

2. Kapitel: Wie Bewusstsein Wirklichkeit erschafft

2.1 Bewusstsein – was ist das überhaupt?

Bewusstsein und der Glaube an die Wirklichkeit

Wenn wir uns die Geschichte der Wissenschaft anschauen, können wir erkennen, dass der wissenschaftliche Durchbruch von heute sehr oft der Irrtum von morgen wurde. Aus diesem Bewusstsein heraus relativiert sich die Welt jenseits unseres Inneren zunehmend zu einem Glauben an die Wirklichkeit. Alle Beschreibungen einer Wirklichkeit können immer nur das sein – Beschreibungen –, nie aber die Wirklichkeit an sich. *„Die Landkarte ist nicht das Gelände"*, wie es der Kybernetiker Alfred Korzybski ausdrückte. Alle wissenschaftlichen Modelle sind Konstrukte, um die Wirklichkeit zu beschreiben. Metaphern, mit denen in einem kulturellen Glaubenssystem durch gemeinsame Überzeugungen Wirklichkeit verliehen wird. Dies gilt auch für sämtliche medizinischen Diagnosen. Wenn ich mit Medizinprofessoren spreche und sie frage, wie bestimmte Diagnosen und Behandlungsmethoden noch vor ein paar Jahrzehnten gesehen wurden, erscheint meist ein Lächeln auf ihren Gesichtern. Dann kommt etwas wie: *„Noch vor 20 Jahren haben das die Kollegen nicht gewusst und* ***geglaubt****, es sei so und so. Aber heute wissen wir, dass es ganz anders ist."* Sobald wir uns mit der Geschichte medizinischer Diagnostik befassen, sehen wir, dass es eine Jahrhunderte alte Geschichte der Irrtümer ist. Wir *glauben,* lediglich im „Heute" zu wissen! Vielmehr leben wir kulturell nicht in einem Bewusstsein, in dem uns dieses Phänomen in jedem Moment wirklich bewusst ist. Wenn jemand sagt: *„Ich bin Rheumatiker"*, *„Ich bin Asthmatiker"* etc., sind das nur Ausdrucksformen, die Wirklichkeit mit einem Modell der Wirklichkeit zu verwechseln. Dieser elementare Irrtum ist ein reines Phänomen des Bewusstseins.

Der Begriff Bewusstsein hat im allgemeinen Sprachgebrauch sehr unterschiedliche Bedeutungen. Der Mainstream vermittelt, dass Bewusstsein im Gehirn entsteht. Dies sei dadurch möglich, dass sich im Gehirn die höchste Komplexität entwickelt habe, um scheinbar unendliche Neuronenverknüpfungen bereitstellen zu können – das menschliche Gehirn weist den höchsten Ordnungsgrad auf, den es bei Lebewesen gibt. Und damit ist das menschliche Gehirn auch die am höchsten entwickelte Materie des vierdimensionalen Universums. Ursächlich sei dafür die zu immer höherer Komplexität strebende Struktur menschlicher DNA. Jedoch kann dies spätestens seit der groß angekündigten „Entschlüsselung des menschlichen Genoms“ vor wenigen Jahrzehnten nicht mehr überzeugen – es stellte sich heraus, dass der Mensch und sein Gehirn über ungefähr so viele Gene verfügt wie ein Wurm. Die Komplexität des Gehirns liegt also nicht an den Genen, wie lange behauptet wurde.

Trotzdem wird Bewusstsein heute immer noch in erster Linie mit Vernunft gleichgesetzt, um es als vierdimensionale Hirnfunktion sehen zu können. Dieser Reduktionismus, Bewusstsein als bloße Eigenschaft des menschlichen Gehirns in der Raum-Zeit zu interpretieren, ist ein Relikt aus vergangenen Jahrhunderten. Sobald wir uns diesbezüglich einer modernen Weltsicht öffnen, in der unsere Raum-Zeit ein offenes System mit ständigen Interaktionen in höheren Dimensionen ist, bekommt Bewusstsein eine ganz andere Bedeutung: Es ist dann ein vom Gehirn unabhängiger Modus einer intelligenten, zielgerichteten Erkennung und Verarbeitung von Information. Der australische Nobelpreisträger John C. Eccles fand bereits vor über vier Jahrzehnten heraus, dass Bewusstsein sogar aus neurologischer Sicht außerhalb des Hirns existiert und von Raum und Zeit unabhängig ist. Laut ihm sei Bewusstsein in einer anderen Dimension zuhause als unser bewusster Verstand, und diese Dimension jenseits von Raum und Zeit lebt auch in jedem Atom unserer Zellen und in allen subatomaren Teilchen, in die man jede Zelle zerlegen kann. Beispielsweise verändern sich schon mit jeder Muskelkontraktion im Körper die Spins, also die Drehungen und Frequenzen in den Atomen unserer Zellen. Wie wir dieses Phänomen konkret im Alltag nutzen können, erkläre ich im Praxisteil anhand der unserem immanenten Sensorik (Seite 226ff). Dies direkt wahrzunehmen, kann jeder Mensch lernen.

Die Tatsache, dass alles im Universum – und damit auch jeder Mensch – aus Elementarteilchen besteht, die sich im Quantenfeld bewegen, bleibt im reduktionistischen Modell des Bewusstseins ausgeblendet. Die Messung bzw. Beobachtung beeinflusst die Eigenschaften der Elementarteilchen und damit den Urgrund aller Materie in unseren Zellen nachhaltig. Beobachtendes Bewusstsein ist eine ganz entscheidende Komponente der Quantenphysik, die in ihrer Bedeutung noch immer in allen abgeleiteten Wissenschaften einfach ausgeklammert wird. Für den Mainstream scheint es wichtig zu sein, dieses Wissen im Verborgenen zu halten. Denn wenn immer mehr Menschen die Bedeutung von beobachtendem Bewusstsein erleben könnten, würde sich unser heutiges Verständnis von Medizin und Heilung radikal verändern. Darüber hinaus hätte es massive Auswirkungen auf den propagandistischen Werbekomplex in allen Lebensbereichen, wie beispielsweise in der Pharma-, Informations- und Konsumgüterindustrie, aber auch in den Medien, Kirchen, NGOs und der Politik. Gegen die Freischaltung entsprechender Dimension des Bewusstseins sprechen also massive globale Wirtschaft- und Finanzinteressen. Um die Menschheit in den Ketten enger Glaubenskonstrukte zu halten, braucht es ein reduktionistisches Modell. Nur so kann der Glaube an eine von unserem Sein getrennte Wirklichkeit aufrechterhalten werden; an eine objektive, materielle Wirklichkeit, die unabhängig ist von beobachtendem Bewusstsein. Es geht dabei nicht um neue Modelle, sondern darum, die Kraft wirklicher Gegenwärtigkeit im jeweiligen Moment zu erleben. Diese Dimension unmittelbaren menschlichen Erlebens lässt sich nicht intellektuell verstehen, doch sie ist in direkter Erfahrung zugänglich. Das meint der Wechsel der Ebene.

Ohne größere Perspektive auf das Bewusstsein als allgegenwärtige, unsichtbare Urkraft, die allem Sein immanent ist, bleiben die wirklichen Potentiale des Menschen im Dunkeln. Mit unseren Sinnen wahrnehmbar ist nur die Vierdimensionalität; die Quantenphysik zeigt jedoch genau auf, dass es mehr Dimensionen gibt. Sobald wir ein unsichtbares Informations- und Energiefeld einbeziehen, das jenseits der vierdimensionalen Raumzeit existiert, befähigen wir uns, über ein rein materielles Selbstverständnis unserer Selbst und der Welt hinaus zu wachsen. Wir können Bewusstsein in einem Feld, in dem es nichts Physisches und damit auch keine Materie gibt, erleben. Es ist real, wenn wir uns erlauben, diese Dimensionen unseres Seins direkt zu erfahren.

Doch wie geht das, Bewusstsein direkt zu erleben? Indem wir unsere Wahrnehmung im gegenwärtigen Moment mittels Achtsamkeit und Gewahrsein schärfen, ermächtigen wir uns selbst, über den Tellerrand gewohnter Wahrnehmung hinaus zu blicken. Noch ist den meisten Menschen verborgen, dass es einen gewaltigen Unterschied zwischen Bewusstsein und Denken gibt, doch dieser Unterschied ist essentiell: Sobald du lernst, in einer entspannten, kohärenten Hirnfrequenz bewusst auf deine Gedanken zu achten, erlebst du, dich selbst beim Denken beobachten zu können. Mit etwas Übung stellt sich dann von selbst die Frage: Wer beobachtet denn da die Inhalte der Gedanken, die ich denke, und die Gedanken, die in meinem Neocortex verarbeitet werden?

Diese Frage beantwortet sich unmittelbar von selbst, denn wir erleben, beobachtendes Bewusstsein zu sein. In diesem Bewusstsein liegt die Kraft erlebter Gegenwärtigkeit verborgen, und aus diesem Bewusstsein heraus ergibt sich ein vollkommen veränderter Umgang mit äußeren Glaubenskonstrukten. Der Glaube an etwas ist immer von außen konstruiert, und aus dieser allgegenwärtigen Manipulation heraus liegt der Schlüssel zu unserer Freiheit in beobachtendem Bewusstsein.

Der Großteil unserer Informationsverarbeitung findet ohne unsere gewohnte Ich-Erkenntnis statt. Das wirft natürlich die Frage auf, wer als Intelligenz diese gigantische Informationsverarbeitung in uns bewirkt. Eine Intelligenz, die über beobachtendes Bewusstsein auf alle Elementarteilchen in der kleinsten Materie-Ebene wirkt. Für mich sind es kreativer Geist und universelle Weisheit, die in allem wirken, und alles Leben ist Ausdruck davon. In Coachings oder Seminaren kommt unweigerlich die Frage auf, ob das nicht Gott- oder Christus-Bewusstsein sei, wenn Menschen diese Dimension das erste Mal bewusst erleben können. Selbstverständlich ist es das, wenn es Gott- oder Christus-Bewusstsein für dich ist. Du kannst es auch als Brahman oder als Buddha-Natur sehen. Du erlebst genau das, wovon du überzeugt bist, denn Worte sind immer nur Beschreibungen, mit denen wir unsere Erfahrungen in eine Form gießen. Deswegen unterscheidet sich unmittelbares Erleben so stark von der Welt des Glaubens; des Glaubens an konstruierte Wirklichkeiten, die andere Menschen erfunden und in einer zeitlichen Konvention zur Wahrheit erhoben haben. Für jeden, der den Geschmack wirklicher Gegenwärtigkeit kostet, verblassen alle mentalen, von Menschen gemachten Konstrukte. Jeder, der dies erlebt, versteht die Relativität und Begrenzung aller Worte.

„Im Anfang war der Logos, und der Logos war bei Gott, und der Logos war Gott.“

Johannes 1.1.

Und was war vor dem Anfang? Vor dem Moment, in dem Raum und Zeit entstanden sind? Wir können diese Fragen in unserer vierdimensionalen Dimension nur negativ beantworten: Nicht-Raum-Zeit ist mathematisch reine Singularität. Diese Null bedeutet, dass kein mathematisches Modell greift – eben weil es um eine Dimension geht, die jenseits der mit den Sinnen zugänglichen liegt. Es geht einzig um konkrete Erfahrungswelten, die weder durch Wissenschaft noch durch Religion oder Glauben zugänglich sind. Der Schlüssel liegt ausschließlich in der Verwendung unseres Gehirns, die bisher unüblich ist und von den Hütern rechten Glaubens mit Nachdruck negiert wird.

Ein Quantum Schöpferkraft

Vor dem Anfang, jenseits vierdimensionaler Raum-Zeit, war die Urkraft. Niemand weiß, was sie genau war, aber die Annahme einer Urkraft liegt der heute gängigen Hypothese des Urknalls zugrunde. Bei der Geburt des Universums ist nichts in unserem heutigen Verständnis einer Sprengladung explodiert. Der Raum an sich expandierte. Er dehnte sich aus und verschaffte sich selbst Raum. Aus dieser Urkraft spaltete sich während der Expansion des Raums die uns wohlbekannte Schwerkraft ab und die Raum-Zeit, in der unsere Alltagswahrnehmung stattfindet, nahm ihren Anfang.

Doch ist die Dimension der Nicht-Raum-Zeit, aus der alles entstanden ist, auf subatomarer Ebene immer lebendig. Sobald wir uns erlauben, in unserem Gehirn neue Wege einzuschlagen und wirkliche Stille zu erleben, können wir beobachten, wie sich in uns viel verändert. In dem Moment, in dem einfach nur Stille ist, wo sonst gewohnheitsmäßig das ständige Grundrauschen aus Gedanken und sonstigen Aktivitäten des Verstandes tönt, erleben wir Bewusstsein in veränderter Dimension – ein Zustand, in dem sowohl die Empfindung von Zeit als auch unsere Identifikation mit dem Ambiente des Lebens abwesend ist. Es ist reines Sein. In diesem Zustand ist es unmöglich, ein Problem zu denken, zu fühlen oder zu erschaffen, weil es dafür wieder eine erneute Aktivität des Verstands bräuchte. Eine solche Aktivität zu erleben ist in der Stille schlicht nicht möglich. Diese Dimension unseres Seins in seiner reinsten Form bewusst und dauerhaft zu erleben, nennen wir Erleuchtung.

Es gibt zwar keine Gebrauchsanleitung, wie dieser Zustand erreichbar ist, doch es beginnt wie jede Reise mit dem berühmten ersten Schritt. Daran ist nichts Esoterisches, nichts Theoretisches und es gibt nichts zu *glauben*. Es geht ausschließlich um ein Einlassen auf neue Erfahrungsebenen und die Lust in uns, mehr zu entdecken als die üblichen Inhalte gewohnter Gedanken und Gefühle. Unsere Gewohnheiten täglichen Denkens und Fühlens kennen wir ja nur zu gut und auch die geradezu hypnotisierende Wirkung, uns mit ihnen identifizieren zu wollen. Typische Formulierungen solch einschränkender Identifikationen beginnen regelmäßig mit *„Ich bin ja so..."*, und die Inhalte können dann beispielsweise sein: *„...feinfühlig"*, *„...aufbrausend"*, *„...gefühlvoll"*, *„...nachtragend"*, *„...traurig"*, *„...hypersensibel"* etc.

Niemand „ist" hypersensibel oder was auch immer, bis er diese Bewertung (bzw. Diagnose) glaubt und eine entsprechende Ich-Identifikation zu der Bewertung oder Diagnose aufbaut. Das ist reine Schöpferkraft, wenn auch in einer einschränkenden Art genutzt.

Mit solchen einschränkenden Überzeugungen über die eigene Identität ließen sich Seiten füllen. Derartige Aussagen meinen nichts anderes, als das zur Wirklichkeit erkorene Unvermögen, noch keinen Zugang zu anderen Quantenpotentialen im Leben gefunden zu haben. Die meisten Menschen geben sich heute noch mit vielen einschränkenden Ich-Identifikationen zufrieden und *glauben* den entsprechenden Bewertungen. Sobald wir diese Bewertungen *glauben* und für die Wirklichkeit halten, verengt sich das Bewusstsein auf den Gebrauch des bewussten Verstands, und wir brauchen eine Lösung für die zuvor mittels Glauben erschaffene Bewertung der Wirklichkeit. Damit kann nicht die Kraft erlebter Gegenwärtigkeit erfahren werden. Vielmehr führt diese einseitige Verwendung des Gehirns dazu, was viele Menschen, als Sisyphus-Syndrom beschreiben. Mühsam rollen sie einen schweren Stein nach oben auf den Berg, und wenn er oben ist, beginnt sie damit von Neuem – ein ausgezeichnetes Bild dafür, wie viele Menschen ihren Alltag erleben. Auf Dauer führt dies (mittlerweile in immer früherem Lebensalter) zu Diagnosen, wie Burn-out oder Depression.

Genau an dieser Stelle beginne ich im Potential-Coaching normalerweise, verändertes Bewusstsein erlebbar zu machen. An der folgenden Fallgeschichte zeige ich auf, wie dies in der Praxis aussehen kann.

Anna hatte während eines heißen Sommers mein Buch „Das Geheimnis intelligenter Zellen“ innerhalb weniger Tage gelesen und rief mich ganz begeistert an. Es ging ihr an sich sehr gut – nur war da etwas, das sie zutiefst belastete und mit dem sie nicht weiter wusste. Für sie war es wie ein inneres Labyrinth, aus dem sie nicht herausfand. Im Mittelpunkt dieses emotionalen Irrgartens stand ihr über zehn Jahre jüngerer Bruder, den sie sehr mochte. Anna hatte nach dem Tod ihres Mannes vor etlichen Jahren das gemeinsame Unternehmen erfolgreich weitergeführt, und mittlerweile war sie dabei, es zu verkaufen, da sie ein lukratives Angebot dafür bekommen hatte. Diesbezüglich lief es also gut. Nur hatte sie zwölf Jahre davor zusammen mit ihrem Mann für ihren „kleinen“ Bruder, der mittlerweile auch schon über 40 war, einen Spezial-Versandhandel gegründet, den der Bruder selbstständig führte. Formal war Anna die Inhaberin des Unternehmens, das bei ihr zu Hause registriert war, aber über 700 km entfernt ausschließlich von ihrem Bruder betrieben wurde. Leider hatte ihr Bruder sein Unternehmen wirtschaftlich nie wirklich zum Laufen gebracht, und Anna hatte den Versandhandel des Bruders jedes Jahr aus ihrem eigenen Unternehmen subventioniert. Letztendlich hatte er sämtliche Unkosten selbst erwirtschaftet, nur hat es nie für sein Geschäftsführergehalt gereicht – das kam jeden Monat, Jahr für Jahr von Anna. Geplant war das ursprünglich für die ersten zwei Jahre gewesen, doch mittlerweile lief es so schon zehn Jahre. Jedes Jahr nahm sich Anna vor, ihm endlich zu sagen, dass es so nicht weitergehen könne, aber sie schaffte es nie, das Gespräch so zu führen, wie sie es sich vorgenommen hatte. Es war für Anna kein betriebswirtschaftliches, sondern ein rein emotionales Thema, mit dem es ihr sehr schlecht ging.

Schon bei unserem ersten Telefonat im August wirkte Anna ganz klar, und es war offensichtlich, dass sie eine Persönlichkeit ist, die weiß, was sie will. Nur, wenn es um das Gespräch mit ihrem Bruder ging, hatte sie den Eindruck, dass alle guten Vorsätze einfach weg waren. In dem Telefonat haben wir in erster Linie über Achtsamkeit gesprochen – wie man den Fokus des Bewusstseins auf den Körper und all die Empfindungen richten kann, während es so ist, wie es ist. Sie nahm sich vor, bei ihrem nächsten Treffen mit dem Bruder, wenige Tage darauf, genau das zu probieren, und wir vereinbarten ein zweitägiges Potential-Coaching für zwei Wochen später. Diese Hausaufgabe, einfach zu beobachten, wie wir in herausfordernden Situationen agieren, nimmt vielen Menschen eine ordentliche Portion Stress und Anspannung, da sich der hausgemachte Druck, man müsste anders sein, dabei meist deutlich reduziert. Im veränderten Fokus unseres Bewusstseins – „*Wie mache ich das, was ich mache?*" – liegt der Schlüssel zur Veränderung.

Als ich Anna nach vierzehn Tagen persönlich kennenlernte, schilderte sie mir, was sie während des letzten Treffens mit ihrem Bruder wahrgenommen hatte. Es waren in erster Linie Kaskaden innerer Bilder, die sie während des Gesprächs geradezu körperlich spüren konnte. Ihr ganzes Zellsystem wirkte wie gefangen in dem Ladungszustand ihrer inneren Bilder und Überzeugungen, wenn sie mit ihrem Bruder zusammen war. Um die Ladungsmuster dieser Bilder im gegenwärtigen Moment verändert wahrnehmen zu können, braucht es keine Geschichte. Es ist ein elektrisches Phänomen im Körper, das biochemische Reaktionen auslöst, die wir unter anderem als Empfindungen und Gefühle wahrnehmen. So haben wir dann an unseren zwei Coachingtagen an diesen Ladungsmustern ihrer Bilder gearbeitet.

Um Annas Veränderungsprozess nachvollziehen zu können, ist es hilfreich, hier kurz doch noch auf die Geschichte einzugehen: Kurz nachdem Anna mit 18 Jahren von daheim ausgezogen war, trennten sich ihre Eltern. Ihr damals noch sehr junger Bruder wuchs bei der Mutter auf, zum Vater gab es kaum noch Kontakt. Ein paar Jahre später, Anna war bereits verheiratet, starb ihre Mutter plötzlich und unerwartet und ihr Bruder lebte einige Jahre bei Anna und ihrem Mann. Aus dieser Zeit des Todes der Mutter stammten die inneren Bilder, die Anna bei den viele Jahre späteren Treffen mit ihrem Bruder so bewegten. Anna hatte ihre Mutter sehr geliebt und den plötzlichen Tod vor über 30 Jahren als Schock erlebt. Der Mutter war während eines Spaziergangs schwindelig geworden, und noch am selben Tag verstarb sie – ein unentdecktes Herzleiden. Immer wenn Anna später mit ihrem Bruder sprechen wollte, war sie sozusagen in einer anderen Ich-Identifikation. Im Moment der geplanten Konfrontationsgespräche verschwand Anna, die gestandene Unternehmerin, und präsent waren nur noch diffuse Schuldgefühle, Verantwortung und die übernommene Mutterrolle.

Dies sind im Coaching häufig zu beobachtende Phänomene, die ich „Stellvertretungen“ nenne und die sich häufig in emotional stark bewegenden Lebensumständen aufbauen. Mit der unserem Körper innewohnenden Sensorik lassen sich solche Stellvertretungen rasch verifizieren und innerhalb weniger Minuten verändert wahrnehmen. Im Praxisteil (S. 250ff) gehe ich auf das Thema „Stellvertretungen“ noch genauer ein. Methodisch haben Anna und ich zunächst ausschließlich an den Bildern, Körperempfindungen und Gefühlen gearbeitet, die im Jetzt auftauchten, sobald sie an das Gespräch bezüglich des Unternehmens mit dem Bruder dachte. Alles Weitere drehte sich stets um den magischen gegenwärtigen Moment. Anna schaffte es, die Person, die sie über all die Jahre in den Gesprächen mit dem Bruder gewesen war, hinter sich zu lassen und etliche konditionierte, einschränkende Überzeugungen von sich und der Welt in kraftvolle Befähigungen zu verwandeln. Mit immer größerer Freude schaffte es Anna innerhalb der beiden Tage, ihre erinnerte Identität zu transformieren und mit ganz neuem Elan und Zuversicht endlich das seit Jahren ausstehende, klärende Gespräch mit ihrem Bruder zu führen. Wenige Tage nach unserem Coaching fand dieses Gespräch schließlich statt, und noch am selben Abend rief mich Anna begeistert an. Alles war wie von selbst gelaufen. Der Bruder hatte zugehört, und als das Übliche *„Nur noch dieses eine Jahr“* einsetzte, war Anna in der Lage, klar Nein zu sagen – vollkommen frei von irgendwelchen Schuldgefühlen oder inneren belastenden Bildern. Es habe sich so anders und gleichzeitig gut für sie angefühlt, sie habe sich selbst kaum wiedererkannt.

Die für den Versandhandel eingetragenen Firma ließ Anna zum Jahresende im Handelsregister löschen und war daraufhin endlich in ihrer Kraft. Sie spürte den Flow, der sie trug. Ihr Bruder gründete an seinem Wohnort zur gleichen Zeit eine eigene Firma. Auf Anna wirkte es, als habe er nur darauf gewartet. Gesagt hatte er ihr aber immer, dass er es sich noch nicht selbst zutraue. Die Dinge ordnen sich wie von selbst, sobald wir bewusst erleben können, die eigene Schöpferkraft zu sein. Mit diesem Quantum Schöpferkraft öffnen sich uns ganz neue Dimensionen des Bewusstseins.

Die innere Führung aktivieren

Anna erlebte, wie leicht sie ihre alte Ich-Identifikation hinter sich lassen konnte, um sich mit ihrer Intuition das Unbewusste als Schatzkammer ungenutzter Ressourcen zu erschließen. Das ist der kreative Geist, der immer in uns schlummert, darin liegt ein riesiges Potential für die eigene Entwicklung. Je mehr Entdeckerfreude in uns lebendig werden darf, umso mehr ist auch dieser Prozess mit Freude und Lust verbunden. Alle Emotionen, die uns in Begeisterung und Staunen versetzen, sind die Grundbausteine für die Veränderung. Mit unseren Emotionen erzeugen wir eine elektromagnetische Ladung in unseren Zellen, die wir wahrnehmen und erleben können. Dieser Elektromagnetismus in uns verbindet uns mit einem anderen Quantenfeld. Um unsere innere Führung zu aktivieren, brauchen wir ein Getragen-Sein von Emotionen, die unser Herz höherschlagen lassen, unabhängig davon, wie die äußere Wirklichkeit aussieht. Das hat nichts mit positivem Denken oder Fühlen zu tun – ganz im Gegenteil. Es ist ein Sehen in kristallener Klarheit, was im gegenwärtigen Moment ist. In Annas Beispiel hatte sie die ganz klare Intention, den längst erwachsenen Bruder nicht länger durchzufüttern und souverän zum eigenen Nein zu stehen. Und so ist es immer erforderlich, die eigenen Überzeugungen zu jenem Thema bewusst wahrzunehmen und alle Einschränkungen in Kraft und Befähigung zu verwandeln. Das ist zum einen Technik, aber zum größeren Teil schlicht reines Bewusstsein der eigenen Schöpferkraft. Dieses Bewusstsein ist unsere innere Führung.

Sehr spannend waren am Prozess mit Anna noch die Nebenwirkungen. Ich wusste bei ihr nichts von irgendwelchen diagnostizierten Krankheiten und physiologischen Störungen. Erst Monate später erzählte sie mir davon, und wie wenig ihr Arzt es habe fassen können, wie sich Funktionen in ihrem Körper veränderten, die als irreparabel galten. Möglich sind solche Spontanheilungen durchaus, weil Ketten physiologischer Abläufe im Körper von inneren Überzeugungen ausgelöst werden können, die die immer gleichen Emotionen und Gedanken bewirken. War unsere Arbeit an konditionierten Überzeugungen und einschränkenden Identitäten dafür ursächlich? Ich weiß es nicht – weil es nicht um Wissen geht. Wissen aus dem Neocortex reicht hierfür nicht aus. Doch solche Nebenwirkungen treten häufig auf, was für eine Kausalität sprechen könnte. Aber ganz ehrlich: Es ist nicht von Bedeutung. Oft ist es sogar störend, weil wir so schnell die Absichtslosigkeit verlieren. Entscheidend ist dagegen, wie es uns gelingt, uns aus unserem tiefsten Inneren immer häufiger von Freude, Liebe, Dankbarkeit, Inspiration und Staunen tragen zu lassen. Das setzt voraus, authentisch zu sein, frei zu sein von allen Verhaftungen einschränkender Identifikationen.

Obwohl die Intention der Arbeit mit Anna auf ganz anderen Themen lag, konnte sie erleben, dass Selbst-Heilkraft das Natürlichste des Zellsystems ist und als Potential schon existiert. Selbst-Heilkraft erscheint wie ein automatisches Update veränderten Bewusstseins.

Zum anderen ergab sich bei Anna auch noch eine wirtschaftliche Nebenwirkung. Der Wirtschaftsprüfer, den sie mit der formalen Abwicklung der Firma beauftragt hatte, erklärte ihr, dass diese Firmenhülle an sich keinesfalls wertlos sei. Die Firma hatte über zehn Jahre Verlustvorträge in einer Höhe von über einer Million Euro angesammelt. In dem Land, in dem die Firma angemeldet war, konnten solche Firmenhüllen mit Verlustvorträgen ganz legal an andere Firmen verkauft werden, und das ist für alle Unternehmer von Interesse, die innerhalb kurzer Zeit sehr hohe Gewinne erwirtschaftet haben. Und tatsächlich fand der Wirtschaftsprüfer schnell einen solchen Interessenten. Wie aus dem Nichts stand nicht mehr die Abwicklung im Raum, die wieder Kosten verursacht hätte, sondern der Verkauf der virtuell existierenden Firma. Dadurch konnte sie einen kleinen Teil der enormen Defizite ganz legal reduzieren, und darüber hinaus ergab sich zum Schluss sogar noch eine dritte Nebenwirkung dieses Entwicklungsprozesses, und zwar bei Annas Bruder. Zunächst ging es ihm verständlicherweise nicht sehr gut mit der neuen Situation, wirtschaftlich nun selbst verantwortlich zu sein. Doch er gründete an seinem Wohnsitz seine eigene Firma und engagierte sich über ein Jahr so stark, wie wohl noch nie in seinem Leben. Zwar lief es wirtschaftlich auch damit nicht gut, aber schließlich fand er eine Anstellung im Vertrieb eines mittelständigen Unternehmens in seiner Heimatstadt. Als Angestellter wurde er richtig zufrieden und das erste Mal in seinem Berufsleben erfolgreich. Anna erkannte mit einem Mal, dass sie auch ihrem Bruder all die Jahre nichts Gutes getan hatte, weil sie ihm durch ihre Hilfe im Weg gestanden hatte, etwas Eigenes zu finden.

Es geht in erster Linie um unseren Spirit und um Begeisterung, Liebe und Dankbarkeit dem gegenwärtigen Augenblick gegenüber. Indem Anna ihre Schöpferkraft auch im Umgang mit ihrem Bruder aktivierte, half sie ihm, mit seiner eigenen Schöpferkraft in Kontakt zu kommen. So konnte er es schaffen, beruflich seinen eigenen Weg zu finden. Diese innere Führung kann jeder Mensch aktivieren. Es ist nichts anderes als die Entwicklung der schon immer in uns angelegten Potentiale. Dafür brauchen wir nur einen veränderten Fokus unseres Bewusstseins. Statt eines Wegmachens von Störungen, Krankheiten oder Problemen, erleben wir Erfüllt-Sein von innen heraus. Es ist die Kraft des Geistes, mit der jeder Mensch das Potential in sich trägt, selbst „schwerste" Krankheiten in Gesundheit zu verwandeln. Aber solange wir Heilung suchen, ändert sich nichts im Bewusstsein des täglich neu erschaffenen Mangels.

Anhand von Beispielen wie diesem wird deutlich, dass es keine Welt gibt, auf die wir von außen blicken. Alles ist ein dynamisches Zusammenspiel aus kreativem Geist und Informationsfeldern, die wir bewusst und unbewusst wahrnehmen. Wir bewegen uns in Ozeanen von Möglichkeiten, in unendlicher Potentialität. Technisch ausgedrückt könnten wir sagen, dass wir die universelle Matrix, die im Hintergrund alles steuert, mit kraftvollen Emotionen programmieren können, und diese Programme sind nichts anderes als unsere Überzeugungen. Aus dieser Perspektive programmieren wir mit unseren Überzeugungen immer die Wirklichkeit, die wir erleben. Sofern wir also von Bewertungen, Diagnosen und Modellen überzeugt sind, erschaffen wir die ihnen entsprechende Wirklichkeit. Sind wir von angebotenen Heilverfahren überzeugt, ist die Wahrscheinlichkeit hoch, darin die entsprechende Heilung zu finden. Nur war es nicht das Heilverfahren, sondern unsere Überzeugung, die dann geheilt hat. Die Bezeichnung Placebo-Effekt spielt dieses Phänomen herunter, indem gerne von „nur ein Placebo-Effekt" gesprochen wird. Vielmehr ist dieser aber ein Beispiel für die Kraft menschlicher Überzeugungen. Umgekehrt gibt es auch den Nocebo-Effekt – dann erkranken wir genau an dem, was davor diagnostiziert wurde, allein durch die Überzeugung. Innere Überzeugungen wirken bis in die Aktivität der Gene. Beispielsweise können wir uns so auch eine gute oder schlechte Kindheit erschaffen. Wenn wir uns lange genug in Geschichten verstricken und das Ganze ordentlich negativ bewerten, eventuell noch das Konstrukt Trauma in unsere Überzeugungen miteinbeziehen, können wir es binnen weniger Jahre schaffen, uns zu einem körperlichen und psychischen Wrack zu entwickeln. Wir brauchen uns nur in den schlimmen Geschichten zu suhlen. Das ist die reine Wirkung von Bewusstsein! Überschwemme dein Zellsystem mit Dunkelheit, und in deinem Körper herrscht Energielosigkeit. Gönnst du dir hingegen, dich in emotionalem Licht wiederzufinden, wirst du dich physisch und psychisch stark fühlen. Es geht immer um die Dimension unserer Wirklichkeiten, die hinter dem Schleier des Denkens und des bewussten Verstands verborgen ist.

Wie schnell wir uns in wenig befähigenden Geschichten verstricken können und uns damit selbst schaden, ist eine der noch wenig beachteten Nebenwirkungen so manch gängiger Psychotherapie, die den Fokus des Bewusstseins auf unsere Geschichten lenkt. Mit unserem Glauben an diese erschaffen wir Wirklichkeiten, und meist sind diese weder lebensbejahend noch förderlich. Manchmal frage ich mich, ob es wirklich nur um das Geschäft mit der Krankheit und das gleichzeitige Interesse der Mächtigen, dass kranke und labile Menschen viel leichter mit Ideologien zu manipulieren sind, gehen kann. Eine weitverbreitete und hinterlistige Form von Menschenverachtung und Gewalt ist die ideologische Kontrolle. Noch immer bringen religiöse und weltliche Herrscher das Volk dazu, gewaltsam gegen Ungläubige vorzugehen. Dazu erfinden sie regelmäßig ausgefallene Geschichten, um Ängste und Ausgrenzung zu schüren. Sehr gerne werden dazu Worte wie Liebe oder Gott in ihrer Bedeutung komplett umgedreht und pervertiert. Wie viele dieser Prediger sprechen von Liebe und säen Hass und die Ausgrenzung der Ungläubigen. Hinter ihnen steht die Macht des Staates, der Finanzeliten, Parteien, Medien, zahlloser angeblich guter Stiftungen und NGOs in einer undurchschaubaren Organisationspyramide. Auch das sind Spielarten des Bewusstseins – nämlich der brutalen Manipulation menschlichen Bewusstseins, auf die ich im nächsten Kapitel zum Makrokosmos näher eingehen werde.

Ich bin überzeugt davon, dass wir in der Evolution des Bewusstseins an der Grenze stehen, den Überzeugungseffekt konstruktiv nutzen zu lernen und uns aus ideologischer Gewalt befreien können. Die innere Führung zu übernehmen hat eine viel größere Bedeutung, als es auf den ersten Blick scheint. *„Einer der Effekte von Ideologie ist die praktische Verneinung des* *ideologischen Charakters der Ideologie: Ideologie sagt nie: ‚Ich bin ideologisch'. Man muss sich außerhalb der Ideologie befinden […], um in der Lage zu sein, sagen zu können, es ist oder war eine Ideologie"*, wie es der französische Philosoph Louis Althusser vor etlichen Jahrzehnten formulierte.

Die Mechanismen menschlicher Hirnphysiologie sind schlicht die Gleichen – egal, ob es um vermeintlich erlebte Vergangenheit oder von außen implementierte Glaubens- bzw. Überzeugungskonstrukte geht.

Einfach zur Erinnerung: Es ist nie zu spät für eine glückliche Kindheit und ein glückliches Leben. Alles ist jetzt!

Wie alles Vergangene existiert auch unsere Kindheit nur noch in Bits und Bytes in unserem Gehirn bzw. in Informationsfeldern, auf die wir zugreifen können und deren Inhalte wir in unserem Gehirn verarbeiten. Damit geht es nie um das, was war, sondern immer um das, was JETZT ist. Entscheidend ist also: Was braucht es, um kohärente Gehirnwellen zu erschaffen und möglichst viel Zeit in Gehirnfrequenzen zu verbringen, mit denen wir eine hohe Chance auf erfüllend erlebte Gefühle und Emotionen haben? Auf der nächsten Identifikationsebene, der einer Gemeinschaft wie Familie oder Nation, ist es im Makrokosmos das Gleiche: Was braucht es, um auch auf dieser Identifikationsebene eine Basis im Jetzt zu erleben, die eine große Chance auf erfüllende Emotionen in sich trägt? Es ist beispielsweise auch nie zu spät für einen guten Patriotismus – die Heimat zu lieben, die gemeinsame Kultur und die Menschen, mit denen wir diese Liebe teilen können. Wenn alle Menschen in dieser Liebe zu sich selbst und der Kultur, in der sie leben, sein könnten, gäbe es das Paradies auf Erden. Ich lebe seit Jahren mit Begeisterung als Ausländer teils in der Schweiz und teils in Italien und ich liebe es, mit den Schweizern und Italienern die Liebe zu ihrer Heimat und der jeweiligen Kultur zu teilen. Für mich ist pure Freude, den Schweizer Nationalfeiertag zu erleben. In Italien empfinde ich das schon etwas gedämpfter, weil manche politischen Kräfte versuchen, die Freude mit Schuldgefühlen zu verkoppeln. Das macht Menschen leichter manipulierbar, weil sie über Schuldempfindungen in ein inneres Frequenz-Gefängnis gesperrt werden können. Solange wir uns dem, was da geschieht, nicht bewusst werden, bleiben wir gezwungen, gegen irgendwelche Chimären zu kämpfen.

Placebo – Potentiale im Quantenfeld

Über die Grenzen des Bekannten sowie über Horizonte des Möglichen hinaus zu gehen, ist mit veränderten Dimensionen des Bewusstseins stets möglich. Ohne verändertes Bewusstsein grüßt hingegen täglich das Murmeltier, so sehr wir uns eine Veränderung unseres Verhaltens mit positivem Denken und Willenskraft auch vornehmen. Anna war zehn Jahre lang fest entschlossen, dem wirtschaftlichen Drama mit ihrem Bruder ein Ende zu setzen. Wie oft hatte sie sich das Gespräch vorgenommen. Doch weder Willenskraft noch positives Denken hatten gegen ihre innere Überzeugung eine Chance. Anna brauchte das Bewusstsein, zu erkennen, wie sie machte, was sie machte. Genau das ist beobachtendes Bewusstsein. Und wenn wir die Lust am achtsamen Entdecken von Neuem im eigenen Inneren fördern und ein paar Techniken lernen, um einschränkende Überzeugungen zu verändern, kann dies zur Gewohnheit werden. Kommt all das zusammen, entsteht ganz nebenbei auch eine neue Identität von uns selbst. Die Identität lebendiger Schöpferkraft erscheint, sobald wir uns in die Lage versetzen, bisherige Gewohnheiten zu verändern. Denn sobald wir bewusst erleben, wie Bewusstsein Geist, Gefühle und Materie formt, wird die Fähigkeit der Selbst-Heilkraft zu einer Selbstverständlichkeit, und die wird im Alltag stets als normal bewertet. Menschen sind keine Maschinen, die funktionieren. In jedem magischen Moment der Gegenwärtigkeit ist direkt erfahrbar, wie alles in unserem Zellsystem vor Lebendigkeit nur so brodelt. In unserem Gehirn werden unentwegt Nervenzellen auf- und umgebaut sowie Synapsenverbindungen verändert. Es gärt in jedem Augenblick geradezu in uns, nur nehmen wir dieses lebendige Wunderwerk in seiner bunten, köchelnden Pracht nicht wahr. So bleibt den meisten Menschen verborgen, wie sie ihre scheinbar äußere Wirklichkeit verändern können, indem sie ihren inneren Zustand verändern. Die eindrücklichsten Beispiele, wie wir mit unseren Überzeugungen unsere Biologie steuern, liefert der sogenannte Placeboeffekt.

„Die genauen Wirkmechanismen der Placeboeffekte sind noch nicht ausreichend erforscht.“

So einfach fasst *Wikipedia*, das politisch korrekte Onlinelexikon des Mainstreams, unter dem Stichwort Placebo 2019 den Forschungsstand zum Thema „Placebo“ zusammen.

Denkbar ist, dass der Placeboeffekt wissenschaftlich gar nicht erforscht werden kann, solange die reduktionistische Vorstellung von Bewusstsein als bloße Gehirnfunktion vorherrscht. Auf alle Fälle spielt es eine große Rolle, dass mit dem offiziellen Beweis des Placeboeffekts kein Geld mehr verdient würde – und Forschungsprojekte, die keine wirtschaftliche Rendite versprechen, haben wenig Chancen auf Fördergelder. Liegen klinische Studien vor, verschwinden sie in der Schublade, weil auch an der Publikation kein Interesse besteht. Als Placeboeffekt wird nun mal das Phänomen beschrieben, wenn Menschen von einer Krankheit genesen und Heilsein erleben, obwohl die Behandlung medizinisch keine Wirkung hatte, also gar keine Heilbehandlung stattgefunden hat, während die Patienten davon überzeugt sind. Typisches Beispiel hierfür sind verabreichte Medikamente, die in Wirklichkeit überhaupt keine Wirkstoffe enthalten. Sogar Operationen, bei denen statt des erwarteten Eingriffs nur ein einziger Schnitt gemacht wird, erzielen oft die gleiche Wirkung wie eine echte Operation. Die Gesundheit verändert sich, teilweise bis auf Zellebene nachweisbar, und Heilsein stellt sich ein, obwohl medizinisch gesehen nichts geschehen ist. Doch dieses Nichts ist entscheidend, wenn die Menschen von der Behandlung, dem Medikament oder der perfekten Operation überzeugt sind. Der Placeboeffekt ist ein Beweis für die Wirkkräfte von Überzeugungen und die Schöpferkraft des Bewusstseins.

Ob wir es am Ende Wunderheilung oder den Einfluss epigenetischer Prozesse nennen, ist egal – dies sind nur unterschiedliche Begriffe unterschiedlicher Zielgruppen. Das eine klingt mystisch, das andere wissenschaftlich. Je nach unseren eigenen inneren Überzeugungen können wir mit dem einen oder dem anderen mehr anfangen – trotzdem ist nichts davon die Wirklichkeit. Beides sind nur Modelle der Wirklichkeit. Es hängt also an uns, welche Überzeugungen in unserem Inneren gestärkt werden.

Sofie, Anfang 50, lebte als Single in einer Großstadt und arbeitete seit Jahrzehnten als Sprechstundenhilfe in einer großen Arztpraxis. Sie kam zu mir mit wohl einer der ungewöhnlichsten Schilderungen einer gewaltigen Placebowirkung. Ob sie glücklich war, wusste sie selbst nicht. Sie lebte tagein tagaus ihr normales Leben, ehe sich die Ereignisse überschlugen: Ein Onkel, von dem sie seit ihrer Kindheit nichts mehr gehört hatte, war verstorben und das Nachlassgericht hatte Sofie als einzig lebende Verwandte für den Nachlass ermittelt. Sie erbte ein gut vermietetes Mehrparteienhaus, dessen Rendite Sofie zum Leben hätte reichen können – doch die große Freude darüber wurde fast zeitgleich gedämpft, als ihr bei einer Routineuntersuchung ein bereits schon weit fortgeschrittenes Krebsleiden diagnostiziert wurde. Sogar Sofie als Laie konnte auf den Bildern erkennen, dass sich bereits Metastasen im Knochen gebildet hatten, und so gaben ihr Experten noch sechs Monate – maximal. Sofie musste nicht lange nachdenken, was sie nun tun wollte: Sie kündigte ihren Job, gab für wenige Freunde ein kleines Abschiedsfest, löste ihre Wohnung auf und verschenkte ihr Hab und Gut, ging zum Notar, machte ihr Testament (das geerbte Mehrfamilienhaus sollte das Waisenhaus bekommen, in dem sie selbst aufwuchs) und kaufte sich ein One-Way-Ticket nach Indien. Sofie hatte von klein auf von diesem Land geträumt, viel darüber gelesen und sich Filme angesehen – aber sie hatte es nie geschafft, hinzufliegen.

Ihr Entschluss stand fest: Sie wollte nach ihrem Tod am Ganges verbrannt werden. Für alle Fälle nahm sie Schmerzmittel mit, weil sie wusste, dass der weitere Krankheitsverlauf sehr schmerzhaft werden konnte. Und so kam sie kurz darauf mit leichtem Gepäck und der Klarheit, in wenigen Monaten zu sterben, in Indien an. Sofie ließ sich vollkommen auf das Land ein, lebte in Hotels, aß am liebsten in Straßenküchen und hatte einfach Freude an Land und Leuten. Sie vergaß alles um sich herum, erkrankte zuweilen an irgendeiner kleinen Infektion, und irgendwann machte sie ein Hotelrezeptionist darauf aufmerksam, dass ihr sechsmonatiges Visum abgelaufen sei. Erst da merkte sie, wie viel Zeit vergangen war und dass sie ja immer noch lebte – im Moment zwar illegal in einem fremden Land, aber sie lebte, und das auch noch ohne Schmerzen. Sofie erzählte mir, wie sie gefühlt einen ganzen Tag lang nur gelacht habe bei dem Gedanken, gerade illegal in Indien zu leben, wo sie doch tot sein müsste. Sie erlebte in ihrer Illegalität pure inspirierende Begeisterung im Sein, Gegenwärtigkeit in ihrer reinsten Form. Und sie musste auch an den europäischen Brainwash-Spruch denken: „*Kein Mensch ist illegal.*" Natürlich ist jeder Mensch illegal, sogar fast überall auf der Welt, sonst bräuchte es ja keine Visa und Einreisebestimmungen, die eine Legalisierung schafften. Und so kümmerte sie sich erst mal um ein neues Visum, zahlte eine überschaubare Geldstrafe und reiste für ein paar Wochen nach Nepal, um von dort mit einem neuen Visum für weitere sechs Monate nach Indien einzureisen. Sie beschäftigte sich viel mit dem Hinduismus und war fasziniert von den vielen Ritualen, die sie in Indien rund ums Sterben erlebte. Nach einem Jahr war sie immer noch nicht am Ganges verbrannt worden, dafür aber mittlerweile so glücklich, wie noch nie in ihrem Leben. Und so kam sie nach über einem Jahr zurück nach Europa. Ihre Onkologin staunte nicht schlecht, dass Sofie immer noch lebte, und war sprachlos über den neuen Befund. Sofie hatte kein Krebsleiden mehr. Sie erzählte mir, dass die Onkologin fast schon in ihrer Berufsehre gekränkt gewesen sei, weil das nicht sein könne. Dumm gelaufen fürs Konzept... Die Placebowirkung kam einfach daher, dass Sofie ihren tiefsten Kindheitstraum endlich Wirklichkeit werden ließ. Indem sie den Tod vollkommen akzeptierte, alles hinter sich ließ und nur noch das Leben lebte, von dem sie immer geträumt hatte, wirkte sich ihr neues Bewusstsein radikal verändernd auf die Ebene der Materie ihrer Zellen aus. Sie lebte mit einem vollkommen veränderten Geist und erlebte sozusagen als Nebenwirkung eine neue Materie.

Zurück in Europa fühlte sich Sofie vollkommen orientierungslos, weil sie etwas erlebte, das nicht sein konnte. Das Besondere an ihrem Fall ist, dass sie ihre Krankheit weder positiv „wegdenken“ wollte, noch irgendetwas unternahm, um Heilung zu finden. Sofie akzeptierte ihre Todesdiagnose voll und ganz, gönnte es sich aber, ihren Lebenstraum zu erfüllen und nach Indien zu reisen, um dort zu sterben. Als ich Sofie so zuhörte, wurde mir klar, was ihr Placebo gewesen war: Sie hatte alles aufgegeben, was ihr bisheriges Leben ausmachte: Job, Wohnung, alle Rollen, die sie im Leben eingenommen hatte, ihre Kindheit im Waisenhaus, ihren Glauben an sich und die Welt, ihre Gewohnheiten, ihre Überzeugungen, ihre Identität und die Geschichten des Lebens – all das ließ Sofie hinter sich, als sie nach Indien flog. Und da es ja nur noch ums Sterben ging, kam sie sozusagen als ein Nichts dort an; sie hatte sich Indien ja nicht einmal als Heilmittel verordnet. Dieses Nichts, diese Leere, deutet darauf hin, dass sich auch ihre Überzeugungen aufgelöst hatten, was sie wiederum von ihren einschränkenden Glaubenssätzen befreite. So wurde ein Neustart möglich. Reset nennen wir dieses Phänomen beim Computer.

Und genau so fühlte es sich dann über ein Jahr später in Mitteleuropa auch an: Für Sofie gab es keine Identität mehr, keine Gewohnheiten; nur noch Staunen. So kam sie zu mir ins Potential-Coaching, um eine neue Identität im Leben zu entdecken. Sie spürte, dass sie alles Alte hinter sich gelassen hatte, und fragte sich, was sie mit ihrem neuen Leben machen könnte.

Durch Sofie wurde klar, dass es keine unheilbaren Krankheiten gibt, sondern nur unheilbare Menschen, die an ihren inneren Überzeugungen, Glaubenssätzen, Rollen und Identitäten festhalten. Sofies Placebowirkung lag im wirklichen, tiefen Loslassen, was so stark war, wie es keine Therapie und kein Medikament je hätten sein können. Aus dieser Perspektive hat „nur Placebo" in Wirklichkeit die stärkste Heilwirkung, die wir uns vorstellen können. „Nur Placebo" ist das Sichtbarwerden der Schöpferkraft, die uns Moment für Moment trägt. Darauf gilt es den Fokus des Bewusstseins zu richten.

Der Geist persönlicher Transformation

Durch den radikalen Schnitt konnte Sofie ihre erinnerte Identität transzendieren. Die scheinbar berechenbare Zukunft ist veränderbar, indem wir uns selbst im unendlichen gegenwärtigen Moment neu erfinden, denn das Gehirn erschafft unsere höchst-persönliche Erfindung der Vergangenheit. Dies sind perfekte Schöpfungsprozesse, die in jedem Menschen stattfinden, nur eben ohne entsprechendes Bewusstsein. Die immer gleichen neuronalen Netze werden im Gehirn aktiviert, während wir unser gewohntes Leben leben, ähnlich einer automatisierten Software. Wenn es um reproduktive, wiederkehrende Abläufe geht, ist dies natürlich höchst effizient – doch der Geburt des Neuen steht es dummerweise im Weg. Heilung ist nichts anderes als die Gestaltung des Neuen in unserem Zellsystem, wenn wir uns erlauben, den Gedanken an Reparatur bzw. Heilung endgültig auf den Misthaufen der Geschichte zu schmeißen. Heilung kann es nur auf der Symptomebene geben, indem wir Symptome wegmachen. Sobald wir eine veränderte Dimension des Bewusstseins erleben, verändern sich innere Überzeugungen und dysfunktionale Glaubenssätze lösen sich auf. So entsteht auf dieser rein geistigen Ebene eine veränderte Energie, andere Frequenzen und Schwingungen prägen die Wirklichkeit unserer Zellen und wir können beobachten, wie verändertes Bewusstsein einen anderen Ausdruck von Materie erschafft. Das Ergebnis: Andere Potentiale werden erlebbare Wirklichkeit, die wir als Heilsein erleben können. Alles, was wir dafür brauchen, ist die unmittelbare Erfahrung, nicht den Inhalten unserer Gedanken, Gefühle und Emotionen zu *glauben*, sondern mit Bewusstsein selbst Schöpfer der Prozesse unseres Denkens und Fühlens zu sein.

Emotionen sind biochemisches Feedback aus der Verarbeitung vergangener Erfahrungen auf Zellebene. Emotional sehr intensive Erfahrungen prägen sich im Gehirn mehr ein als Erinnerungen mit Langzeitwirkung. Jede neue emotional intensive Erfahrung wird zu einem hirnphysiologischen Lernprozess, mit dem sich neuronale Netze ein wenig verändern, und mit jeder Erinnerung pflegen wir diese neuronalen Netze. Je häufiger wir bestimmte Erfahrungen wiederholen, tagein tagaus die gleichen Gedanken denken, uns gleich fühlen, womöglich die Tagesschau zum allabendlichen Brainwash nutzen und das Leben einfach im emotionalen Autopiloten laufen lassen, desto häufiger werden die gleichen Neuronen aktiviert und umso langlebiger und lebendiger bleibt ihre Verbindung. Dadurch erschaffen wir die Wirklichkeit, dass unsere Vergangenheit tatsächlich existiert – mitten in unserem Gehirn mit einer Wirkung auf alle Zellen. Oder anders formuliert: Die Vergangenheit existiert nicht, außer wir erschaffen sie uns im Gehirn selbst. Im Makrokosmos wird dieses Phänomen auch durch kollektives Erinnern genutzt, wie etwa bei Gedenkfeiern, Heldengedenken, Heiligenverehrungen etc. Die Massenmedien tun das Gleiche, indem sie bestimmte Ereignisse bis zum Erbrechen wiederholen, über bestimmte Themen endlos Hollywoodstreifen produzieren, die dann stets die gleichen stereotypen Bewertungen für bestimmte Ereignisse verwenden und andere Ereignisse einfach totschweigen. Durch diesen Effekt werden auch Tabus aufgebaut: Dinge, über die in der sozialen Gruppe nicht gesprochen werden darf, da man sonst böse oder schlecht ist. Darauf werde ich im dritten Teil (ab S. 195ff) noch näher eingehen. Durch diesen hirnphysiologischen Effekt machen wir unsere Vergangenheit in der Gegenwart oft zu unserer Zukunft und lassen so täglich das Murmeltier grüßen.

Aus genau dieser Spirale stieg Sofie komplett aus. Sie ließ das Vergangene hinter sich, um in der noch verbleibenden Zeit ihren Lebenstraum zu verwirklichen. Ihr bislang auf die Vergangenheit konditionierter Körper wurde schlagartig durch die veränderten Eindrücke – das komplett andere Essen der Straßenküchen, die neuen Düfte, fremden Sprachen und Gebräuche – schlagartig in einen komplett neuen biochemischen Kontext versetzt. Da sie alle Verbindungen zu Menschen in ihrer früheren Umgebung mit dem Abschiedsfest gekappt hatte, gab es keine Rückbindung an das Alte – sie hatte nicht einmal ihr Handy mitgenommen. *„Zum Sterben brauchte ich das ja nicht"*, erzählte sie mir amüsiert.

Jedes Gefühl hat eine andere Frequenz. Liebe, innerer Frieden, Dankbarkeit und tiefe, innere Freude schwingen anders als Wut, Trauer oder Angst. Jede dieser Emotionen ist einfach; sie ist weder gut noch schlecht. Doch fühlen wir uns nach einem Tag voller Freude, Dankbarkeit und Liebe erholt und häufig voller Energie und Tatendrang, und nach einem Tag voller Groll oft ausgelaugt und kraftlos. Wir spüren, dass uns die Dauerwirkung mancher Emotionen nicht gut tut. Dies liegt daran, weil wir stets ein der emotionalen Stimmung entsprechendes elektromagnetisches Feld erschaffen. Solange wir an unseren erlebten inneren Wirklichkeiten nichts verändern, erschaffen wir über die Information immer gleicher Überzeugungen jeden Tag die gleiche Energie, und unsere Zellen bleiben im angestammten elektromagnetischen Feld. Dieses Feld leistet einen hohen Beitrag, dass es unseren Zellen so geht, wie es ihnen geht, denn die Energie folgt immer der ihr zugrunde liegenden Information, welche durch unsere Überzeugungen und Glaubenssätze gesteuert wird. Das ist ein hoch komplexer, aber nicht komplizierter Regelkreis und erklärt auch, warum energetische Heilverfahren wirken können – insbesondere Verfahren, die auf elektromagnetischer Ebene arbeiten. Doch solange nicht das Bewusstsein der eigenen Schöpferkraft erwacht und wir nicht erleben, mit unseren Überzeugungen, also reiner Information, ständig die gleichen Schwingungen zu erzeugen, erschaffen diese Schwingungen die nächste Dysfunktionalität, die dann behandelt werden muss. Ausschließlich verändertes Bewusstsein kann diesen Teufelskreis beenden! Das ist der Geist persönlicher Transformation, den Sofie durch die ungewohnte, neue Erlebnisdichte in Indien erfahren konnte.

Im Fluss der Information fließt genau die Energie, auf die wir unsere Aufmerksamkeit lenken. So funktioniert die Fokussierung unseres Bewusstseins. Richtet sich unsere Aufmerksamkeit auf die Vergangenheit, wie beispielsweise oft in konventionellen Psychotherapien, erleben wir die Emotionen von damals erneut und alles fühlt sich gewohnt an. Bewährt und bekannt ist allerdings häufig das Gegenteil von großartig und erfüllend. So ziehen wir unsere Energie in die Vergangenheit und erschaffen für unsere 70 Billionen Zellen das gleiche elektromagnetische Feld wie schon immer. Unser Körper folgt dem Geist. Es fühlt sich stimmig, passend und normal an.

Oft höre ich Sätze wie *„So bin ich halt"*. Genau an dem Punkt setzt wirkliche Veränderung an, wenn wir nicht als Dauertherapie-Opfer austherapiert im Grab landen wollen. *„Aber so war er/sie eben"*, heißt es dann bei der Beerdigung. Lediglich durch die dauerhafte Indoktrination des Mainstreams wird uns Glauben gemacht, es sei normal, sich aus einer wohligen Opferrolle heraus selbst zu definieren. Viele Menschen wissen nach langer analytischer Therapie zwar, durch wen ihr Drama entstanden ist, und machen es sich zur Gewohnheit, ihr Opfer-Sein dauerhaft zu kultivieren. *„Ist das Feindbild klar, bekommt der Tag Struktur"*, nenne ich dieses abstruse Phänomen gerne etwas provozierend. Dies zu leben ist das Gegenteil des Bewusstseins eigener Schöpferkraft.

Sofies Körper folgte demgegenüber ihrem Geist. Der kreative Geist begeisterte sie in ihrer verbleibenden Lebenszeit, ihren Lebenstraum zu erfüllen. Sofie ließ buchstäblich alles hinter sich, um Neues zu erleben, und hat ihrem Körper und der Biologie ihrer Zellen dadurch Wege in eine neue Zukunft bereitet. Ihr altes Ich hat sich vollständig transzendiert. Für mich ist Sofies Beispiel eine inspirierende Beispielgeschichte, wie Bewusstsein die erlebte Welt von Krankheit oder Gesundheit und sogar Leben oder Tod erschafft. Auch dazu beginnt es wie immer mit dem berühmten ersten Schritt: uns für Bewusstsein zu öffnen.

2.2. Bewusstsein im Quantenfeld

Der unendliche gegenwärtige Moment

Selbst vom Mainstream wird häufig davon gesprochen, dass es ein wachsendes Bewusstsein für die Komplexität und Einzigartigkeit eines jeden Moments gibt. Diese Entwicklung soll angeblich in eine offene Gesellschaft führen. Ja, das sind erst mal schöne Worte, allerdings bergen sie die Gefahr, dass Sprache als Machtmittel missbraucht wird. Gute Werbung und Propaganda klingen eben schön, und der Konsument fühlt sich vermeintlich gut – so wird Gegenwärtigkeit zu einem trügerischen mentalen Konzept. Wir können uns nicht mit Bewusstsein und Gegenwärtigkeit beschäftigen, ohne auf die gängigen Vermarktungsstrategien von spiritueller Entwicklung zu stoßen: weltweite Spinnennetze von *Open Society*. Die *Open Society Foundations* (OSF) ist eine Gruppe von Stiftungen, die 1993 von einem amerikanischen Milliardär gegründet wurde, um über die Finanzierung von gesellschaftlichen und politischen Aktivitäten in vielen Ländern der Erde massiven Einfluss aufzubauen. Die OSF trägt ein Gewand aus Menschenrechten und Demokratie, um eine einheitlich gelenkte, globale Regierung, eine neue Weltordnung grenzenlosen Kapitalflusses herbeizuführen. Sie hat extrem viel Einfluss auf die Medien und Universitäten sowie in etlichen Staaten bereits eine so große politische Macht, dass sie als eine Art Schattenregierung agiert. Ihre Vertreter verkaufen sich als moralisch höher stehend und propagieren eine angeblich offene Sprache. Der berühmte Ausspruch *„Die Wahrheit ist konkret“*, mit der Bert Brecht seine teilweise etwas derbe Sprache begründete, wird als vermeintliche Verrohung der Sprache in die Ecke des Bösen geschoben. Politisch korrekt zu sagen, was die Mächtigen vorschreiben, sei offene Sprache, politisch Inkorrektes sei verrohte Sprache. Über die Verordnung der korrekten Sprache werden Menschen zum perfekten Untertan erzogen, denn Sprache schafft Wirklichkeit. Verordnete Sprache setzt Unbewusstheit voraus, und nur durch ein verändertes Bewusstsein können wir uns davon befreien. Um solche verordneten Wirklichkeiten zu erkennen, eignet sich jedes Mainstreammedium, wie beispielsweise der *Der Spiegel*, *Die Zeit*, die *FAZ*, die *Süddeutsche Zeitung* oder jegliche Kanäle des Staatsfernsehens. Dort werden alle Demonstranten, die den Themen der Globalisten-Agenda entsprechen, als *„mutige Aktivisten"* bezeichnet, die sich engagiert für *„wichtige zivilgesellschaftliche Forderungen einsetzen"*. Diejenigen, die den Globalisten kritisch entgegentreten, sind *„Chaoten*, *umstritten*, *extremistisch*, *rassistisch"* oder werden gleich in die kriminelle Ecke geschoben.

Diese sprachliche Manipulation lässt sich bei Berichterstattungen dieser Medien leicht nach Wahlen in einem x-beliebigen Land der Welt erkennen: Die den Globalisten nahestehenden Parteien werden selbst nach starken Stimmenverlusten schöngeredet, deren Gegner werden dagegen, selbst bei zweistelligem Zuwachs der Wählerstimmen, schlechtgemacht und die Wahl als ein Versagen der Demokratie hingestellt. Daran lässt sich der simple Mechanismus erkennen, mit dem geglaubte Wirklichkeiten medial wie Kaninchen aus dem Hut gezaubert werden. Menschen, die den Mund gegen die Globalisten aufmachen, werden dämonisiert und ausgegrenzt. Dieses Phänomen hat massive Auswirkungen auf unser Bewusstsein. Es geht um die Deutungshoheit unserer Wahrnehmungen und damit um das Phänomen, wie Wirklichkeiten erschaffen werden. Freiheit bedeutet, uns darüber zunehmend bewusst zu sein. Denn wenn wir uns mit Bewusstsein beschäftigen, spielt dies eine große Rolle, weil auf der einen Seite alle von den Medien gepushten Systemparteien bzw. Politiker weitgehend das Gedankengut der OSF vertreten und alle politischen Organisationen, die OSF-kritisch eingestellt sind, mit negativer Berichterstattung durch den Dreck gezogen werden. Die andere, augenscheinlich nicht politische Seite ist darüber hinaus für das Bewusstsein noch wichtiger – zum einen bezüglich der unbewussten Diagnosegläubigkeit (und sich via Impfungen und legaler, krankenkassenfinanzierter Drogen selbst zu vergiften), zum anderen geht es um universitäre Entwicklungsmodelle menschlichen Bewusstseins und spirituelle Dimensionen.

Das liest sich im *Spiegel*, einem typischen Systemmedium, dann so: *„Es gibt Anzeichen, dass sich unsere Gesellschaft fundamental weiterentwickelt. Genauer gesagt: dass sich viele Menschen fundamental weiterentwickeln. Viele Psychologen glauben, dass in der gezielten Entwicklung des Ichs, dieser geheimnisvollen, uns allen innewohnenden Instanz, der Schlüssel zu einer offeneren Gesellschaft liegt."*(2) Und schon wird ein siebenstufiges Modell einer amerikanischen Universität vorgestellt, nach dem politisch grünes Gedankengut als am höchsten entwickelt gilt und sich demgegenüber kritische Menschen auf einer niedrigeren Entwicklungsstufe befinden. Unter dem

Stichwort *integrale Spiritualität* finden wir das gleiche Spiel: Dort stellt der Bestsellerautor und spirituell-intellektuelle Guru des Mainstreams, Ken Wilber, ein spirituelles Entwicklungsmodell auf, das die Entwicklungsstufen des Menschen in Farben kategorisiert, und nach dem die grüne Entwicklungsstufe die höchste menschlichen Potentials sei. Zufällig deckt sich diese grüne Stufe weitgehend mit den Zielen der OSF und dem politischen Programm sogenannter „grüner" Parteien in Europa. Hier ist im Hintergrund eine ganz subtile Entwicklung am Laufen, wonach Menschen in niedrig und hoch entwickelt kategorisiert werden und manipulative Denkrahmen menschlichen Bewusstseins in die Gehirne der Menschen implementiert werden sollen. In der stalinistischen Sowjetunion wurden politische Kritiker ebenfalls nach psychologisch-medizinischen Kriterien als krank bewertet, und Hunderttausende verschwanden für immer in Psychiatrien oder Gulags. Ken Wilber hat in den USA kurz nach dem Wahlsieg von Donald Trump (aber noch vor seiner Amtseinführung im Januar 2018) ein spirituelles Pamphlet mit dem Titel „Trump and a Post-Truth World" herausgebracht und verkauft darin ganz offen das politische Konzept von Hillary Clinton als spirituell weiter entwickelt. Flankierend trat Anfang 2019 eine andere mediale Größe der Spiritualität, Marianne Williamson, im Vorwahlkampf um die Kandidaten der Demokraten auf. *OSF*-Gedankengut wird dann als Rückkehr zur Liebe verkauft. Das ist der heutige Kontext, in dem wir uns im Thema „Bewusstsein" bewegen. Um die Entwicklung des Bewusstseins zu verhindern, werden vom Mainstream Unsummen ins Marketing spiritueller Modelle investiert, um spirituelle Trancezustände als Wirklichkeit zu verkaufen.

Wenn ich mir eine riesige, offene Psychiatrie vorstelle, ist das dann nicht auch eine offene Gesellschaft? *Open Society* ist ein trickreiches Geschäftsmodell von einem der skrupellosesten globalen Spekulanten und breitet sich wie ein Krebsgeschwür aus; mit Metastasen in den Programmen angeblicher liberaler politischer Parteien, den Medien, vielen sozialen Organisationen, NGOs und mittlerweile sogar in Modellen der Entwicklungspsychologie und integraler Spiritualität. So wird versucht, die gezielte Entwicklung des Ichs zu einer politisch korrekten Umerziehungsmaßnahme zu machen, um Menschen zu manipulieren, die gewünschte Staatsideologie einer „Neuen Weltordnung" mit dem eigenen neuen Ich zu füllen.

Das ganze fördert ein neues Zeitalter der Restauration totalitärer Staatsformen, wie sie in der DDR über Jahrzehnte bittere Wirklichkeit waren. In Kapitel 3 gehe ich darauf ein, wie diese perfide Gewalt schleichender Ideologisierung funktioniert und wie wir den Fokus des Bewusstseins darauf ausrichten können, diese Manipulationen zu erkennen.

Vieles, was heute über den unendlichen gegenwärtigen Moment zu hören ist, beruht auf bewertenden Modellen. So wird Gegenwärtigkeit oft so dargestellt, dass wir uns nicht in Gedanken an die Zukunft verfangen und nicht in Vergangenem leben sollen. Das ist schön und gut – doch wenn es um Selbst-Heilkraft und Bewusstsein geht, ist ein viel umfangreicheres Verständnis vom ewigen Jetzt erforderlich. Es geht um das Gewahrsein des Quantenfelds, das ein unendlicher Ozean an Möglichkeiten ist – Möglichkeiten, die alle gleichzeitig und unabhängig von Raum und Zeit im ewigen Jetzt existieren. Es geht um einen Zustand des Seins. Da gibt es nichts zu tun. Zeit ist ein trügerischer mentaler Zustand. Unsere fünf Sinne sind an Raum und Zeit gebunden, deswegen können wir im Quantenfeld mittels unserer Sinne nichts wahrnehmen. Doch wir können gewahr sein. In mystischen Traditionen und in zahlreichen uralten Meditationsschulen ist dieses Wissen von alters her überliefert. Entscheidend ist das Bewusstsein, uns ganz von konditionierten Überzeugungen, Rollenidentifikationen und dem Glauben an ideologisierte Stufenleitern einer Ich-Entwicklung zu lösen. Genau deswegen kam Sofie auch ins Potential-Coaching. Sie verspürte die tiefe Sehnsucht, Dimensionen des Seins, die sich ihr in Indien offenbart hatten, bewusst zu erleben. Zwar spürte sie deutlich und bewusst ihre eigene Schöpferkraft, doch eine bewusste Ich-Identität in dieser Dimension des Seins ging ihr bislang ab. Alles wirkte auf sie wie zufällig geschehen. Sie gestand mir, manchmal habe sie vor der eigenen Größe, die sie wahrnehmen könne, ein wenig Angst.

Sofie war durch ihre intensiven Erfahrungen in Indien mit beobachtendem Bewusstsein, Achtsamkeit und Gewahrsein soweit vertraut, sodass wir uns dem Unbekannten schon nach kurzem Aufräumen einschränkender Überzeugungen nähern konnten. Unter Aufräumen verstehe ich die Vorarbeit, uns von Rollen-Identifikationen, „*Ich bin eben so und so*", dem trügerischen mentalen Konzept der Zeit und konditionierten Vorstellungen über die Funktionsweise des Lebens zu befreien. Diese Phase kann manchmal eine Weile dauern, insbesondere wenn Menschen mit Loslassen mentaler Konzepte und im Beobachten ihrer inneren Stressreaktionen wenig erfahren sind. Ohne dem Bewusstsein unserer eigenen inneren Stressreaktionen ist es nicht sinnvoll, mit der Erforschung des Unbekannten zu starten (zu Stressreaktionen und dem Bewusstsein, wie wir Stress erschaffen, kommen wir noch im Laufe des Kapitels). Bei Sofie ging es, wie gesagt, sehr flott. Beim Vorstoßen ins Unbekannte geht es um einen unendlich weiten Raum, um die Leere, das Noch-*un*-Geschaffene, das Noch-*un*-Manifeste. Es ist die Leere, die allem Sein erst die Existenz ermöglicht. Beispielsweise können wir einen Ton erst hören, wenn er aus seinem Nicht-Ton-Sein erscheint und in diesem Nichts auch wieder vergeht. Die Leere ist das *Un*-Geschaffene, das Potentialfeld, aus dem der Ton in der Welt der Sinne hörbar wird und im Verklingen als reines, nicht geschaffenes Schwingungspotential zurückkehrt. In dieses unendlich weite Nichts, in das *Un*-Geschaffene, gelangen wir mittels Bewusstsein, ohne unser dreidimensionales Sein, ohne Denken, ohne Gefühle und ohne Zeit. Je mehr Übung wir darin bekommen, in dieser nicht manifestierten Leere als reines Bewusstsein zu verweilen, umso vertrauter wird uns dieses Nichts reiner Potentialität. Sobald in uns der Gedanke erscheint, was das denn ist, sind wir wieder in unserer gewohnten vierdimensionalen Raum-Zeit. Wir können mit etwas Übung eine neue Gewohnheit entstehen lassen und uns einfach auf die ewige Weite dieses Nichts einlassen. Aus diesem Nichts inkarniert auch alles Weitere, was für Sofies Entwicklung Relevanz zeigte. Oft geht dieses Phänomen, dass die richtigen Informationen einfach erscheinen, mit einem tiefen Gefühl der Dankbarkeit einher, einem umfänglichen In-Dankbarkeit-getragen-Sein, ohne irgendeinen Grund. Denn sobald wir für irgendetwas Dankbarkeit erschaffen, hängen wir ganz schnell wieder in einem mentalen Konzept, meist, ohne des Konzepts gewahr zu sein. Grundlos glücklich und grundlos dankbar, frei von Intentionen, irgendetwas erreichen zu wollen. In dieser Qualität des Seins fühlten wir uns bald zu Hause.

Aber bevor ich anhand von Sofies Beispiel noch genauer auf die Gestaltung des Prozesses der Transformation eingehe, möchte ich einen kleinen Exkurs über Gehirnfrequenzen einschieben. Denn für die weitere Reise ins Unbekannte brauchen wir veränderte Frequenzen der Gehirnwellen. Das ist nichts Ungewöhnliches, es ist nur ungewohnt – genauso ungewohnt wie die vertrauten Gedanken an vorhersagbare Zukunft und Erinnerungen an vertraute Vergangenheiten loszulassen. In dieser Dimension des unendlichen gegenwärtigen Moments liegt unsere Selbst-Heilkraft verborgen.

Die unterschiedlichen Frequenzen menschlicher Gehirnwellen hängen mit unseren Aktivitäten des täglichen Lebens zusammen. Den normalen Wachzustand verbringen wir in einem mittelfrequenten Beta-Bereich. Sobald uns Überlebensemotionen, wie beispielsweise Wut, Angst, Kummer, Frust oder auch Depression erfassen, steigt der Pegel der Stresshormone und die mittelfrequenten Wellen steigen in den doppelt so hohen hochfrequenten Beta-Bereich an. Anfangs gilt es, den Fokus zunehmend auf diesen Bereich zu richten, weil wir uns und unseren 70 Billionen Zellen nichts Gutes tun, sobald die Bildung von Stresshormonen in hochfrequenten Beta-Frequenzen zur Gewohnheit wird. Mit Bewusstsein und ein wenig Technik lässt sich hier schon Etliches leicht verändern, um unserem Leben eine Wendung zu einer gesünderen Basis für die Zellgesundheit zu geben. Viele sogenannte Aktivisten haben sich im hochfrequenten Beta-Bereich verfangen, kämpfen für irgendetwas vermeintlich Gutes in der Welt und schaffen überhaupt nicht zu erkennen, wie sie sich selbst und den Menschen in ihrer Umgebung schaden. Generell ist Unbewusstheit gerne im hochfrequenten Beta-Bereich zu Hause, es ist die Heimat internationalen Aktivismus. Dort sind die Menschen sehr anfällig für Manipulation.

Niederfrequente Beta-Wellen deuten auf einen entspannten Zustand hin, beispielsweise wenn wir vertieft ein Buch lesen oder bei einem guten Gespräch mit Freunden. Im gesamten Beta-Bereich liegt der Schwerpunkt unserer Aktivitäten in der Außenwelt. Sobald wir von dieser Außenwelt in einen Dämmerzustand abgleiten und nicht mehr denken und analysieren, sondern es intuitiv unserer kreativen Fantasie überlassen, wechseln wir in das Spektrum der Alphawellen. Für etliche Menschen bietet sich etwa das Liegen in einer Hängematte an, um bewusst Pausen zu gestalten, in denen wir diesen Bereich intensivieren können. Auch den Wald, einzelne Bäume und Bäche kann man gut nutzen, um sich aus dem Beta-Bereich ins Alpha tragen zu lassen. Persönlich halte ich regelmäßig gestaltete Freiräume ab, in denen wir uns für einen der wichtigsten Gesundheitsfaktoren unseres Lebens von entspannten Gehirnfrequenzen in die Innenwelt gleiten lassen – und im Alpha-Bereich können wir auch am besten Neues lernen.

Im Theta-Bereich sind wir im klassischen Unterbewusstsein. Die Denkfunktionen sind nicht aktiv, was besonders für Kreativität und Fantasie förderlich ist. Dieser Bereich ist auch der Übergang zwischen wachen Beta-Frequenzen und dem Tiefschlaf im Delta-Bereich. Manchmal erleben wir den Theta-Bereich deshalb als halbwachen Dämmerzustand beim Einschlafen oder Aufwachen. Im Delta-Bereich befinden wir uns wie gesagt im Tiefschlaf, was besonders für unser Immunsystem und alle zellulären Selbst-Heilprozesse förderlich ist. Insbesondere den Theta- und den Delta-Bereich können wir über bewusste tiefe Entspannung und Meditation zunehmend für die Verwirklichung unserer Potentiale des Quantenfelds einsetzen. Je tiefer wir entspannen können und je intensiver wir mit sehr hohen Amplituden bewusst förderliche Information und Energie im Gehirn verarbeiten können, umso mehr stärken wir unsere Selbst-Heilkraft.

Die Gamma-Wellen sind am wenigsten erforscht und wirken daher am mystischsten. Sie können sowohl bei extremen Angstzuständen, bei spontaner Hyperventilation und bei Schocks auftreten, jedoch auch bei körperlichen und geistigen Spitzenleistungen. Gamma-Wellen können bei etlichen Geisteskrankheiten gemessen werden, aber genauso bei mystischen und transzendenten Erfahrungen. Eine mögliche Erklärung könnte im jeweiligen Verlust des gewohnten Ichs liegen. Gut vorbereitete psychedelische Erfahrungen mit Verschmelzungserlebnissen oder dem Erleben universellen Wissens gehen mit Gamma-Wellen einher, und bei transzendenten Erfahrungszuständen konnten in den USA hochfrequente Gamma-Wellen nachgewiesen werden.

Im Beta-Bereich unserer Gehirnwellen können wir uns sicher sein, dass alles so bleibt, wie es ist. Je länger ich mit Menschen arbeite, die teilweise über Jahre hinweg im konventionellen Gesundheitssystem therapiert, teilweise sogar austherapiert wurden, desto häufiger frage ich mich, ob dahinter ein System steckt. Sollen, indem eine Identifikation als Patient, also Leidender aufgebaut wird, Rahmenbedingungen geschaffen werden, um die ganze Zeit im hochfrequenten Beta zu verbringen? Hirnphysiologisch besteht die höchste Wahrscheinlichkeit, dass sich in dieser Gehirnfrequenz überhaupt nichts verändert. Vielleicht erfahren sie ja die Gnade, von außen errettet, vom Prinz erlöst zu werden. In dieser geistigen Haltung „*Die Erlösung kommt von außerhalb*" scheinen mir jedenfalls die meisten Behandlungen der scheinbaren Gesundheitsindustrie stattzufinden. Sehr oft ist das für alle Beteiligten Stress pur. Oder ganz ohne Sarkasmus ausgedrückt: Solange du nicht Schluss damit machst, deinen Tag mehr oder weniger ausschließlich in Beta-Wellen zu verbringen, wird sich in deinem Zellsystem, deinen konditionierten Überzeugungen, deinem Denken und Fühlen nichts verändern. In veränderten Spektren liegen die Schlüssel zu nachhaltigen Veränderungen in uns verborgen. Der unendliche gegenwärtige Moment jenseits mentaler Fiktionen ist nur in veränderten Hirnschwingungen erlebbar. Für Menschen, die ernsthaft erkranken, wäre es am heilsamsten, Tiefenentspannung zu lernen und alles zu tun, um zu einem regelmäßigen, tiefen und erholsamen Schlaf finden. Zusätzlich kann es Wunder bewirken, Zeiten in tiefer, grundloser Dankbarkeit zu verbringen.

Die Reise ins Unbekannte

Sofies Weg führte uns schließlich ins ewige Jetzt, in den Raum hinter dem Schleier gewohnter Gedanken und Gefühle. Noch einmal zur Wiederholung: Es gibt im Jetzt kein Gestern und auch kein Morgen – Gestern und Morgen sind nichts außer mentale Fiktion in unseren Köpfen. Unser bisheriges Leben, an das wir uns heute erinnern, ist lediglich die Verarbeitung von Bits und Bytes in unserem Neocortex. Dafür existiert im gegenwärtigen Moment ein unendliches Informationsfeld. Es ist nicht das Vergangene, das in uns etwas bewirkt, sondern das, was wir im ewigen Jetzt aus den Bits und Bytes machen. Wenn jemand an eine Diagnose glaubt, dann erschafft er die entsprechende Wirklichkeit im eigenen Kopf (mindestens beitragend, wenn nicht gar komplett). Wenn du an ein Trauma glaubst, dann bist du traumatisiert – aber nicht wegen dem, was war, sondern wegen dem, was du jetzt aus den Bits und Bytes machst, die möglicherweise von dem herrühren, was damals einmal war und das du als traumatisch bewertest.

Kannst du dich noch an Elena erinnern, die ich im letzten Kapitel vorgestellt habe? Da ging es um die Schuld gegenüber ihrer heute erwachsenen Tochter wegen eines Impfschadens, der aus dem Kleinkindalter stammte. Elena wurde von ihrer Schuld solange zerfressen, bis sie lernte, ihre Schöpferkraft zu erkennen und sich aus den immer gleichen Gedanken und Gefühlen zu verabschieden. Das findet ausschließlich im Jetzt statt. Es gibt nichts zu bearbeiten, nichts zu klären, keine Verstrickungen zu lösen.

Nichts existiert, bevor wir es erschaffen. Vom Mainstream wird lediglich der Schöpfungsprozess jeden Gedankens, Gefühls und jeder Empfindung als von Gott, den Genen oder irgendwelchen Molekülen gegeben angenommen und das, was als Ergebnis entstanden ist, wird dann bearbeitet. Über Jahrzehnte hat Elena jeden Tag aufs Neue ihre Schuld erschaffen; eine grausame mentale Fiktion, die durch die immer gleichen Überzeugungen, Gefühle und Gewohnheiten entstand. Sie war sich ihrer Schöpferkraft nie bewusst, und dieses fehlende Bewusstsein ist es, was jeden von uns krank machen kann. Elena war immer davon überzeugt, ihre Schuld wäre objektiv, und mit jedem Verfahren, mit dem sie sich von ihrer Schuld zu befreien versuchte, fühlte sie sie nur noch intensiver. Erst als sie lernte, den Fokus des Bewusstseins auf den Schöpfungsakt im Jetzt zu richten, unterbrach sie ihre bisherige Gewohnheit des Erschaffens. Hierfür ist keine Therapie nötig, sondern reines Erkennen, das authentisch aus dem Inneren kommt. Sobald Elena ihrer Schöpferkraft bewusst wurde, beobachtete sie ihre Gedanken, die sie dachte, ihre Gefühle, die sie in Kraft und Begeisterung oder Schwäche und Niedergeschlagenheit führen. Die einschränkenden Identifikationen mit den Inhalten der eigenen Gedanken, Gefühle und Empfindungen fielen einfach ab und Elena erkannte: *„Ich bin Schöpfer und Urheber der Inhalte dessen, was ich denke, fühle und empfinde."*

Alles, was wir denken und fühlen, ist frei von Raum und Zeit; alles findet immer im Jetzt statt. Wir können uns jederzeit an einen wunderschönen Traumstrand in Spanien, Thailand oder Hawaii denken. Je mehr wir dabei im bewussten Umgang mit unseren Gehirnfrequenzen geübt sind und je schneller wir in der Lage sind, uns in den Alpha-Bereich zu versetzen, umso leichter lassen sich unsere Gedanken mit inneren Bildern, Empfindungen und Gefühlen verknüpfen. Der Duft des heißen Sands, der warme Windhauch auf der nackten Haut, das Rauschen der Brandung, die Schreie bunter Papageien und die geöffnete Kokosnuss neben uns am Strand, dabei der süßliche Geschmack des Kokoswassers im Mund. Bis wir spüren, wie alles in uns prickelt. Wenn die Hirnfrequenzen passen, kann es sich ganz schnell so anfühlen, als wären wir wirklich dort. Statt des Strands können wir genauso gut schöne Erlebnisse mit Freunden, die erste große Liebe oder was auch immer heraufbeschwören. So schalten wir Wirklichkeit. All dies leicht erleben zu können ist entscheidend, um den Weg aus negativen Gedanken, Gefühlen und Empfindungen zu finden. Sobald wir jederzeit beide Richtungen einschlagen können, kann es zur Gewohnheit werden, Frieden, Dankbarkeit und Freiheit in uns zu spüren.

Nachdem Sofie die Macht ihres Bewusstseins erweckt hatte und sie zu nutzen begann, setzte sich auch alles Weitere im Entwicklungsprozess in Gang. In diesem ewigen Jetzt wurden ihr die eindrücklichen Erfahrungen mit dem Sterben erst richtig klar. Voller Begeisterung schilderte sie Erlebnisse, die für sie mehr als eindrücklich gewesen waren. Da waren beispielsweise Begegnungen mit Parsen und deren speziellen Türmen des Schweigens. Vor Jahrhunderten, als Perser gewaltsam zu Moslems gemacht wurden, flohen viele Gläubige mit den überlieferten religiösen Überzeugungen ihres Propheten Zarathustra aus Persien und fanden in Indien Asyl. Ihr Asylrecht mit voller Religionsfreiheit war im hinduistischen Indien an die Bedingung geknüpft, äußerlich wie Hindus zu leben. Doch sie behielten ihre Religion auch über Jahrhunderte bei. Und sie haben verständlicherweise eine klare Einstellung zum Islam, die im hinduistischen Indien sehr nachvollziehbar ist. Dass diese Wahrnehmung der Wirklichkeit in den letzten 25 Jahren im Westen zunehmend als Islamophobie schubladisiert wird, wirkt in Indien dagegen äußerst befremdlich. Den Parsen sind die Elemente, insbesondere das Feuer, heilig, weshalb sie einen ungewöhnlichen Brauch der Totenbestattung haben: Der Leichnam des verstorbenen Menschen wird auf einen solchen Turm des Schweigens gelegt, bis er komplett von Geiern gefressen wurde (da das Feuer heilig ist, können die Toten nicht verbrannt werden). Anschließend müssen nur noch die Knochen gereinigt und bestattet werden. Sofie hatte in Indien etlichen Totenfeiern beigewohnt und sich intensiv mit dem Thema beschäftigt – sie war ja zum Sterben dorthin gereist. Nachdem sie mir ihre Erlebnisse eingangs schilderte, fragte ich sie schlicht, was sie jetzt wahrnehme, wo sie darüber spreche. Ihre Antwort: *„Sehr plastische Bilder von diesen Erlebnissen."* Und so haben wir mit den Bildern und Eindrücken ihrer Erfahrungen mit den Parsen begonnen. Aus der Perspektive des logischen Verstands war das vollkommener Unsinn, weil es keinen rationalen Grund gab. Doch aus der Perspektive des Quantenfelds begannen wir selbstverständlich mit dem, was im Jetzt stattfand, und nicht mit dem, was Sofie dachte, dass es gerade wäre. Ohne diesem Wechsel der Ebenen laufen die Techniken ins Leere. Es geht darum zu lernen, was wirklich ist, jenseits mentaler Fiktion.

Da Sofie mehrere Wochen mit den Parsen verbracht und sich intensiv mit ihrer Vorstellung von Leben und Tod beschäftigt hatte, waren die Bilder deren speziellen Umgangs mit Toten für Sofie sehr präsent, und diese Bilder trugen sie in eine jetzt tief empfundene Liebe. Je niedriger die Hirnfrequenzen im Jetzt sind, umso intensiver ist die Erlebnisdichte. Das ist sozusagen der Rahmen, auf den ich bei meiner Arbeit achte. Ich nenne das Werkzeug, mit dem wir uns in immer offenerer Wahrnehmung tragen lassen können, Beziehungsaufstellung – eine Form, sich zu zweit in Achtsamkeit zu üben und einfach wahrzunehmen, ohne zu bewerten oder zu benennen. Dazu stellen wir uns ungefähr eine Armlänge voneinander entfernt dem jeweils anderen zugewandt hin, fokussieren unsere Atmung und schauen einander tief in die Augen. Es geht allein darum, zu beobachten, was erscheint. Als Begleiter tauche ich einfach ein in Sofies Informationsfeld ein – das funktioniert schlicht anhand von Gehirnfrequenzen. Bei Sofie war es einerseits eine abgrundtiefe Traurigkeit und gleichzeitig erfüllender innerer Frieden. Traurigkeit und Frieden trugen uns in alle weiteren Erlebniswelten, bis für uns eine tiefe gemeinsame Verbindung spürbar wurde. Auf die Technik gehe ich im Praxisteil (ab S. 226ff) noch ein.

Ich vergleiche den mühelosen Zugang in unterschiedliche Informationsfelder gerne mit Fahrradfahren lernen. Solange wir mit dem Rad nicht umgehen können, erscheint es fast grotesk, wenn ein begeisterter Radfahrer davon schwärmt, dass es umso mehr Spaß macht, je schneller es wird. Genauso ist es mit den Beziehungsaufstellungen. Sobald der technische Ablauf zur Gewohnheit wird, können wir ganz auf Bewusstsein schalten. Dann ist es verblüffend, weil aus dem Nichts häufig alle relevanten Informationen erscheinen. Bei Sofie zeigte sich, wie gesagt, diese tiefe Traurigkeit, die noch immer in ihr schlummerte und erkannt werden wollte. In der Märchensprache wäre das wohl ein Erlöst-Werden. Spannend war, wie für Sofie das Thema Segen relevant wurde. Was wichtig ist, erscheint – da geht es nicht um das intellektuelle Verstehen von Segen oder irgendeine religiöse Vorstellung, sondern um das direkte Erleben des Segens. Es geht darum, die Gesegnete bzw. die Segnende und der Prozess des Segnens selbst zu sein. Es war die Magie, intensive Quaternität zu erleben. Auch solche unterschiedlichen Dimensionen werden mit dem Werkzeug Beziehungsaufstellung wieder spürbar. Das sind erfahrbare Wirklichkeiten, die eine viel größere emotionale Intensität spürbar machen, als es Glaubensmodelle oder intellektuelles Verständnis je könnten. Jeder, der sich auf diese Erfahrungsebene begibt, kann es unmittelbar erleben, wie neue, kreative Information in unseren 70 Billionen Zellen real erlebbar ist. Und so war es auch bei Sofie. Sobald die richtige Information emotional im menschlichen Zellsystem erfahrbar ist, verändern sich im Körper sowohl elektromagnetische als auch elektrische Phänomene, die veränderte biochemische Reaktionen auslösen. Wir können es lernen, die Folgen dieser veränderten Prozessketten im Körper immer feiner wahrzunehmen. Dabei wird der Kreislauf beschrieben, der durch zunehmende Achtsamkeit und Gewahrsein entsteht, wenn wir Zugang in veränderte Gehirnfrequenzen finden.

Nach ihren intensiven Erfahrungen und ihrer unerwartet zurückgekehrten Gesundheit, fragte sie sich immer öfter, wer oder was sie denn jetzt sei. Diese Frage beschäftigte sie zunehmend aus ihrem tiefsten Inneren heraus. Doch durch die Intensität ihrer Erfahrungen während des vergangenen Jahres traten mögliche Antworten aus äußeren Glaubenssystemen überhaupt nicht mehr mit ihr in Resonanz – im Gegenteil: Salbungsvolle Worte von Systemwächtern stießen sie geradezu ab. Sie suchte eine wirkliche, neue Identität, die aus dem Inneren kommen sollte, und kurze Zeit später wusste Sofie, wonach sie gesucht hatte. Es war die veränderte Dimension, ein schlichtes *„Ich bin"* aus dem tiefsten Inneren heraus neu zu erfahren. Und das war eigentlich alles, was es brauchte, um in einem tiefen Erfüllt-Sein anzukommen. Die technische Seite dient nichts anderem, als Bewusstsein in anderen Dimensionen erfahrbar werden zu lassen. Es ist die Übung reinen Gewahrseins, die zur alltäglichen Gewohnheit werden kann.

> *„Jede Erscheinung auf Erden ist ein Gleichnis, und jedes Gleichnis ist ein offenes Tor, durch welches die Seele, wenn sie bereit ist, in das Innere der Welt zu gehen vermag, wo du und ich und Tag und Nacht alles eines sind.*
> *Jedem Menschen tritt hier und dort in seinem Leben das geöffnete Tor in den Weg, jeden fliegt einmal der Gedanke an, dass alles Sichtbare ein Gleichnis sei, und dass hinter dem Gleichnis der Geist und das ewige Leben wohne.*
> *Wenige freilich gehen durch das Tor und geben den schönen Schein dahin für die geahnte Wirklichkeit des Inneren."*
>
> „Iris" von Hermann Hesse

Wie Gewahrsein veränderte Wirklichkeiten erfahrbar macht

Während Sofies weiterer Entwicklung näherten wir uns immer mehr Bereichen, die mit dem Verstand kaum noch erfassbar waren, sich im Leben jedoch sehr real auswirkten. Wirklichkeit ist für uns das, was wir erleben. Da wir darauf konditioniert sind, anhand sprachlicher Logik zu funktionieren, braucht es eine bewusste Erweiterung unserer Wahrnehmung, um uns weiteren Erfahrungen zu öffnen. Es ist die Begrenzung der Sprache, die es nicht ohne weiteres ermöglicht, eine nicht-konzeptuelle Wirklichkeit zu beschreiben. Jedem, der neue Bereiche erleben kann – wie Sofie es tat –, wird die Nachhaltigkeit der Erfahrungen mit Bewusstsein im alltäglichen Leben vollkommen klar. Es ist real, weil es erlebbar ist, denn in diesem Universum sind deutlich mehr direkte Erfahrungen zugänglich als uns der Mainstream anhand von Modellvorstellungen vermitteln will oder kann. Mit der Sprache wirklicher Poesie, wie wir sie beispielsweise bei Hermann Hesse, Rainer Maria Rilke oder auch in alten Sagen und Märchen finden, können wir uns dieser Dimension erlebter Wirklichkeiten oft leichter nähern, als mit analytischem Verstand. Nochmals zur Erinnerung: 95 Prozent der Energie und Materie unseres Universums sind unerforscht und gelten nach heutigem Wissensstand als nicht erforschbar. Lassen wir diesen Fakt einmal auf uns wirken: Unser wissenschaftliches Wissen beruht auf lediglich fünf Prozent erforschter Materie. Und unter diesen Voraussetzungen lassen sich Menschen dann in Unikliniken behandeln. Sofern wir davon überzeugt sind, können auch solche Mainstreambehandlungen wirken – höchstwahrscheinlich sind sie schlicht ein Beweis für die Macht unserer Überzeugungen. Denn die meisten Menschen *glauben* ja an diese Form von Medizin, die vom Mainstream als modern, wissenschaftlich und alternativlos bewertet wird.

Sofie schaffte es, ein höheres Bewusstsein zu erfahren, und erkannte, dass dies kein Zustand, sondern ein lebendiger, dauerhafter Veränderungsprozess ist. Ähnlich der ständigen Ausdehnung des Universums kann sich unsere Gegenwärtigkeit für Bewusstsein zunehmend öffnen, um weitere Dimensionen des Eins-Seins und der Liebe erlebbar zu machen. Aus materieller Betrachtungsweise heraus wirkt das von außen teils geradezu unscheinbar. Doch innen spüren wir den riesigen Unterschied der Lebensqualität, wenn sich uns in jedem Moment pulsierende Lebendigkeit offenbart.

In diesem Entwicklungsprozess können wir auch beobachten, wie unsere Sinne immer klarer werden; einfach alles, was wir sehen, hören, riechen, schmecken und spüren, erleben wir in einer veränderten Dimension. Parallel beginnen die meisten Menschen in dieser Phase den Fokus ihres Bewusstseins zu ändern. Sie gönnen es sich bewusst, immer mehr Zeit in niedrigen Gehirnfrequenzen zu verbringen, weil sie diese Qualität des Lebens mehr und mehr zu schätzen lernen. In diesem Gewahrsein erleben viele Menschen ein erhöhtes Bewusstsein. Sie spüren, wenn sich das Gehirn mit anderen Frequenzen verbindet, und dass es das neue Bewusstsein adäquat verarbeiten kann. Mit den veränderten Frequenzen verändert sich auch die Biochemie im Körper und damit wiederum unser empfundenes Wohlergehen. Transzendente Erfahrungen können so im täglichen Leben zu etwas ganz Normalem werden. Genau das konnte Sofie erleben: Sie sah die Wirklichkeiten des Alltags immer bewusster und spürte sich viel intensiver, als sie es je aus ihrem früheren Leben kannte. In dieser erlebten Lebendigkeit liegt der Schlüssel, den Teufelskreislauf der Krankheiten nicht nur zu durchbrechen, sondern ihn sogar ins Gegenteil zu verkehren und zunehmend transzendente Wirklichkeiten zu erleben. Informationen, die nicht der vierdimensionalen Dimension entspringen, werden immer häufiger wahrnehmbar. Die Basis hierfür ist, zuvor eine solide Grundlage mit inneren Überzeugungen und eine Identität beobachtenden Bewusstseins aufgebaut zu haben. Solange sich Menschen mit den Inhalten ihrer Gedanken identifizieren, sind solche Erfahrungen kaum vorstellbar. Sofie beobachtete mit wachsender Begeisterung, was war, wenn sie sich erlaubte, keine Gedanken zu haben und den Fluss der Worte verstummen lassen. Sie genoss es, die Kraft des Gewahrseins zu atmen und nur noch Gewahrsein zu erleben: Es ist, wie es ist.

Wenige Monate später konnte ich mit Sofie eine weitere Fortsetzung dieses Eins-Seins erleben: das konkrete Eins-Sein mit der unberührten Natur des magisch versteckten Teilstücks des Bevera-Tals in den italienischen Seealpen. Sofie genoss es, sich vom Wasser tragen zu lassen, bewusst in kleine Wasserfälle einzutauchen und die Verbindung zur Quelle zu spüren – die Quelle, die unsere Seele berührt. Sobald wir uns gönnen, keine Probleme zu bearbeiten, können wir Gewahrsein wirken lassen, um bewusst mit der Magie der Natur in Verbindung zu sein.

Nach jenen intensiven Tagen erwuchs in Sofie nochmals eine neue Dimension tiefer Dankbarkeit, eine neu erlebte Ganzheit und die erblühende Liebe zu sich und der Welt. Da es nichts mehr zu verstehen gab, konnte sie sich erlauben, in einer tiefen Begegnung mit dem Moment anzukommen. In diesen heiligen Momenten wirklicher Präsenz liegt der Code universeller Intelligenz verborgen. Sofie fand darin ihre Essenz tiefen spirituellen Erlebens. Heute begegnet sie den Gedanken, was alles zu bearbeiten ist, welche Emotionen befreit werden wollen oder auch Gedanken, nur noch Urlaub machen zu wollen, mit einem entspannten Lächeln. Das ist die Kunst intensiv erlebter Gegenwärtigkeit.

Noch ein kleines Erlebnis zum Thema „Gewahrsein“: Während eines Retreats in den Seealpen plante ich, nach dem Mittagessen eine offene Erlebniszeit für die Begegnung mit der Natur anzubieten. Doch wie aus dem Nichts zog ein starkes Gewitter auf und die Temperatur fiel deutlich ab. Mir schoss es durch den Kopf, ob ich das Programm ändern sollte, aber es kam kein Impuls dazu. Nach fünf Minuten absichtslosen Beobachtens spürte ich die Klarheit, sofort ins Wasser zu gehen. Mein Verstand protestierte – aber es war in mir einfach klar. Also ging ich bei strömendem Regen und Gewitter ins Wasser und schwamm zur Quelle, die in einer kleinen Schlucht neben dem Fluss entspringt. Nach weiteren fünf Minuten kamen keine Blitze mehr, und als ich nach zehn Minuten bei der Quelle war, hörte es zu regnen auf und die Sonne kam innerhalb einer Viertelstunde wieder heraus. Entspannt legte ich mich auf einen großen, rundgewaschenen Felsen und genoss in der Sonne den Alpha-Bereich meiner Hirnfrequenzen: Es ist, wie es ist. Nicht gut, nicht schlecht. Es ist nicht das Im-Fluss-Sein, sondern die direkte Erfahrung eines Fluss-Seins, die sich in solchen magischen Momenten offenbart. Das ist für mich die Gnade des Gewahrseins. Wir leben immer in einem Feld reiner Magie, die erlebbar ist, sobald wir bereit sind.

Beim Atmen merken wir nicht, dass unsere Luft aus einzelnen Molekülen besteht. Alles Leben setzt sich aus Atomen zusammen, mit Protonen, Neutronen und Elektronen. Das Wesentliche ist für das Auge unsichtbar, doch sehr real.

Nach mehreren Monaten habe ich wieder mit Sofie gearbeitet, wobei gearbeitet in dieser Dimension nicht ganz treffend ist – wir gingen gemeinsam in der Unendlichkeit des Bewusstseins auf Reisen. Sofie ist immer wieder begeistert, Augen zu haben, mit denen sie sieht, um durch das Sichtbare hindurchzusehen und das Unsichtbare zu entdecken, und Ohren zu haben, um zu hören, um hinter die Worte zu hören und den Gesang der Stille zu vernehmen. Sie schilderte mir, wie ihr das mit zunehmender Übung in Achtsamkeit und Gewahrsein wie von selbst gelinge. Beides ist ausschließlich eine Frage des Bewusstseins, dem wir uns durch unser Beobachter-Sein, Achtsamkeit und Gewahrsein von Tag zu Tag mehr öffnen können. Unendliches Bewusstsein pulsiert durch jede unserer Zellen, nur nehmen es die meisten Menschen noch nicht wahr. Der Weg dorthin führt uns über das Beobachter-Sein, zum Raum-Halten und zunehmend zu innerer Überzeugungen, gewahr zu sein – zuweilen durch den vermeintlichen Tod und zuweilen auch durch Zeiten tiefer Verzweiflung. Carl Jung prägte dafür den Begriff *Die dunkle Nacht der Seele*, nach einem Gedicht des spanischen Mystikers Johannes vom Kreuz aus dem 16. Jahrhundert.

„Verzweiflung ist das Ergebnis jedes ernstlichen Versuches, das Menschenleben zu begreifen und zu rechtfertigen. Verzweiflung ist das Ergebnis eines jeden ernstlichen Versuches, das Leben mit der Tugend, mit der Gerechtigkeit, mit der Vernunft zu bestehen und seine Forderungen zu erfüllen. Diesseits dieser Verzweiflung leben die Kinder, jenseits die Erwachten ...“

„Die Morgenlandfahrt“ von Hermann Hesse

Portale eines erfüllten Lebens

Sofie ging durch Tod, Schmerz und Verzweiflung und durchschritt dabei den Schleier der Illusionen. Sie ist heute überzeugt, ein ganz neues Sein zu erleben. Diesen Ausdruck des eigenen Lebens zu entdecken wäre ihr mit höchster Wahrscheinlichkeit verborgen geblieben, wenn sie nach ihrer Krebsdiagnose Heilung gesucht hätte. Vielleicht gibt es Heilverfahren, mit deren Hilfe sie hätte geheilt werden können, doch viele Menschen, die Heilung von Symptomen finden, leben ihr früheres Leben danach mehr oder weniger unverändert weiter; das Leben, das mit all den Überzeugungen, Glaubenssätzen und konditionierten Wahrnehmungen überhaupt erst zur Krankheit geführt hat. Die Qualität der Erfahrung, die wir im gegenwärtigen Augenblick machen, kann sich nur verändern, wenn wir erkennen, selbst die Präsenz zu sein, die die Erfahrung erschafft. Solange wir Heilung im Außen suchen, identifizieren wir uns mit den Inhalten unserer Erfahrungen. Es geht darum zu erkennen, reines Bewusstsein zu sein, das im Prozess des Erkennens Erfahrungen macht. In dieser bewussten Klarheit sind die Portale eines erfüllten Lebens verborgen.

Sofie sagt heute, ihr Leben sei zu einem Weg tiefer Erfüllung geworden. Da gibt es nichts zu *glauben*, es gibt einfach nichts als unendliche Leere, in der alles verborgen liegt. Es ist die Qualität reinen Seins, eine Frequenz vollkommener Stimmigkeit. Paulo Coelho umschrieb es mit *„das Göttliche lebt überall dort, wo man es hereinlässt“*. Durch genau solche intensiven Erfahrungen tiefen Verbunden-Seins kam Sophie in ihrem Leben zu profunden inneren Erkenntnissen, die sowohl ihr Leben als auch ihre Ich-Identität radikal veränderten. Für sie ist es eine neue Dimension des Bewusstseins. Über das kleine, einschränkende Ich ihres früheren Lebens lächelt sie heute liebevoll. Sie empfindet es als etwas Kindliches und sieht ihre Erkrankung heute als den entscheidenden Schritt, der sie aus ihrer früheren Alltagstrance, die sie für die Wirklichkeit hielt, herausführte. An deren Stelle ist eine tiefe emotionale Entwicklung getreten, die zum direkten Erleben authentischer Erfahrungen führte. Die einfache Dynamik dieses Prozesses liegt darin, dem emotionalen Kern unserer Erfahrungen im gegenwärtigen Moment zunehmend gewahr zu werden.

Damit kreieren wir tiefe, neuartige Erfahrungen, auch auf physiologischer Ebene und es entstehen neue neuronale Netze in unserem Gehirn.

Die Verschaltungen im Gehirn werden dadurch angereichert, wodurch der Körper Energien in höheren Frequenzen verarbeitet. Dies verändert wiederum die biochemischen Reaktionen in unserem Zellsystem, die wir durch veränderte Emotionen und Gefühle wahrnehmen. Wir sehen und hören zunehmend auch aus der Innenperspektive. In diesen veränderten Bewusstseinszuständen empfinden wir uns selbst immer öfter als Energie, weil unsere inneren Frequenzen höher schwingen. Verbringen wir unseren Alltag dagegen schwerpunktmäßig in Überlebensemotionen, erleben wir eine hohe Dichte der Materie und wir verbringen unser Leben in einer viel niedrigeren Frequenz. Sofie nennt dieses Leben heute *„ihr altes Frequenz-Gefängnis"*.

Der Begriff *Frequenz-Gefängnis* passt aber auch sehr gut für das, was Anna erlebte. Wenn wir uns zurückerinnern, ging es bei ihr zunächst um ihre Entscheidung und das klärende Gespräch mit ihrem Bruder. Anna konnte ihm zehn Jahre lang nicht sagen, dass er sich finanziell selbst um sich kümmern muss. Das ist ein sehr plastisches Beispiel eines inneren Frequenz-Gefängnisses. Obwohl der Verstand um die Notwendigkeit der Veränderung weiß, schaffen wir es nicht. Das Frequenz-Gefängnis entsteht, weil wir keinen Zugang in unser Steuerungssystem finden, und solange wir uns mit unserem Denken identifizieren, bleibt das auch so. Doch können wir uns jederzeit von diesen Fesseln des Denkens befreien, indem wir konditionierte Gewohnheiten erkennen und eben doch verändern. Unsere Überzeugungen, Gefühle und inneren Bilder sind kausal für Gewohnheiten, die niedrige Frequenzen zur Folge haben. Sie füllen uns, erfüllen uns jedoch nicht – ähnlich wie Fast-Food: füllend, aber nicht nährend. Und so leiden wir Hunger, obwohl der Bauch voll ist (auch diesen Ernährungswahnsinn verkauft uns der Mainstream als normal).

In der Grundlagenarbeit mit Gewohnheiten, Überzeugungen, Bildern und Gefühlen liegt bereits der Samen für den transzendenten Bereich. Diese Grundlagenarbeit beinhaltet immer die ersten Schritte des Veränderungsprozesses. Allerdings schleicht sich bei Menschen, die schon an vielen Seminaren und ähnlichem teilgenommen haben, dabei oft ein Phänomen ein: Sie wissen, was sie schon alles bearbeitet haben. *„Also das Verhältnis zu meiner Mutter habe ich schon in unzähligen Familienaufstellungen bearbeitet."* Solche Sätze höre ich immer wieder. Sie *glauben* ihren Bewertungen.

Im Moment gegenwärtig sein ist aber etwas ganz anderes. Wenn ein Bild von der Mutter auftaucht, ist es einfach nur da – es ist nicht relevant, ob schon viel gemacht, erlöst oder wie auch immer bearbeitet wurde. Es *ist*, und das ist alles, was es sein muss. Mit Menschen, die viel Wissen in diesem Bereich und jahrelang Therapien hinter sich haben, die Stufen der Erleuchtung, transpersonale Entwicklungsmodelle und Ich-Entwicklungsstufen im Schlaf herunterbeten können, ist es oft ein ganzes Stück Arbeit, all diese Modelle und Konstrukte loslassen zu lernen. Ein ähnliches Phänomen tritt auch häufig mit Menschen auf, die sich mental in politischen, ideologischen oder religiösen Konzepten verfangen haben. Sie wissen, wie die Welt gerettet werden müsste. Die Konzepte der wichtigsten Weltverbesserer der zweiten Hälfte des 19. Jahrhunderts mündeten in den großen Kriegen des 20. Jahrhunderts und haben für Hunderte Millionen von Menschen zu Tod, Folter und Unterdrückung geführt.

Der entscheidende Unterschied zwischen dem direkten Erleben spiritueller Dimensionen unseres Seins und Ideologien, die wir *glauben* müssen, liegt darin, uns von weltverbessernden Modellen zu verabschieden. Es geht um reine Wahrnehmung, ohne zu bewerten, ohne zu benennen, ohne Modell und ohne Konzept. Mit einer Ideologie können wir keine Gegenwärtigkeit erleben, und solange wir äußeren Glaubenssystemen und Bewertungen folgen, können wir kein authentisches Sein erleben. Alle äußeren Systeme haben gemeinsam, eine Erhabenheit oder erhöhte Moralität zu vermitteln, die den Einzelnen von denen trennt, die dieser Gruppe nicht angehören. An die Stelle bewerteter Ideologien kann aber eine selbst inkarnierende Ethik treten, aus unserem intimsten Authentisch-Sein.

Alle persönlichen Wahrnehmungen beruhen auf Verknüpfungen neuronaler Netze im Gehirn. Diese Neuronennetze haben sich durch vergangene Erfahrungen gebildet, genauer gesagt, aufgrund unserer eigenen inneren Verarbeitung des Erlebten. Wir nehmen unsere Wirklichkeit nicht so wahr, wie sie objektiv ist, sondern wie wir selbst sind und unser Gehirn geformt ist. Jegliche Wahrnehmung der Welt spiegelt das Gehirn des Wahrnehmenden, und ohne neue Erfahrungen bleibt immer alles beim Alten. Die Programme, die diese Wirklichkeiten erschaffen, sind unsere Überzeugungen – fehlt das erwachende Bewusstsein innerer Überzeugungen, leben wir tagein tagaus in denselben Programmen, die unsere Wirklichkeit schalten. Doch das muss nicht sein. Alle bisher aufgeführten Beispielfälle sind der lebende Beweis, innere Programme verändern zu können. Je bewusster wir uns neue transzendente Erfahrungen erlauben, umso weiter wird das Spektrum, sowohl das unserer neuronalen Netze im Gehirn als auch dessen, was wir als Wirklichkeit wahrnehmen. Im Beispiel von Anna und dem Gespräch mit ihrem Bruder konnte sie genau in jenem Moment die neue Wirklichkeit eines kraftvoll erlebten Gesprächs schalten, als sie den Ladungszustand ihrer inneren Bilder veränderte. Diesen Unterschied so deutlich zu erleben, hat bei ihr die schon fast ekstatische Lust entfacht, den Weg gelebter Gegenwärtigkeit weiterzugehen, um sich selbst in ganz neuen Facetten der Wirklichkeit zu erleben. Genauso bei Sofie: Es braucht Lust und Freude, Neuland zu entdecken. Sofie blickte immer tiefer in sich und konnte jenseits der eigenen Sinne Strahlen, Ganzheit, Verbunden-Sein und Einheit wie in 3D wahrnehmen. Mit diesen Erfahrungen erweiterte sich ihr Spektrum des Lebens und Erlebens, sodass es für sie heute absolut real ist, wenn sie mit offenen Augen in ihre Alltagswelt zurückkehrt. Ihr Gehirn und ihre neuronalen Netze haben sich verändert, und so lebt sie in einer anderen biochemischen Wirklichkeit, die sich vollkommen anders anfühlt.

„Wenn dir's in Kopf und Herzen schwirrt,
Was willst du Bess'res haben!
Wer nicht mehr liebt und nicht mehr irrt,
der lasse sich begraben.“

„Epigrammatisch“ von Johann Wolfgang von Goethe

Ein Bewusstsein, das sich seiner bewusst ist

Heute hören wir vom Mainstream viel über Menschen, die ihr Gehirn verändern, indem sie den anderen Weg gehen und ihr Gehirn zurückbilden. Regenerative Hirnerkrankungen nennen wir das und *glauben* den Experten und Medien, die uns diesen Irrsinn als normal verkaufen wollen; verbucht wird dieser gesellschaftliche Wahnsinn dann unter Zivilisationskrankheiten – ein hervorragendes Geschäftsmodell der globalen Pharmalobby. Diese Erkrankungen treten insbesondere bei Menschen auf, die Jahrzehnte ihres Lebens mit Überlebensemotionen, also im hochfrequenten Beta-Bereich ihres Gehirns verbracht haben. Sie haben nie gelernt, ihre Gehirnfrequenzen so zu verändern, dass sie in niedrigen Schwingungen höhere Emotionen wie tiefe Liebe, Dankbarkeit und Verbunden-Sein erleben konnten. Wir brauchen keine neuen pharmazeutischen Drogen, sondern neue Wege, Menschen zu lehren, aus der hirnphysiologischen Stressspirale auszusteigen. Es geht darum zu lernen, unter welchen Rahmenbedingungen sich bis ins Alter neue Gehirnzellen bilden können. Nicht unsere Zivilisation oder das Alter führen zur Rückbildung von Hirnzellen, sondern der Umgang mit Stress und limitierenden Überzeugungen. Wenn es eine wirkliche Zivilisationskrankheit gibt, dann ist es der Glaube an äußere Autoritäten, wie sie uns von der Pharmalobby und den Medien präsentiert werden. Wir stehen genau an der Stelle der Evolution, menschliches Bewusstsein zu erkennen und welche entscheidende Bedeutung ein Leben in veränderten Gehirnfrequenzen hat. Dazu brauchen wir eine umfängliche Nutzung bisher brachliegender Teile unseres Gehirns. Erlebte Spiritualität jenseits mentaler Konzepte kann dazu einen wesentlichen Beitrag leisten. Mystische Erfahrungen und ein tiefes spirituelles Spektrum in uns zu entdecken, ist eine der natürlichsten Fähigkeiten des Menschen, und die Potentiale hierfür liegen schon immer in uns. Anna konnte nach einem längeren Zeitraum ähnliche Erfahrungen wie Sofie machen: Erfahrungen, die realer sind, als die ganzen wahrgenommen Wirklichkeiten in der alltäglichen Außenwelt. Zur Wiederholung: Solche Erfahrungen verändern unsere neuronalen Netzwerke im Gehirn und damit unsere Wahrnehmungsfähigkeiten grundlegend. Sie bilden neue neuronale Netze, im Gegensatz zu einem weitgehend in Überlebensemotionen geführten Leben, das eine Rückbildung solcher Netze bewirkt. Anna nannte es Software-Update, was diese Form der Arbeit bei ihr bewirke. Mit einer solchen höheren Version von uns selbst kommen wir in die Lage, Wirklichkeiten wahrzunehmen, die schon immer existieren, aber ohne entsprechende Neuronennetzwerke im Gehirn nicht wahrgenommen werden können.

Solche bewusstseinserweiternden Erfahrungen sind die beste Prophylaxe gegen bewusstseinseinschränkende Erkrankungen und damit eine Erweiterung unserer erlebbaren Spektren der Wirklichkeiten. Viele Menschen haben sich selbst befähigt, die Wirklichkeit in einer viel höheren Einstellung zu erleben: strahlend, leuchtend und vibrierend vor Energie. Plötzlich können wir das, was uns zuvor nur als einfache Materie erschien, als unendliches, lebendes Informationsspektrum erleben.

Irgendwann später erzählte mir Anna, ein Freund habe sie gefragt, was sich in ihrem Leben verändert habe. *„Nichts hat sich verändert und doch alles"*, habe sie ihm geantwortet. Der Unterschied liege für sie lediglich darin, früher nicht gemerkt zu haben, einen Weg bewusst gehen zu können – stattdessen sei sie stets mit Wegweisern, Wegbeschreibungen und Reiseprospekten über den Weg und sonstigen mentalen Konzepten beschäftigt gewesen. Die Konzepte hätten sich so normal angefühlt, als seien sie der Weg selbst. Wie oft habe sie sich in den vielen Jahren das klärende Gespräch mit ihrem Bruder vorgenommen, gedanklich durchgespielt, klare Ziele gesteckt und doch nur Stress, Anspannung und Verzweiflung gespürt. Danach habe sie sich immer selbst verurteilt und schlecht gefühlt, weil es wieder nicht geklappt habe. Manchmal habe sie gedacht, das Leben sei einfach gegen sie und sie habe nie auch nur eine Idee davon gehabt, dass sie in all der Zeit in ihrem eigenen Kopf gefangen war. Auf der Ebene des Neocortex, des denkenden Verstands, unserer Benutzeroberfläche, war Anna alles klar. Doch das bewirkte nichts bezüglich unbewusster Informationsfelder ihrer Systemsteuerung – vielmehr erschuf sie so nur Überlebensemotionen und Stress.

Während wir *glauben*, den Tag über wach zu sein, sind wir mit Gedanken beschäftigt, was in der Vergangenheit schlecht lief, was wir falsch gemacht haben, was nicht funktionierte, welche Ängste wichtig sind und wer an dem ganzen Schlamassel Schuld ist. Ist das Feindbild dann klar, bekommt der Tag wenigstens Struktur – da ist es vollkommen egal, ob sich das Feindbild in der Familie, den Medien, der Politik oder auch in einer Therapie findet, wo beispielsweise „das Trauma" als Ursache des Leidens identifiziert werden. Dann wissen wir wenigstens, warum wir leiden und wer oder was daran schuld ist. Frei nach dem Motto: Und wenn sie nicht gestorben sind, dann leiden sie noch heute.

Neben der Gewohnheit, uns in Vergangenem zu suhlen, gehen wir ebenso gerne unserer zweiten mentalen Lieblingsbeschäftigung nach: zu planen, was zu machen ist, damit ein imaginäres Morgen besser wird. Anna wusste genau, was sie wollte, und doch liefen die Gespräche immer anders ab. Da sie immer zwischen dem imaginären Gestern und dem imaginären Morgen unterwegs war, hat sie die Gegenwart stets übersprungen. Wir können nur im Moment präsent sein, wenn wir uns des einzigen Augenblicks, der sich genau jetzt entfaltet, bewusst sind. Nachdem Anna das erfahren konnte, wirkte ihr früheres Ich einfach nur verwirrt auf sie. Authentisch zu sein verlagerte sie einfach aufs Denken. Ein Zustand des Nicht-Seins können wir aber nicht verstehen, sondern nur direkt erfahren, sobald wir in der Lage sind, bewusst zu erleben, Bewusstsein zu sein.

Zuweilen ist die unstillbare Bedürftigkeit, etwas zu suchen, ein Indiz der Leere, die wir mit der heutigen mentalen Herangehensweise an das Leben nicht füllen können – dies liegt daran, dass sich unentwegt Symptome von Unbehagen und Krankheit physisch, mental oder emotional einstellen. In dieser mentalen Blase oder Scheinwelt werden die Symptome als Boten schlechter Nachrichten dann schnell umgebracht. Doch ist das eine Symptom tot, erscheinen schon Neue. „Kostenexplosion im Gesundheitswesen" nennt sich dieses Phänomen gesellschaftlich als nächstes mentales Konzept (von außen betrachtet müssten wir es schlicht Irrsinn nennen).

Das Ergebnis ist ein Leben in Trance, in dem es für die fehlende Erfüllung die Unterhaltungsindustrie gibt. Alles wird mit Lärm, Bewegung, Aktionismus und Hyperaktivität gefüllt, um unser unentwegtes Flüchten vor Gestern und verzweifeltes Hinterherhecheln nach Morgen gar nicht mehr wahrzunehmen. Dieser ganze Irrsinn trägt die Bewertung normal.

Die Frage ist dann nur, wie wir mit dem Erkennen dieser gesellschaftlichen Trance umgehen – und hier gilt das Gleiche wie bei der Transformation innerer Trance-Zustände: Es geht stets um die gleichen Phänomene, wie ich sie anhand der Beispiele von Anna und Sofie geschildert habe. Alles beginnt mit einem beobachtenden „*Und so ist es*", um im Moment verweilen zu können. Es geht darum, einen neuen Wahrnehmungsraum zu erleben, denn Bewusstsein identifiziert sich mit dem, was es erfährt, unabhängig davon, ob es um den Makrokosmos, die Manipulation von außen oder den Mikrokosmos geht. Wenn sich Bewusstsein seiner Selbst bewusst ist, identifiziert es sich mit sich selbst, statt sich an veränderliche Dinge, Rollen oder Konzepte zu klammern. Solange wir den Fokus des Bewusstseins auf einen Körper, eine Persönlichkeit, auf Rollen oder Verhaltensmerkmale lenken, identifiziert sich das wahrgenommene Bewusstsein damit. Bei Krankheitssymptomen kann es so weit gehen, uns mit den Symptomen zu identifizieren, wie ich es schon kurz erwähnt habe. Aussagen wie „*Ich bin*

Lungenkrebs-Patient" treiben die Perversion vergänglicher mentaler Konzepte der Identifikation mit einschränkenden Bewertungen zur Blüte. Im Makrokosmos sind es dann beispielsweise Identifikationen mit Ängsten, die von Medien und Politikern geschürt werden. Seit Spätherbst 2018 wurde dieses Propagandaphänomen nochmals verstärkt, als mit der Klima-Ikone Greta medial vom Angst- in den Panikmodus hochgeschaltet wurde. „*Ich will, dass ihr in Panik verfallt*", ist einer der medial aufgepushtesten Schlüsselsätze der Kampagne. Mit solchen verinnerlichten Überzeugungen, Angst- und Panikmodi erschaffen wir Moment für Moment Wirklichkeiten, derer sich die meisten Menschen nicht bewusst sind. Es ist ausschließlich eine Frage des Bewusstseins, denn bekanntlich basiert jede wahrgenommene Wirklichkeit auf den Synapsenverschaltungen im Gehirn. Diese erschaffen wir auf Basis früherer Erfahrungen und von außen suggerierten Ängsten. Wir nehmen Wirklichkeit nicht so wahr, wie die Welt ist, sondern wir erschaffen Wirklichkeiten, wie unser Gehirn ist. In diesem Prozess spielt die Umwelt, insbesondere die gesellschaftliche und mediale Umwelt, eine entscheidende Rolle. Um neue, wirklich eigene Erfahrungen im Leben machen zu können, gibt es nur einen Weg: unser Gehirn zu verändern. Dazu brauchen wir ein zunehmendes Bewusstsein bezüglich unserer Gehirnfrequenzen, und das kann nur in niederfrequenten Bereichen gelingen. Deswegen säen Propagandisten stets Angst und Panik – anders gelingt die Steuerung der Menschen von außen nicht.

Freude, innerer Friede, Freiheit, Dankbarkeit und Erfüllung sind dem Bewusstsein innewohnende Qualitäten. Es braucht dafür das Bewusstsein, dass wir uns selbst bewusst sind, um ewig, frei und allgegenwärtig zu sein. Und genau das ist es, was Anna und Sofie erleben, wie sie zunehmend von Freude, Liebe und Weisheit erfüllt sind, während sie früher Überlebensemotionen in dichter Materie und Energie gefangen hielten. Sobald wir in einen höheren emotionalen Zustand kommen, ist das Strahlen in den Augen Augenblick für Augenblick wahrnehmbar, und so nehmen wir auch konkret wahr, dass sich unser Gehirn verändert. Wenn dies der Fall ist, wird es für gewöhnliche Menschen möglich, ihre Selbst-Heilkraft zu aktivieren. Diese neue Medizin der Selbst-Heilkraft ist etwas ganz Natürliches. Bewusstsein zu entdecken, das sich seiner Selbst bewusst ist, ist ein wesentlicher Schritt auf dem Weg, unsere wahre menschliche Natur zu erkennen und zu leben. Dafür brauchen wir als Basis den Wandel von Überlebensemotionen in höher schwingende Frequenzen, die wir als tiefes Erfüllt-Sein empfinden. Achtsamkeit im Alltag ist dazu elementar, und manchmal ist Achtsamkeit so nützlich, dass es eine ungeahnte Wirkung entfaltet – selbst in langweiligen Museen.

2.3. Bewusstsein im Auge des Horus

Transzendentes Bewusstsein

Das *Staatliche Museum Ägyptischer Kunst* in München hieß vor einigen Jahren noch Ägyptische Staatssammlung und war an seinem historischen Standort etwas angestaubt, da es noch aus bayerisch-königlichen Zeiten Ludwig I. stammte. Vor vielen Jahren schlenderte ich dösig und gelangweilt durch dieses damals in die Jahre gekommene Museum. Wie das bei solchen Gelegenheiten manchmal so ist, sah ich in Vitrine um Vitrine, und mein Verstand begann in meinem Kopf zu plappern. Also beobachtete ich, wie der Neocortex seiner Lieblingsaufgabe nachging und die Sinneseindrücke bewertete. „Von den Sinnen in die Schublade" kann man dieses gängige Phänomen nennen. Ich glaubte, alles zu kennen und steckte das, was ich sah, in mein mentales Archiv. So plapperte es in mir: *„Und noch eine Maria mit Jesuskind."* Um meine kunsthistorischen Kenntnisse zu untermauern, schwafelte der denkende Verstand gern weiter: *„Eine Maria Lactans, eine typische stillende Mariendarstellung."* Innerlich nicke ich die Schubladierungen ab, da ich es ja für normal hielt, meine Sinneseindrücke so zu bewerten. Es fühlte sich so vertraut an, abgespeichertes Wissen mental wiederzukäuen. Solche Gewohnheiten sind bei vielen Menschen sehr verbreitet und ein schönes Beispiel für die gängige Unbewusstheit – ohne beobachtendes Bewusstsein kriegen wir solche Gewohnheiten nicht einmal mit. In meiner Unbewusstheit schlenderte ich also weiter und blieb ein paar Meter weiter abrupt und hellwach stehen. *„Was war das? Wo bin ich hier? In der ägyptischen Staatssammlung?"* Und schon stand ich wieder vor der Vitrine von kurz davor und las den Text. Das war keine Maria, sondern eine Statue, weit über 1.000 Jahre älter als unsere Zeitrechnung, nämlich Isis mit dem Horusknaben. *„Spannend!"*, dachte ich mir. *„Wer sind denn Isis und Horus, die uns da unter falschem Label untergeschoben werden?"* Irgendwie wirkte es wie ein typischer Fall von Fake News, die wohl schon ein wenig in die Jahre gekommen waren.

Da man uns diese Geschichte scheinbar seit über 1.700 Jahren falsch erzählt und dabei verschwiegen wird, dass sie mit veränderten Namen in Ägypten geklaut wurde, macht das Ganze natürlich nicht mehr wahr, doch die konstante Wiederholung einer Lüge erschafft so manches Mal die Illusion der Wahrheit. Und wie so oft im Leben, trägt die Lüge das *Gewand der Wahrheit*. Alle sehen das *Gewand der Wahrheit* und schon wird es in uns als wahr abgespeichert. Bei einer so gravierenden Fälschung brauchen wir uns über unsere heutigen Qualitätsmedien nicht wundern, die der ein oder anderen Lüge so gern und geschickt das *Gewand der Wahrheit* überziehen. Jede wichtige Story muss in das vorgegebene Gut-und-böse-Schema passen. So *glauben* wir eben im christlichen Abendland eine Geschichte, die vor langer Zeit mit anderen Personen erzählt wurde. „*Wer wird denn da kleinlich sein, nach so langer Zeit?*“, werde ich oft gefragt.

Aber Wahrhaftigkeit zu erleben, beginnt im Jetzt und hat mit innerem Commitment zu tun. Wahrhaftigkeit zu erleben, ist ein elementarer innerer Antrieb, um zu erkennen, was die Welt im Inneren zusammenhält. Und so machte ich mich auf die Suche nach dem Horusknaben und seinem berühmten Auge. Isis war schon im Reich der alten Ägypter die große Muttergöttin, also über 2,5 Jahrtausende vor Christi Geburt. Über das antike Griechenland kam die Isis-Verehrung schließlich ins Römische Reich. Im Jahre 38 unserer Zeitrechnung ließ Kaiser Caligula in Rom zentral auf dem Marsfeld gelegen einen großen Isis-Tempel erbauen; an dieser Stelle steht heute die Kirche Santa Maria sopra Minerva. Die Isis-Verehrung wurde im Römischen Reich sehr populär, und eine große Isis-Statue findet sich auch heute noch in Rom in der Nähe der Piazza Venezia (wenn auch als „Lucrecia“ getarnt). In der Spätphase des Römischen Reichs eroberte Isis auch den Norden und kam bis nach Köln. Doch ab Ende des vierten Jahrhunderts wurden die Statuen und alten Heiligtümer vom (mittlerweile christlichen) römischen Kaiser zerstört. Fast alle Zeitzeugnisse wurden systematisch vernichtet, damit es keine offensichtlichen Beweise mehr für den Schwindel gab. Mitte des sechsten Jahrhunderts war das christliche Zerstörungswerk dann beendet und auch die letzten Isis-Anhänger zum Tode verurteilt. In derselben Zeit begann übrigens auch der endgültige Zerfall des Römischen Reichs. Ob dies auch etwas mit der ausgetauschten Religion zu tun haben könnte, weiß niemand, aber zumindest hat sich in dieser Zeit etwas zum Thema „Muttergottheit“ radikal gewandelt. Isis war noch immer die große Muttergöttin, die sowohl für Mutterschaft als auch für gelebte und mit dem Göttlichen verbundene weibliche Sexualität stand. Aber in Zeiten von Isis hatte Weiblichkeit eine weit größere Bedeutung. Mit dem Etikettentausch wurde das Weibliche in seiner Bedeutung direkt noch herabgestuft und als „christlich" gelabelt.

Isis' Sohn, Horus, galt als Gott des Lichts, und sein Auge war das Symbol der Zirbeldrüse in unserem Gehirn. Denn die alten Ägypter kannten schon vor Jahrtausenden ein Zentrum im Gehirn, das mit übersinnlichen Erfahrungen in Verbindung gebracht wurde. Ihnen war bekannt, dass sich im Inneren des Gehirns eine Drüse befindet, über die der Mensch mit spirituellen Dimensionen des Bewusstseins verbunden ist: die Zirbeldrüse oder Epiphyse bzw. Glandula pinealis. Das sogenannte *Dritte Auge* ist eine pinienzapfenförmige Drüse, und obwohl sie sehr klein ist, verfügt sie über alle wichtigen lichtempfindlichen Zellen. Sie quasi der Lichtmesser in der Mitte des Gehirns, der genau zwischen den beiden Gehirnhälften liegt. Das Licht scheint dabei durch die Augen in den Hypothalamus, die Schaltzentrale des Gehirns, und von dort aus in die unterschiedlichen Hirnregionen. Ein Teil dieses Lichtes stimuliert die Zirbeldrüse, und je weniger Licht zu ihr gelangt, desto mehr Melatonin produziert sie. Melatonin ist unter anderem das Schlafhormon und regelt sowohl die Schlaf- und Wachzyklen als auch die Dauer der Traumphasen. Als Neurotransmitter ist es zudem für die Steuerung transzendenter Erfahrungen entscheidend. Die nur wenige Millimeter große Zirbeldrüse scheint durch ihre Steuerung der Hormone die Masterdrüse für körperliche, geistige und spirituelle Gesundheit zu sein. Spätestens seit wir wissen, wie klein Mikrochips sind, während sie riesige Datenmengen speichern und steuern können, ist klar, dass Größe nichts darüber aussagt, was möglich ist. Je aktivierter diese Drüse ist, desto mehr Melatonin produziert sie und unsere Augen beginnen von innen heraus zu leuchten – dann scheint aus ihnen das Licht unserer wahren Natur. Zeigen die Augen unser inneres Licht, wird das Ich zur lebendigen Quelle allen Seins. Dies deckt sich mit dem, was bereits vor Jahrtausenden, nur mit ganz anderen Worten, im alten Ägypten über das Auge des Horus gesagt wurde. Wichtig ist auch hier wieder, uns im Klaren zu sein, dass es nicht um Exegese von Texten und ein Verstehen geht, sondern um eine Bereitschaft zu unmittelbaren Erfahrungen jenseits neocortalem Denkens. Entscheidend ist die Aktivierung von Potentialen, die in unserem Gehirn schon immer angelegt sind, also unser Gehirn allumfassender zu gebrauchen, als wir es gewohnt sind.

Schauen wir uns erstmal an, was in der Zirbeldrüse geschieht: Wenn wir am Morgen aufwachen, senden die Rezeptoren im Sehnerv Signale ins Gehirn, welche von der Zirbeldrüse in Serotonin umgewandelt werden. Das ist die Magie, die ständig in uns stattfindet: Information wird in elektrische und elektromagnetische Frequenzen (Energie) umgewandelt, wodurch biochemische Reaktionen angestoßen werden, die wir als Körperempfindungen und Gefühle wahrnehmen. Neurotransmitter wie Serotonin und Melatonin regeln dabei die Informationsübertragung zwischen den Nervenzellen. Das Gefühl bzw. die Stimmung, die Serotonin vermitteln kann, könnten wir in folgende Worte kleiden: *„Zeit zum Aufwachen, ein neuer super Tag beginnt!“* Serotonin bringt unsere Gehirnfrequenzen zudem von der nächtlichen Delta- bzw. Theta-Frequenz ins wache Beta, sodass wir uns neu in Raum und Zeit einfinden und diese Frequenz als Wirklichkeit schalten. Abends läuft der Prozess über Melatonin dann umgekehrt und wir spüren in Alpha-Frequenzen unsere Müdigkeit, bevor wir uns in die Theta-Frequenz jenseits unserer Raum-Zeit verabschieden. Tiefschlafphasen wurden schon im Altertum als Heilschlaf bezeichnet. Diese Hormonproduktionen sind es übrigens, die bei Fernreisen schnell mal durcheinandergeraten, was wir dann als Jetlag bezeichnen. Und unter Stress können wir oft nicht schlafen, weil manche Nebennierenhormone unter Anspannung den Cortisolspiegel ansteigen lassen, wodurch weniger Melatonin produziert wird. Die Überlebensemotionen lassen eine Art Überlebens-Chemie entstehen, wodurch wir jedoch anfälliger für Erkrankungen werden. Natürliche Immunreaktionen der Zellen und die Dann-Reparatur-Fähigkeiten nehmen bei Stress ab, und gleichzeitig verkleinern sich unsere spirituellen Erlebensspektren. Wenn wir also nicht lernen, Überlebensemotionen bewusst wahrzunehmen und in Freude, Dankbarkeit und Inspiration umzuwandeln, bewirkt dies über die Neurotransmitter der Zirbeldrüse auch eine Reduktion unserer Wahrnehmung außersinnlicher Erlebniswelten. Hier beginnt wieder die praktische Veränderung bei beobachtendem Bewusstsein und der Transformation von einschränkenden Überzeugungen.

Zudem produziert die Zirbeldrüse bewusstseinserweiternde Substanzen und hat sie eine psychedelische Funktion. Hierbei geht es um Substanzen wie *Pinolin* oder *Dimethyltryptamin* (DMT), die auch halluzinogenen Pflanzen ihre berauschende Wirkung verleihen. DMT ist beispielsweise in Ayahuasca (einem psychedelisch wirkenden Pflanzensud) enthalten und ermöglicht es dem Gehirn, neuartige Gedankenstrukturen und Empfindungen zu kreieren. Dadurch werden hirnphysiologische Gewohnheitsbahnen aufgeschüttelt und neue Perspektiven ergeben sich – das entspricht der Metapher, eine Spur in unberührten Schnee zu fahren. Der kreative Geist kann nur bewusst wahrnehmbar werden, wenn wir uns Neues erlauben und die Perspektive wechseln. Unbewusstes kann uns dann viel leichter bewusst werden. *„Der religiöse Gebrauch ist in Brasilien rechtlich garantiert und in den USA durch eine Entscheidung des Supreme Court seit 2006 legalisiert"*, lautet auf *Wikipedia* der lapidare Hinweis über Ayahuasca. So manche psychedelische Substanzen fallen in manchen Ländern demnach unter Religionsfreiheit. Für die offizielle Freiheit, mit äußeren Substanzen neue Wahrnehmungsmuster zu schalten, müssen wir also erst religiös werden und äußeren Glaubenssystemen folgen. Ist das nicht spannend? Lassen wir das einfach mal so stehen.

Veränderte Wirklichkeit schalten

Doch auch unabhängig von psychedelischen Substanzen ist die Zirbeldrüse in der Lage, solch körpereigene Drogen zu produzieren. Dies erkannten auch die alten Ägypter und nutzten dies für die spirituelle Entwicklung des Menschen, um veränderte Dimensionen des Bewusstseins zugänglich zu machen. Was es für alle tiefgehenden, neuen Erfahrungen braucht, ist jedoch immer ein solides Fundament unserer ganzen Wahrnehmungsverarbeitung. Ohne tiefgehende Erfahrungen mit unseren Überzeugungen sind die Erlebniswelten, in die uns die Botenstoffe der Zirbeldrüse führen können, nicht in unser alltägliches Fühlen und Denken integrierbar.

Ekstase in religiöse Bahnen zu lenken empfinde ich persönlich schon wieder als sehr manipulativ, weil es ein bestehendes Konzept vorgibt, aber darauf komme ich noch zurück (S. 161ff). Auch die Auswirkungen auf die Selbst-Heilkraft können sich ohne solide Erfahrungsbasis im spirituellen Bereich nicht entfalten, ebenso wie transzendentes Bewusstsein. Die Kraft unserer Gegenwärtigkeit zu erfahren, unterstützt uns stark dabei. Glaubenssysteme stehen dem häufig im Wege, weil ein äußeres System den Rahmen der Erfahrungen definiert und eingrenzt. Menschen, die im Frequenz-Gefängnis ihres Neocortex festsitzen, indem sie sich mit den Inhalten ihrer Gedanken identifizieren und überzeugt sind, alles logisch steuern und kontrollieren zu müssen, haben meist nur durch vermeintlich aus dem Nichts auftauchende Probleme, wie Krankheiten oder Lebenskrisen, eine Chance, den Zugang in veränderte Dimensionen des Bewusstseins zu erlangen. Viele schlagen dann den Weg der Symptombehandlungen ein, doch manche finden dadurch den Weg zu sich selbst. Vielleicht meint das ja, was im Hinduismus und Buddhismus als der *Kreislauf der Wiedergeburten* bezeichnet wird.

Himmel und Hölle sind höchst real: Den Himmel erleben wir bei intensiver Liebe, Freude und intensiv gefühltem Frieden. Und die Hölle ist genauso konkret zugänglich, je intensiver wir in Angst, Wut und Hass gefangen sind. Den meisten Menschen fehlt lediglich das Bewusstsein, wie sie die eine oder andere Wirklichkeit „schalten". Sobald wir uns aber bewusst sind, wie wir den Himmel oder die Hölle in uns erschaffen, sind wir frei. Ohne diese gelebte Freiheit suchen die meisten Menschen mit viel Anstrengung nach Liebe, Freude und Frieden, das Gefundene entgleitet ihnen schnell wieder und die Suche beginnt aufs Neue. Deswegen ist es so wichtig, die Richtung der Suche zu ändern, denn in der Freiheit erlebter Schöpferkraft liegt auch all das verborgen, wonach wir oft so mühsam suchen. Es geht um Informationen, die in der Alltagswelt mächtig mitschwingen, jedoch von dem, was wir für unser Ich halten, nicht dirigiert werden können. Das Auge des Horus kann uns sehr wirkungsvoll dabei unterstützen, dieser „normalen", alltäglichen Unbewusstheit zu entkommen.

DMT oder andere körpereigenen Drogen haben im Übrigen per se keine Kraft, Menschen in erweiterte Bewusstseinswelten zu führen. Vielmehr werden die Gehirnstrukturen lediglich ein klein wenig verändert, wodurch der denkende Verstand, der unentwegt zensiert, was uns nicht bewusst werden „darf", in den Hintergrund tritt. Der Zensurmechanismus in unserem Gehirn wird für die Zeit der Wirkung auf Stand-by gestellt, und dadurch werden uns neue Wahrnehmungswelten zugänglich. Ob wir es mystische Erfahrungen, Erlebnisse transzendenter Bewusstseinszustände oder wie auch immer nennen, spielt keine Rolle – wir gehen über das konditionierte Verständnis der Wirklichkeit hinaus, was uns und unsere Sicht auf die Welt nachhaltig verändert. Der analytische Verstand entspannt sich plötzlich, stellt das Denken ein, und die Zirbeldrüse bewirkt die nötige Alchemie im Gehirn, durch die sich ein Portal in Dimensionen jenseits der vierdimensionalen Raum-Zeit öffnet. Wir kommen in die Lage, höhere Frequenzen aus dem Quantenfeld in unserem Gehirn zu empfangen und zu verarbeiten. Das nennen wir dann *Außersinnliche Erfahrung* (ASW). Für jeden, der es erlebt, sind das höchst reale Wirklichkeiten von einer Intensität, die den meisten Menschen verborgen bleibt. Wir bewegen uns damit in Bereiche, in denen sich bisherige Überzeugungen auflösen, beispielsweise jene, dass das physische Universum die einzige Dimension der Wirklichkeit ist, die der Mensch wahrnehmen kann. Wie bereits erwähnt: Der Mainstream unternimmt viel, dass diese limitierenden Überzeugungen weiter gepflegt werden und die Wahrheit nur ausgewählten Menschen über okkulte Geheimgesellschaften vermittelt wird. Vielleicht liegt darin der wahre Grund, warum die traditionellen Isis-Praktiken vor 1.500 Jahren endgültig verboten und ihre Tempel restlos zerstört wurden, um die Menschheit in eine Vierdimensionalität zu sperren. Psychedelische Substanzen werden heute beispielsweise mit bewusstseinseinengenden Drogen in einen Topf geworfen, aber gleichzeitig in fast allen größeren Städten illegal, aber offen in einem Umfeld von Diskotheken und Partys gehandelt. Meist werden sie dabei zusammen mit Alkohol verwendet, wo diese Substanzen eine lebensgefährliche biochemische Wirkung entfalten. Zudem wirken die dabei üblichen akustischen Frequenzen, die als Musik bezeichnet werden, bewusstseinsreduzierend. Die Wirkung kultureller Isis-Verehrung im Römischen Reich, wie auch schamanische Traditionen im keltischen Kulturraum, hatten genau gegenteilige Wirkungen: Sie bargen das Potential, die Menschheit in veränderte Dimensionen des Bewusstseins und damit zu einem spirituellen Erwachen zu führen.

Bewusstsein ist ein Strom, in den wir nicht zweimal an derselben Stelle steigen können. Der Strom fließt, verändert sich und bleibt nie der Gleiche. In diesem Fluss des Bewusstseins liegen alle Urinformationen der Schöpferkraft verborgen. Im Unterschied zu kodifiziertem Wissen, das in einem Buch verborgen liegt, bedeutet Bewusstsein, uns auf einen Prozess einzulassen – einen Prozess des Erkennens und direkten Erlebens, eine spannende Reise des Sich-zunehmend-gewahr-Werdens und schließlich selbst Fluss zu sein. Je mehr wir uns auf diese Reise einlassen, desto intensiver kommen wir auch mit dem Potential des Horus-Auges in Verbindung. Es liegt nicht an den richtigen oder besten Werkzeugen, die uns geleitet von unsichtbaren Kräften in diese Erfahrungswelten trägt, sondern an der geistigen Haltung. Um das Prozesshafte des Bewusstseinsstroms zu erkennen, erweist sich eine kleine Wegbeschreibung als hilfreich. Im Lauf der Jahre habe ich etliche Menschen ein Stück ihres Weges begleitet und durfte auch immer wieder Irrwege erleben. Es gibt nun mal kein festes Programm und keine Bedienungsanleitung – stattdessen geht es darum, die Kraft der Gegenwärtigkeit zu spüren und darin zunehmend unser wahres Zuhause zu erkennen.

Der Q!-Entwicklungsprozess: Schöpferkraft sein

Der Weg des Bewusstseins beginnt mit der Lust und Bereitschaft, sich heraus aus virtuellen Welten unentwegten Tuns wirklich auf den Moment einzulassen. Hierfür braucht es innere Neugierde, jeden Moment neu entdecken zu wollen. Wir müssen raus aus den geistigen Schubladen, um frei von Konzepten und Bewertungen zu sein. Den Augenblick in seiner Frische zu erfahren bedeutet präsent zu sein – darin liegt die Kraft lebendiger Gegenwärtigkeit. Und wenn wir *glauben*, fündig geworden zu sein, gilt es, weiter in einer geistigen Haltung des Entdeckens, der Neugierde und des Staunens im gegenwärtigen Moment zu bleiben. Dieser Geist ist das Wichtigste, um uns nicht mit einer momentanen Lösung oder Heilung abspeisen zu lassen. Die Neugierde ist eine unerlässliche geistige Grundlage für den weiteren Veränderungsprozess. Es ist essentiell, den Funken zu spüren, der das innere Feuer entfacht. Solange wir uns mit den Inhalten unserer Gedanken und Gefühle identifizieren, sind wir darin gefangen, Heilung oder Lösung zu suchen, und geben uns dann schnell damit zufrieden, wenn augenscheinlich alles gut ist. Aber häufig bewirken „sich erfolgreich wünschen“ und ähnliche Bestelltechniken nur, es im mentalen Gefängnis besser aushalten zu können. Die Bestsellerautorin Bärbel Mohr beispielsweise, die mit dem tollen Buch „Bestellungen beim Universum“ bekannt wurde, war eine wundervolle Frau, die etlichen Menschen neue Zuversicht vermitteln konnte. Sie verstarb viel zu jung an Krebs und hinterließ zwei kleine Kinder. Ich kannte und schätzte Bärbel, nur konnte ich ihre geistige Haltung, dafür zu Brennen, im Jetzt Neues zu entdecken, nie bei ihr selbst wahrnehmen. Diese Lust und Neugierde, neue Wahrnehmungsräume in sich zu erschließen, halte ich heute für eine der wichtigsten Grundlagen, um die Potentiale unserer Selbst-Heilkraft zu aktivieren. Das hat eine ganz andere

Kraft, als nette Dinge und Annehmlichkeiten zu bestellen, zu wünschen oder zu manifestieren. Auch eine meiner langjährigen Mitarbeiterinnen, die große Potentiale hatte, ist genau an diesem Punkt gescheitert – *„Ich will doch nur, dass es mir gut geht"* ist eine der entwicklungsfeindlichsten Überzeugungen. Mit dieser geistigen Haltung hat sie viele ganz alltägliche Denkverbote ihres Lebenspartners, der in einem geistig engen ideologischen Rahmen gefangen war, einfach verdrängt. Wer einmal über den mentalen Tellerrand geschaut hat, wird solch geistiger Unfreiheit nur mehr ein Lächeln schenken, um wirkliche Präsenz zu erleben. Mit Denkverboten und ideologischen Konstrukten können wir Gegenwärtigkeit und authentisches Sein nicht erleben. Darin liegt der Zusammenhang zwischen unserem Mikrokosmos und dem Makrokosmos, der uns zu umgeben scheint. Für unsere spirituelle Entwicklung ist es essentiell, uns zunehmend der allgegenwärtigen Manipulationsversuche durch Ideologien bewusst zu werden. Das geht nur mittels Achtsamkeit und Gewahrsein, um jenseits des Mainstreams neue Wege zu uns selbst zu finden.

Als Begleiter finde ich es zuweilen schmerzlich, wie schnell Menschen zum Bewährten zurückkehren, weil es ihnen mittlerweile gut geht oder sie genesen sind. Oft kommen vielversprechend erscheinende Coachings schon über diese Anfangsphase nicht hinaus. Etliche Coaches oder Begleiter für Persönlichkeitsentwicklung ahnen dabei nicht einmal, was sich hinter ihrer profanen Ebene alles verbirgt. *„Mit wie wenig geben wir uns zufrieden"*, frage ich mich dann, *„wenn wir doch direkt aus der Quelle trinken können?!"* Das Paradies ist kein Ort, sondern ein innerer Zustand. Es ist in uns, wir können es im Alltagsbewusstsein nur nicht wahrnehmen, weil es vom Neocortex wie von einem Zerberus bewacht wird. Dieser Höllenhund trägt die Verkleidung der Normalität und sorgt dafür, dass niemand der eigenen Hölle entkommt. Aber dafür gibt es Tausende Angebote, um Linderung zu erfahren. Das eigene Commitment weiterzugehen ist also essentiell, um dem Linderungsmarkt nur noch ein Lächeln zu schenken.

Aus dieser Präsenz erwächst zunehmend ein Entdecken des Lichts, das immer in uns ist. Halten mich meine Gedanken und Gefühle gefangen, weil ich ihnen glaube, oder kann ich die Inhalte meiner Gedanken und Gefühle beobachten? Wir wissen nun: Außer in abgespeicherten Erinnerungen existiert kein Gestern, keine Vergangenheit. Uns für das, was ist, zu öffnen, bedeutet auch, geistige Gefängnisse und Denkverbote hinter uns zu lassen. In dieser Dimension des Bewusstseins ist es entscheidend, zu erleben, dass existentielles Erkennen und Bewertungen zwei vollkommen unterschiedliche Dinge sind. Solange wir unser geistiges Zuhause in der Welt des Mainstreams haben und uns – meist unbewusst – an der omnipräsenten „political, social and historical correctness" orientieren, können wir uns diesem existentiellen Erkennen nicht öffnen; einfach weil in uns weiterhin immer die vorgekauten Bewertungsmuster lebendig sind. Diese Manipulation des Geistes, dies nicht zu bemerken, setzt voraus, in der ganz alltäglichen Trance zu Hause zu sein, statt an der Quelle schöpferischer Intelligenz, dem Ursprung allen Lebens, wohin uns die Fülle des Bewusstseins trägt. Im Augenblick wirklicher Präsenz liegt der Zugang zur Quelle verborgen. Dieses Erkennen kann schon ordentlich am bisherigen Weltbild rütteln und mentale Konstrukte zum Einsturz bringen.

Deswegen kann auf unserem Entwicklungsweg zuweilen auch eine tiefe Verwirrung entstehen. Manche erleben es auch als ein Bestürzt-Sein. Alte Denkkonstrukte und Illusionen können zusammenbrechen, wenn die gewohnte und genormte Sicht auf die Welt nicht mehr funktioniert. Wer sein Ich hier nur auf der Logik des Neocortex aufgebaut hat, dem können sich mitunter Abgründe eröffnen. Doch sobald wir diese Verwirrung akzeptieren und den Zwang, alles verstehen zu müssen, loslassen, entstehen Entspannung, ein tiefes Gefühl des Angekommen-Seins und oft auch ein Staunen. Wir müssen einfach nur wahrnehmen und uns erlauben, von dem, was ist, berührt zu sein. Dieser tiefen Rührung gilt es Raum zu geben, ohne verstehen zu wollen und ohne zu analysieren. Manchmal scheint es dann, dass jede Wahrnehmung, jedes Erkennen, jedes Gefühl, das eigene Ich und das Objekt des Wahrnehmens von ein und demselben Bewusstsein beseelt sind. Fehlt uns dieses Staunen aber, so kann nichts wirklich tiefes Interesse wecken und nichts unser inneres Feuer entfachen. Indem wir uns öffnen und die Quelle unseres Staunens erleben, verändert sich der Geschmack, die Qualität des Wahrnehmens. Ohne diese Qualität bekommt sonst leicht jede Wahrnehmung den Geschmack von Asche in Form von Depression und Burn-out, wie so gern diagnostiziert wird. Halten wir kurz inne und überlegen einmal, wie absurd die heute gängigen Behandlungsmethoden unter diesem Aspekt erscheinen: So ist das Leben im Mainstream mit der blauen Pille des Vergessens. Die rote Pille des Erkennens, dieses spontane

Staunen ohne zu bewerten, hat hingegen oft mit einem bewussten Eintreten in das Mysterium der schöpferischen Intelligenz allen Seins zu tun. In diesem Rahmen können zunehmend mystische Erfahrungswelten auftauchen, die weit über so manchen intellektuellen Sonntagsspaziergang hinausgehen, da das Erfahren mit einem zutiefst emotionalen Prozess einhergehen kann. In alten Texten wird dies auch „die Phase letzter Prüfungen" genannt, was so viel heißt wie: *„Sind wir wirklich bereit, uns auf den Weg einzulassen?"* Hierfür ist ein tiefes Commitment wichtig. Hinter allem Tun offenbart sich uns ein ganz neuer grenzenloser Erfahrungsraum. Sehr häufig wird das Erleben dieses Raums erst möglich, wenn wir unseren größten Ängsten mit Leichtigkeit begegnen können. Um dieser Begegnung gewachsen zu sein, ist in erster Linie ein wirkliches Commitment, eine innere Selbstverpflichtung erforderlich, um nicht wieder zurückzuweichen und gewohnte Bahnen gewohnter Synapsenverbindungen des Gehirns zu durchbrechen.

In den Harry-Potter-Romanen gibt es dazu eine passende Metapher: Das Fabelwesen Irrwicht (im Original: Boggart), das jedem in Gestalt der Person erscheint, vor der man sich am meisten fürchtet. Der Irrwicht lebt an dunklen Orten, wo ihn niemand sehen kann – in Schränken, Truhen, versteckten Winkeln auf Dachböden oder finsteren Kellern. Niemand kennt seine wirkliche Gestalt. Um einen Irrwicht unschädlich zu machen, gibt es nur einen Zauber, nämlich „Riddikulus". In dem Moment, in dem die größten Ängste nicht mehr erschreckend, sondern als lächerlich empfunden werden, platzt der Irrwicht und verschwindet. Die Worte klingen so einfach: angstfrei leben! Doch wir alle tragen das Potential in uns. Der Schlüssel dazu liegt ausschließlich darin, unser Gehirn anders, als bislang gewohnt, zu nutzen. Doch ohne die Verpflichtung uns selbst gegenüber, dies wirklich erreichen zu wollen, beenden viele von uns den Weg wieder und schlucken die blaue Pille – und diese Pille wird ja an jeder Ecke feilgeboten; sei es in Form von angeblicher Persönlichkeitsbegleitung, Medikation und Esoterik, in Form der vielen Jahrmärkte der Eitelkeiten oder in Motivations-Super-Shows in den großen Arenen. Mittlerweile werden sogar Melatoninpillen angeboten, und die sind sicher „blau". Das Auge des Horus zu aktivieren hingegen ist ein Entwicklungsprozess in eine veränderte Dimension des Bewusstseins, und dieser Prozess erfordert ein klares Commitment für die rote Pille des Erkennens.

Sobald wir diese Hürde genommen haben, können wir zunehmend intuitiv Erkennen, selbst eine Ausdrucksform des Ganzen zu sein. Das ist ein Eintreten in Erlebniswelten, in denen sich uns der schöpferische Akt offenbart, bei dem es um das Gewahrsein kreativen Geistes und schöpferischer Intelligenz, die allem innewohnt, geht. Mit einem Mal stehen wir dann auf einer Ebene, auf der es „Augen, um zu sehen" braucht, denn nur so können wir durch das Sichtbare hindurchsehen und das Unsichtbare entdecken. Alles, was unser essentielles Wesen verschleiert, jede Identifikation mit einer Rolle, einer Situation oder einer Vorstellung, die unser wahres Wesen vergessen macht, will erkannt und transformiert werden. Je intensiver die Überzeugung, mit der Quelle verbunden zu sein, in uns erfahren werden kann, umso getragener geschieht die anschließende Transformation.

Dieses oft neue Verbunden-Sein ist die erlebte Nicht-Dualität allen Seins. In vielen alten Weisheitstexten wird dafür der Ausdruck „im Licht sein" verwendet. Das Licht erfüllt den Raum und ermöglicht, dass alle Objekte gesehen werden, ist aber selbst unsichtbar. Die Schleier der Illusionen weichen dem erkennenden Licht und geben kostbare Einsichten in das Leben. Wo auch immer das Licht der Bewusstheit erscheint, verschwindet die Dunkelheit, und wir erkennen unsere wahre Identität. In dieser Dimension des Bewusstseins werden wir selbst zur Reflektion des Lichts. Das ist nichts, was wir machen können, es geschieht einfach, und in dieser Dimension bekommt das Erleben, Beobachter zu sein, nochmals eine ganz neue Qualität. In der Gegenwart von Liebe erfüllt zu sein offenbart uns das Geheimnis der Präsenz. Es ist ein Phänomen von Schwingung, Frequenz und Resonanz. In dieser Dimension ist erlebbar, dass Liebe kein Gefühl, sondern die unbändige Kraft der Fülle schöpferischer Intelligenz ist. Worte können dies nur umschreiben, da wir hier auf der Schwelle zum noch nicht Existenten stehen. Es ist die Welt reinen Potentials, die zugänglich wird, wenn wir emotionale Überlebensstrategien durch Bewusstsein transformieren. Das ist nichts, was wir tun können, da ist die Qualität reinen Seins.

„Die Welt, Freund Govinda, ist nicht unvollkommen, oder auf einem langsamen Weg zur Vollkommenheit begriffen: Nein, sie ist in jedem Augenblick vollkommen, alle Sünde trägt schon die Gnade in sich, alle kleinen Kinder haben schon den Greis in sich, alle Säuglinge den Tod, alle Sterbenden das ewige Leben."

„Siddhartha" von Hermann Hesse

Fühlen wir uns in diesem Sein dann vollkommen zu Hause, verändert sich die Dimension des Erkennens vom „Im-Licht-Sein" in den unendlichen Raum, aus dem das Licht Moment für Moment inkarniert. Sofern sich das Unnennbare noch in Worte fassen lässt, könnte man es so formulieren: das Licht nicht nur zu sein, sondern gleichzeitig vom unendlichen Raum aus zu sehen, wie das Licht darin einfach erscheint. Vom Licht geblendet zu sein ist dort nicht mehr möglich, weil wir von einer Innenperspektive des Lichts aus sehen. Und wir finden den Ursprung allen Lichts in dieser Dimension auch nicht mehr in uns, weil sich unser Ich vollkommen transzendiert. Das Ich hat die Schwelle zum Tod überschritten und eine Wiedergeburt im Ursprung allen Lichts erfahren. In den Bildern der Quantenphysik scheint mir die Vakuumphase dies zu verdeutlichen. Das Vakuum erscheint uns als Nichts und leer, doch für diejenigen, die zu sehen vermögen, ist es voller Leben, Informationen und Energie. Das Vakuum ist nicht an Raum und Zeit gebunden; es ist Ausdruck einer Dimension, die nicht wirklich mit Worten benannt werden kann, die aber jeder Mensch als Potential reinen Erkennens in sich trägt. Erleben, nicht nur in der Quelle zu sein, sondern selbst die Quelle zu sein. Diese Vakuumphase hat viel mit unserem Körper zu tun. Wir sind auf der Ebene unserer körperlichen Materie nicht fest, sondern bestehen aus Quadrillionen von Atomen, die zu über 99 Prozent Vakuum sind. Allerdings lassen es unsere in der Raum-Zeit gebundenen Sinne nicht zu, uns in dieser Dimension wahrzunehmen.

Dieser gerade skizzierte Entwicklungsprozess ist ein konkreter Weg, den diejenigen, die in ihrem Herzen den Ruf vernommen haben, jederzeit beschreiten können. Diejenigen, die spüren und wissen, dass es im Leben mehr gibt als Konsum, Manifestation, Glaube an den Mainstream, den bewussten Verstand und die blaue Pille des Vergessens. Verblüffend ist dabei, dass jeder Mensch diese Erfahrungen erleben kann, ohne etwas zu *glauben*, also ohne jegliche esoterische Verkleidung. Es ist ein Weg der nackten und unmittelbaren Erfahrung, der alte Weg der Erkenntnis. Die Suche nach dem, was sich hinter dem Vorhang verbirgt, vergleiche ich gerne mit einem inneren Feuer, das uns Lebenskraft verleiht. Ausnahmslos jeder spürt den Funken, und aus diesem Funken kann unser Commitment für diesen Weg erwachsen und eine lodernde Flamme werden. Dabei tragen unbändige Neugier und Entdeckerfreude den kreativen Geist und die schöpferische Intelligenz, aus denen alles erwächst.

Meine persönliche Erfahrung ist, dass Symbole wie das Auge des Horus oder der Pinienzapfen sehr hilfreich sein können, um sie auf dem persönlichen Weg wirken zu lassen. Die Essenz aller mentalen Erklärungsversuche, was denn nun das Auge des Horus ist, kannst du in deiner eigenen, tiefen Versenkung entdecken, im Beobachter-Sein. Heute gängige wissenschaftliche Erklärungsmodelle, wie sich die Hormonbildung im Gehirn, insbesondere über die Epiphyse und die Hypophyse verändern können, sind durchaus hilfreich, doch regen sie uns gleichzeitig zum Denken an, wodurch wir uns schnell im Neocortex verfangen können – und der hält uns in der immer gleichen Frequenz gefangen. Diesen Entwicklungsprozess kann jeder Mensch erleben, der sich auf den Weg des Bewusstseins begibt; es ist nichts Übernatürliches. Wir wissen nun also: Es ist einfach und es gibt nichts zu tun. Achtsamkeit und Entdeckerfreude sind Seins-Qualitäten, und die gilt es zunehmend durch Nicht-Tun zu aktivieren und zu leben, um das Auge des Horus zu erleben. Denn Nicht-Tun ist nicht Nichts-Tun. Der Rest erwächst aus dem Bewusstsein des Jetzt. Auf diesem Weg können uns kraftvolle Überzeugungen tragen. Jeder, der sich auf die Fülle des Bewusstseins einlässt, erlebt, dass sich das konventionelle Verständnis von Heilung und der Umgang mit Krankheiten vollkommen verändert. Wir schenken vielem, was in der ganz alltäglichen Unbewusstheit der Mainstreamdimension des Bewusstseins wichtig erscheint, nur noch ein Lächeln und tragen das Potential in uns, Freiheit in neuer Dimension zu erleben. Nichts ist, wie es zu sein scheint, und wir können unserer Schöpferkraft des Bewusstseins zunehmend gewahr werden, Moment für Moment.

„Wer nach Wissen sucht, weiß jeden Tag mehr;
wer den Weg sucht, tut mit jedem Tag weniger.

Weniger, immer weniger ist zu tun, bis man beim Nicht-Tun ankommt.
Ist man beim Nicht-Tun angekommen, bleibt nichts ungetan.

Wer die Welt gewinnen will, mischt sich nicht in die Dinge ein.
Wer sich in die Dinge einmischt, ist der Aufgabe, die Welt zu gewinnen, nicht gewachsen."

„Tao te King" von Laotse

Die Urinformation für Gesundheit

Sobald sich unser Gehirn mit anderen Frequenzen verbindet, empfangen und verarbeiten wir einen anderen Bewusstseinsstrom. Im technischen Bereich bietet der Fernseher eine einfache Metapher: Das Empfangsgerät verwandelt Frequenzen in Bilder und Töne.

Das menschliche Gehirn ist das komplexeste System in einem Lebewesen, das Frequenzen aufnehmen und in Wahrnehmungen umwandeln kann. Je höher die Frequenzen sind, die im Gehirn verarbeitet werden können, umso nachhaltiger verändern sich biochemische Substanzen, die über die Zirbeldrüse gesteuert werden. Diese körperinterne Biochemie erzeugt veränderte Wirklichkeiten. Sobald wir es uns zunehmend zur Gewohnheit machen, den Fokus unseres Bewusstseins mittels Achtsamkeit auf diesen Prozess zu richten, schärfen sich unsere Sinne. Die Bandbreite dessen, was wir hören, sehen, fühlen, schmecken und riechen, erhöht sich. So nehmen wir ein immer weiteres Spektrum wahr und kommen in die Lage, zunehmend luzide Erfahrungen zu machen und transzendente Bewusstseinszustände zu erleben. Diese Phänomene sind etwas ganz Reales, das jeder Mensch erleben kann. In ihnen liegt die Urinformation für Gesundheit, die durch das Reduktionsventil des Denkens normalerweise verborgen bleibt. Es sind Informationen jenseits des Alltagsspektrums der Sinne, die nur durch das *Auge des Horus*, das *Dritte Auge*, wahrgenommen werden können. Jede Krankheit entsteht im Alltagsbewusstsein, während sich im transzendenten Bewusstsein all die Informationen finden, um neue Frequenzen zu verarbeiten und von veränderten Energien getragen zu werden, um Gesundheit und Erfüllt-Sein zu erleben. Das ist nichts Mystisches, sondern etwas ganz Normales.

Am Beispiel von Sven möchte ich veranschaulichen, in welchem ganz alltäglichen Wahnsinn viele Menschen leben und wie wir uns daraus befreien können. Es geht um die Veränderung innerer Überzeugungen sowie um ein wachsendes Bewusstsein für transzendente Erfahrungen, die so kraftvoll sein können, dass sich bisherige Lebenskonstrukte radikal verändern. Sven war ein cooler Typ Ende 30 und hatte als gelernter Altenpfleger innerhalb von zwölf Jahren einen regionalen Pflegedienst aufgebaut – ein solides mittelständiges Unternehmen mit mittlerweile über 25 Mitarbeitern. Sven konnte sich richtig in die Arbeit stürzen und war von der Sinnhaftigkeit seines Tuns zumindest im Äußeren vollkommen überzeugt. Nur beschlichen ihn schon seit Jahren im Inneren immer stärker werdende Zweifel: morgens aufstehen, zur Arbeit gehen, heimkommen, sich eventuell noch mit seiner Freundin oder mit Freunden treffen, Mainstreammedien. Irgendwie wirkte dieses Leben unbefriedigend auf Sven. Lange versuchte er, diese empfundene Leere mit Alltagsdrogen wie flotten Autos, Konsum, Sport, Sex oder Partys zu deckeln, was den Alltag auch kurzfristig erträglicher wirken ließ, doch nur, um noch erschöpfter ins Bett zu fallen. Am nächsten Morgen begann dennoch alles von vorn. Er spürte, dass Stress in seinem Leben mehr oder weniger allgegenwärtig wurde und die Alltagsdrogen lediglich dafür sorgten, diesen kurzzeitig nicht wahrzunehmen. Bei konventionellen Trainings zum Thema „Achtsamkeit" und „Stressreduktion" merkte er schnell, dass es dort nur um Linderung der Symptome ging, und was Sven im Alltag erlebte, war schließlich purer Stress, der bis auf die Zellebene wirkte. Er merkte, wie seine Wahrnehmung, dass etwas in seinem Leben nicht stimmte, zunehmend aus dem Bewusstsein ins Unbewusste gedrängt wurde, der Stress jedoch zellulär blieb. Als Sven dann eine Autoimmunkrankheit diagnostiziert bekam, die ihn langsam zum Tode führen sollte, wusste er, dass sein Leben so nicht weitergehen konnte.

Als wir uns kennenlernten, schilderte er mir, dass er genau spüre, dass sich etwas in seinem Inneren radikal verändern müsse. Mit bloßem Nachdenken kam er keinen Zentimeter weiter, sondern verkrampfte immer mehr. Er nahm die niedrigen Frequenzen der Überlebensemotionen, mit denen er tagein, tagaus lebte, immer deutlicher wahr, da sie auch mit einer niedrigen Energie im Körper einhergingen.

Unter Anbetracht der Möglichkeiten, was alles an emotionaler Fülle zu erleben möglich wäre, ist Svens Beispiel trotz des äußeren Erfolgs ein klassisches Beispiel für das Gefangen-Sein in emotional niedrig schwingenden Frequenzen. Und Sven ist kein Einzelfall. Früher oder später stellen sich bei Menschen, die ihr Leben hauptsächlich in solchen Frequenzen verbringen, häufig Burn-out, Depressionen, Autoimmunerkrankungen oder sonstige Dysfunktionalitäten des Körpers ein. Dies führt wiederum zu einer Abhängigkeit, Erlösung vom Leiden im Außen zu erfahren, meist sind dabei pharmakologische Abhängigkeiten inklusive, die als unvermeidbare Nebenwirkungen bewertet werden. Als Ursache dieser Symptome wurde die Bewertung „Zivilisationskrankheit“ erfunden – ein klassischer Euphemismus, um diesen alltäglichen Wahnsinn als ganz „normal bewerten“ zu können. Die ständige Wiederholung dieser Tatsachen von Krankheitsexperten und Organisationen, die durch den kollektiven Glauben an dieses einschränkende Weltbild gut verdienen, erschafft im Neocortex diese geglaubte Wirklichkeit. So werden die meisten Menschen zum Schöpfer der eigenen, selbst einschränkenden Realitätsmatrix des Lebens, ohne sich dessen überhaupt bewusst zu sein. Der immer bestehende Möglichkeitsraum eines umfassenden Bewusstseins bleibt so verschlossen, und wer sich damit abfindet, hat immer geringere Chancen, diesem Frequenzgefängnis zu entkommen. Krankheiten und Lebenskrisen sind ein Schrei des Unbewusstseins, um uns aufzurütteln, endlich unseren Weg in die Freiheit und ins Licht zu gehen. Alles, was wir dafür brauchen, ist zunächst beobachtendes Bewusstsein und die Entdeckerfreude, unbewusste Überzeugungen zu verwandeln. Auf dieser Basis lernen wir, aus Überlebensemotionen mit niedriger Frequenz und Energie erfüllende Emotionen erblühen zu lassen. Dies wiederum geht mit höher schwingenden Bewusstseinszuständen einher, die wir ganz konkret als höhere Energie wahrnehmen. Dabei gibt es nichts zu *glauben*, keine esoterischen Formeln, nichts zu wünschen, keine Gebete, sondern nur Einlassen, Erleben, Beobachten und Staunen. Die richtige Biochemie im Gehirn erschafft eine neue Wirklichkeit – so werden Menschen zu eigenen Meistern ihrer Gene. Bei Sven sprudelte es hinter der coolen Alltagsfassade nur so vor einschränkenden Überzeugungen, etwa tief im Inneren nicht richtig, sondern vollkommen wertlos zu sein, und trotz seines beruflichen Erfolges das Gefühl zu haben, alles im Leben falsch zu machen. Er spürte bis dahin, ein unerwünschtes Kind seiner Mutter gewesen zu sein, die ihn von klein auf für ihr eigenes Unglück verantwortlich gemacht hatte, auch wenn er schon seit Jahren kaum noch Kontakt zu ihr bestand. Doch ist alles Unbewusste nur solange unbewusst, solange es nicht ans Licht des Bewusstseins kommt. Der erste Schritt zur Veränderung liegt darin, alles, was sich als Inhalt zeigt, wertfrei zu beobachten: *„Und so ist es. Es ist einfach, wie es ist."* Sven lernte die Inhalte seiner Gedanken, Empfindungen und Gefühle so zu betrachten, wie sie sind: nicht richtig, nicht falsch, und auch nicht gut und nicht böse. Sie sind einfach. Nur so entkommen wir dem Gedankenkarussell und der Verkoppelung von Wahrnehmung und Bewusstsein. An dieser Stelle beginnt die Kraft unserer Präsenz im Augenblick: Gewohnheitsmäßig liegt der Fokus des Bewusstseins auf einer Mischung aus der Geschichte, die wir *glauben*, den äußeren Ereignissen, der Materie oder dem Physischen. Es geht nicht um das, was wir sehen, hören oder mental verstehen, sondern um die emotionale Wirklichkeit und die Empfindungen in jenem Moment.

Im Quantenintelligenz-Prozess lernen Menschen innerhalb weniger Wochen, im gegenwärtigen Moment zunehmend innere emotionale Resonanz wahrzunehmen, statt auf die Geschichten zu achten. Es geht darum, uns der gefühlten Wahrnehmung zunehmend bewusst zu sein. Hinter jeder gefühlten Wahrnehmung liegen innere Überzeugungen verborgen, die zu unserer emotionalen Reaktion führen. In allem erlebten Ungemach (Krankheit, Störung etc.) liegt eine Botschaft, und sobald wir in der Lage sind, unser Bewusstsein darauf auszurichten, können wir die lange weggesperrten Gefühle befreien und integrieren. Eigentlich sollte klar sein, dass sich dies teilweise schlecht anfühlt. Deshalb liegt im Entwicklungsprozess eine Einladung weg von der heute sehr gängigen Fokussierung auf *„Ich will nur, dass ich mich besser fühle"* und hin zu einem sich selbst verpflichtenden *„Ich will immer besser darin werden, wahrzunehmen, wie ich mich fühle"*. Der Blick hinter den Schleier alltäglicher Illusionen kann uns im Jetzt zuweilen mit Gefühlen konfrontieren, die wir bisher nicht gelernt haben zu integrieren. Oft scheint ein Schatten der Vergangenheit auf dem Potential der Leichtigkeit des Gegenwärtig-Seins zu lasten. Aber wir wissen jetzt: Solche „Schatten" sind reine Information im Jetzt, die als Bits und Bytes aktiv sind und unsere Gegenwärtigkeit mit abgespeicherten früheren Informationen überlagern. Um sich dieser Dimension gewahr zu sein, ist es erforderlich, sich wirklich darauf einzulassen – sonst bleiben wir ewig an der Ebene netter Wohlfühl-Coachings hängen.

Sven konnte sehr schnell erkennen, dass ihm seine Fokussierung auf äußere Leistung bisher sehr geholfen hat, ihn aber gleichzeitig nie in sich selbst ankommen ließ. Er konnte es bis dahin nicht erleben, in sich zu ruhen und wirklich gelassen zu sein, was auch daran lag, weil er den Standby-Mechanismus des ständig plappernden Verstandes bislang nicht kannte. Technisch ausgedrückt war es letztendlich die Suche nach einem veränderten Frequenzspektrum, das ihm Hingabe, wirkliche Entspannung und transzendente Dimensionen des Bewusstseins zugänglich machte. Diese veränderte Biochemie im Gehirn zu erreichen, ist die Intention des Quantenintelligenz-Prozesses, den ich im dritten Kapitel (S. 226ff) darstelle.

In der Überfokussierung auf äußere Leistung verbarg sich für Sven eine klare Botschaft: die Sehnsucht nach Liebe, die er als Kind nie bekommen hatte. Diese Sehnsucht verursachte einen tiefen Schmerz, der als emotionaler Schatten sein ganzes Leben einfärbte. Sven wurde bewusst, dass er sein Leben immer so gestaltet hatte, dass dieser Schmerz nicht vorhanden zu sein schien – er schuf sich ein Leben in hohen Beta-Frequenzen mit viel äußerer Aktivität, vielen kurzen Beziehungen zu ihn bewundernden Partnerinnen und einem Händchen für beruflichen Erfolg. Bei Sven lag die größte Herausforderung, um im beobachtenden Bewusstsein in der Gegenwart verweilen zu können, darin, die Überzeugungen hinter seinem tiefen Schmerz zu erkennen. Das begann mit bewusst formulierten Überzeugungen, wie beispielsweise: *„Ich bin es wert, geliebt zu sein.“* Solche Aussagen sind der erste Schritt, um an Worte gebundene, bisher fehlende befähigende Informationen wahrzunehmen und zu integrieren. Flankierend schuf er sich im Alltag Freiräume für Meditationen und bewusste Entspannung, und schon nach wenigen Wochen fühlte sich Sven wie ein anderer Mensch. An die Stelle der Überlebensemotionen traten zunehmend Erfüllungsemotionen. Da es im Jetzt immer nur innere Bilder und Überzeugungen von Vergangenem geben kann, sind wir in der Lage, diese Bits und Bytes im Jetzt verändert wahrzunehmen. So konnte Sven etwa erleben, dass es nie zu spät für eine erfüllte Kindheit ist, da ja alles nur im Jetzt existiert. Darin liegt unsere einzige Wirklichkeit. Sven wurde von nichts geheilt, nichts wurde weggemacht, nichts neu programmiert. Er hat sich lediglich aus dem Frequenzgefängnis seines bewussten Verstands befreit und identifiziert sich nicht länger mit dessen Inhalten und Bewertungen. Er hat gelernt, die Inhalte zu beobachten. Mit Sven hatte ich über Monate hinweg immer wieder neue wundervolle Begegnungen; wie als Nebenwirkung veränderte sich sein Leben dabei vollständig zum Positiven und die angeblich unheilbare Autoimmunerkrankung verschwand von allein. Die Veränderung lag ausschließlich in kohärenten Gehirnfrequenzen, die Sven als ein Authentisch-Sein erlebte, sobald er Intuition, Freude, Flow und kreativen Geist im Jetzt erfahren konnte. Er lernte, sich bedingungslos auf das, was ist, einzulassen, und so zeigte sich ihm Moment für Moment eine andere Welt als die Wirklichkeit der Geschichten des Neocortex. Sven ist für mich ein wundervolles Beispiel, denn nichts und niemand hat ihn von irgendetwas geheilt. Er erfüllt zunehmend das immer vorhandene Potential seines Seins mit Leben. Unter dem Gesichtspunkt des Bewusstseins ist diese Differenzierung essentiell. Fokussieren wir uns auf die Beseitigung eines Defizits oder auf die Verbindung mit unseren Gesundheitspotentialen? Defizite zu beseitigen und Potentiale zu entwickeln aktiviert jeweils unterschiedliche Gehirnfrequenzen, und damit erschaffen wir uns wahrgenommene Wirklichkeiten.

Auf dieser Basis konnten wir aufbauen, um im nächsten Schritt transzendente Zustände des Bewusstseins wahrzunehmen und sie in innere Erfahrungswelten zu integrieren. Am leichtesten fällt das in möglichst unberührter Natur. Das Energiefeld von Bäumen, Quellen, Wasserläufen und Felsen unterstützt den Prozess körperlichen Loslassens, um die wahrgenommen Wirklichkeiten zu transzendieren. Im Mittelpunkt steht dabei, ein höheres Gewahrsein zu entwickeln, um Zugang zu veränderten Gehirnfrequenzen zu bekommen. Sven ist heute in der Lage, Informationen jenseits der Sinne wahrzunehmen, da er damals viele neue innere Erfahrungen zuließ, die er als extrem intensiv und profund erlebte. Wo Svens Wahrnehmung früher aus Verschaltungen im Gehirn bestand, die auf vergangenen Erfahrungen basierten, sind mittlerweile neue neuronale Netze entstanden, die ihm vollkommen neue Erlebniswelten des Lebens zugänglich machen. Diese neuen Erfahrungen erschaffen neue Nervenbahnen im Gehirn, dessen Biochemie verändert sich, die erlebten Emotionen werden andere und die Wirklichkeit, die wir wahrnehmen, verändert sich. Darum geht es, wenn Menschen sich auf den Weg des Bewusstseins einlassen und mit einem Mal sowohl die Urinformationen für Gesundheit als auch die für ein erfülltes Leben erfahren können. In diesem Entwicklungsprozess begegnet jedem, der sich wirklich auf sich selbst einlässt und dem eigenen denkenden Verstand zunehmend Zeiten in der Hängematte gönnt, auch das Auge des Horus. Heute genauso wie vor Tausenden Jahren. Dieses uralte Wissen, das lange im Geheimen weitergegeben wurde, ist heute für jeden verfügbar – es wurde nur in eine neue Form gebracht. In jedem Menschen ist die Hintergrundmatrix des Lebens aktiv. Die Programme dieser Matrix stehen für das, wovon wir überzeugt sind, und wir können es lernen, diese bislang unbewussten Überzeugungen bewusst wahrzunehmen und einschränkende „Programme“ in neue lebensbejahende Grundlagen unserer Lebendigkeit zu verwandeln. Dazu sind das Training unseres Gehirns und eine Schulung des Geistes nötig, um unser Gehirn deutlich umfangreicher nutzen zu können, als wir es gewohnt sind. Wie physische Muskeln aufgebaut und trainiert werden können, ist jedem bekannt – doch wie Bereiche unseres Gehirns trainiert oder gar neu erschlossen werden können, ist uns weitgehend verborgen.

Präsenz kann nur aus einer Haltung vollkommener Akzeptanz und der Überzeugung, es gäbe nichts zu tun, entstehen. Nur in diesem Raum werden die relevanten Informationen der Hintergrundmatrix des Lebens erfahrbar. Das ist der Kern der uralten Weisheit: dass bleibendes Glück und innere Zufriedenheit allein durch innere Verwandlung nachhaltig erlebbar sind.

2.4. Bewusstsein, Wirklichkeiten und Manipulation

Die Marionettisierung des Menschen

Eigene Gedanken zu kultivieren und zu pflegen, scheint in unserer heutigen Welt immer mehr Menschen abhandengekommen zu sein. Eigenständiges Denken scheint zunehmend durch betreutes Denken abgelöst zu werden. Omnipräsente Medien, die nicht mehr lediglich informieren, sondern mit vorgegebenen Bewertungen zu manipulieren versuchen, geben uns die alltägliche Bewertung der Ereignisse vor. Für alles werden virtuelle Bewertungsrahmen, sogenannte *Frames*, geschaffen. Wenn etwas auf der Welt geschieht, entscheiden die Manipulatoren in Politik und Redaktionskonferenzen der Medien, ob es verschwiegen oder vermarktet wird. Wird das Ereignis vermarktet, wird die Bewertung als „gut" oder „schlecht" vorgegeben. Vom Mainstream abweichende Bewertungen des jeweiligen Ereignisses werden direkt als „falsch", „unseriös" oder „böse" schubladisiert. So entsteht ein in sich geschlossenes Glaubenssystem, das durch unsichtbare Wächter des *einzig wahren Glaubens* kontrolliert wird. Alle gesellschaftlichen, wirtschaftlichen, politischen und spirituellen Themen bekommen einen solchen mentalen Frame, der nicht infrage gestellt werden darf. Und um von Relevantem abzulenken, werden darüber hinaus irrelevante Themen aufgebauscht, um die Illusion des offenen Denkens und einer blühenden Diskussionskultur zu erschaffen.

Dieses betreute Denken geht so weit, dass viele Menschen gar nicht mehr merken, gar keine eigenen Gedanken zu haben, sondern automatisch den Datenbahnen folgen, die vom Mainstream aufgebaut wurden und immer weiter ausgebaut werden. Für alles wird eine Schublade angeboten und jedes Stichwort wird dementsprechend bewertet. Wir können dann nur noch das denken, was innerhalb abgespeicherter Erfahrungen liegt – meist sind das Stereotypen, z.B. *„die Regierung XY ist gut"*, *„Präsident YZ ist ein Diktator"*, *„der Krieg in ZX ist gut, weil er ein Kampf für die Freiheit, Demokratie und Menschenrechte ist"*, *„das Verfahren ZY ist unseriös"* etc. Auf dieser Basis sind in den letzten Jahrzehnten viele Stiftungen entstanden, die Brainwash und offene Manipulation verkleiden, um Menschen das Zeitgeschehen als Gnade philanthroper Jongleure der Hochfinanz zu präsentieren. Was man heute Framing nennt, nannte man früher offen Propaganda.

Und der Begriff für Propagandablätter und Staatsfernsehen lautet heute Qualitätsmedien. Propaganda verbreiten schließlich nur böse Medien, was vorgibt, dass die wenigen freien Medien diese Bösen sind. Man muss nur ein typisches Qualitätsmedium aufschlagen, um zu erkennen, dass immer weniger informiert, sondern nur noch einseitig kommentiert und bewertet wird. Nehmen wir als Beispiel eine Person, etwa Putin: Die Berichterstattung ist zu über 90 Prozent negativ. Doch viele seiner Reden gibt es auch auf Deutsch oder in englischer Übersetzung, und da höre ich regelmäßig etwas ganz anderes, als mich die sogenannten Qualitätsmedien *glauben* machen wollen. Doch es geht gar nicht darum, wer oder wie Putin ist – dies dient lediglich als Beispiel dafür, dass es Strukturen gibt, die bewusste Meinungsbildung betreiben. Das hat nichts mit Verschwörungstheorien zu tun.

> *„Der Ausdruck ‚Verschwörungstheoretiker' ist von bestimmten ausländischen Geheimdiensten erfunden und verwendet worden, um politische Gegner zu diskreditieren. Ich bin erstaunt, mit was für einer Selbstverständlichkeit dieser Ausdruck ins Standardvokabular deutscher Journalisten aufgenommen wurde."*
>
> Hans-Georg Maaßen (NZZ vom 8.5.2019)

Dies hat im Übrigen auch Folgen für Menschen, die sich vermeintlich gar nicht über das Zeitgeschehen informieren. Der Zusammenhang liegt darin, wovor Ängste geschürt werden, was als „Gut" erklärt und als „Böse" abgewertet wird. Diese Ängste und Bewertungen sind omnipräsent. Solange wir kein Bewusstsein dafür entwickeln, sind wir – ob wir wollen oder nicht – damit konfrontiert, und sobald wir die Bewertungen *glauben*, sind wir von den Ängsten betroffen. Ohne Bewusstsein kommen wir nicht in die Lage, unser Inneres authentisch zu gestalten. Wirkliche Informationen erfahren wir nicht aus der Zeitung, dem Staatsrundfunk, in der Kirche, von Politikern oder politisch korrekter „integraler Spiritualität". Diese Informationsagenten bewerten lediglich tagesaktuell das, was wir auch im OSF-Netzwerk nachlesen können. Oder die Bewertungen treiben Blüten in sogenannten Argumentationshilfen: Beispielsweise hat die politische Partei *Bündnis 90/Die Grünen* eine Broschüre zum Weihnachtsfest herausgebracht, wie mit Verwandten, die nicht grün ideologisiert sind, umgegangen werden soll[3]. Die Personen der nicht grün ideologisierte Verwandtschaft werden hier von vorneherein als „Nazis" abgestempelt – das ist feinste Schwarz-Weiß-Logik, die als unfehlbare Wahrheit verkauft wird. Solche Ideologien wirken wie ein mentaler Virus: Das kybernetische Informationssubstrat vorgegebener Ideologie führt zu einer Epidermisierung der Gehirne: Die Infizierten nehmen die Identität an, moralisch bessere Menschen zu sein, die aktiv dazu beitragen, die Menschheit und die Welt zu erretten. Alle Nicht-Infizierten werden als böse, rückständig und spirituell unterentwickelt abgewertet. Diskussionen werden unterbunden, da es nur eine wahre, reine Lehre der Rettung gibt. Das Transportmittel solcher mentalen Viren sind subtile Ängste, die unentwegt gefüttert werden, und erfundene Geschichten, die die Bedeutung eines Glaubensbekenntnisses bekommen. Mit solchen in sich geschlossenen Konzepten werden Menschen zu Ideologie-Marionetten gemacht – ihnen fehlt jegliches Bewusstsein: Sie merken es selbst nicht. In dieses Bild passt auch die zur Klima-Ikone stilisierte Greta Thunberg mit ihrer Kampfansage: *„Ich will, dass ihr in Panik geratet!"* Greta leidet an dem sogenannten Asperger-Syndrom. Dies äußert sie ganz offen: *„Ohne Asperger hätte ich mich nie in der Klimafrage engagiert."* [15]

Bei *Wikipedia* findet man Folgendes darüber: *„Das Asperger-Syndrom (AS) ist eine Variante des Autismus und wird zu den tiefgreifenden Entwicklungsstörungen gerechnet. Merkmale sind einerseits Schwächen in der sozialen Interaktion sowie Kommunikation und andererseits stereotypes Verhalten mit eingeschränkten Interessen."*[4] Wie alle Autismusstörungen gilt das Asperger-Syndrom als angeboren und nicht heilbar; es macht sich etwa vom vierten Lebensjahr an bemerkbar.

Ein befreundeter Psychiater drückte sich bei einem Gespräch darüber so aus: *„Greta leidet am Asperger-Syndrom, einer neurobiologischen Störung, und wird von den Globalisten für Propagandazwecke missbraucht. Früher wurden für Propaganda noch Schauspieler engagiert. Die Steigerung sieht so aus: kranke Menschen, die unter Panikattacken leiden, medial aufzublasen und als Jugendikone aufzubauen. Die Dreistigkeit von politischen, gesellschaftlich-medialen und klerikalen Gruppierungen, Panik offen zu proklamieren, ist kaum zu überbieten."*

Lass dir das mal auf der Zunge zergehen:
Manipulatoren sprechen offen aus, dass wir in Panik verfallen sollen.[5]
Oder anders formuliert: Ich will, dass du krank wirst!

Solche invasiven Manipulationen sind nur durch die ganz normale Unbewusstheit möglich, in der die meisten Menschen leben. Sie erschaffen lebende Marionetten, die zu idealen Konsumenten abgerichtet werden können – und das ist eine der brutalsten Formen der Versklavung des Menschen. Diese viral Infizierten können beispielsweise zu perfekten Konsumenten der Krankheitsindustrie dressiert werden. Da fehlt nur noch ein grünes Pharmalabel und grünes Aluminium, das per Impfung ins Gehirn geblasen wird, um die Fähigkeit selbstständigen Denkens auch hirnphysiologisch zu vernichten. Und so treibt die Marionettisierung menschlichen Denkens ihre Blüten, während die Manipulatoren im Verborgenen bleiben. Der Mechanismus ist im Makrokosmos der Gleiche wie im Mikrokosmos des Einzelnen. Wir *glauben* im Mikrokosmos unseres eigenen Denk-Hirns den vom Neocortex erfundenen Geschichten, wodurch uns unsere innere Systemsteuerung verborgen bleibt. Im Makrokosmos übernehmen es die Systemmedien, uns Geschichten zu erzählen, die wir dann mit der Wirklichkeit verwechseln. Dabei nutzen die Manipulatoren das Phänomen des Bewusstseins, dass der Mensch seine Welt gleichsam durch die Haltung seines Geistes erschafft. Wer die Haltung des Geistes kontrolliert, kontrolliert somit die Menschheit. Erst sobald wir die kulturelle Konditionierung durch Medien, Parteien, Stiftungen, Kirchen und Schulen bzw. Universitäten verlassen, kann an die Stelle von Geschichten, die wir *glauben*, umfassendes Bewusstsein treten. Dieses Bewusstsein hat die Kraft, Leiden zu verwandeln. Nahezu alles Leiden erschaffen wir durch Geschichten, die wir *glauben*, selbst. Schuldgefühle und Bedrückung wegen vergangener Ereignisse und auch Ängste vor dem, was die Zukunft bringen oder nicht bringen mag – all diese Gefühle brauchen eine Geschichte, die sie nährt. In unseren Erinnerungen können viele unverarbeitete emotionale Spannungen hängenbleiben. Im ständigen Jetzt sind es schlicht Informationen, die uns daran hindern, gegenwärtig zu sein. Sind in uns also Wut, Schuldzuweisungen oder Feindseligkeiten gegenüber anderen, die uns vermeintlich schlecht behandelt haben, hängen geblieben, erschaffen wir uns damit im Gehirn ein Gefängnis niedriger Frequenzen. Wir verdammen uns selbst zu anhaltendem Leiden, statt die Kraft gelebter Gegenwärtigkeit zu erfahren. Doch wir können uns jederzeit entscheiden, den Rucksack alten Grolls zu leeren und uns von dem emotionalen Mist zu befreien, indem wir ihn nicht wegmachen, sondern auf seinem Boden eine vollkommen veränderte emotionale Wirklichkeit erblühen lassen. Bekanntlich gedeiht auf Mist eine wunderbare Saat des Neuen – das verstehe ich unter einer wirklichen Ökologie des Bewusstseins, in der alles verwertet werden kann. Es gibt keine Abfälle, es gibt nichts wegzumachen, sondern nur Rohstoffe für ein erfüllendes Leben. Im Mittelpunkt steht die Kunst persönlicher Transformation, der Befreiung aus dem Gefängnis im eigenen Kopf. Dieser Mechanismus innerer Befreiung steht uns immer offen, so ausweglos eine Situation auch zu sein scheint. So setzt die wirkliche Befreiung von Krankheiten durch die Aktivierung der Selbst-Heilkraft beispielsweise stets einen solchen emotionalen Reinigungsprozess voraus. Menschen geben allem, was sie wahrnehmen, die gesamte Bedeutung, die das Wahrgenommene für sie hat. Nichts hat einen selbst-immanenten Sinn, der losgelöst vom Betrachter existiert.

Ich lernte Carmen, eine 28-jährige Psychologie-Doktorandin, bei einer großen Geburtstagsfeier eines gemeinsamen Freundes kennen. Schon nach fünf Minuten erfuhr ich von ihr, dass sie als Teenager sexuell missbraucht worden war, obwohl das überhaupt nicht in den Rahmen der Gespräche an jenem Abend passte – und ich war nicht der Einzige, der diese Geschichte zu hören bekam. Carmen schien sich über diese Geschichte zu identifizieren, da der ihr widerfahrene Missbrauch eine wesentliche Handlung ihres Lebens darstellte. Sie klammerte sich an ihr Leiden und hatte sich eine Identität als Missbrauchsopfer aufgebaut. Dass sie sich in dieser Opferrolle zu Hause fühlte, zeigte sie jedem, dem sie begegnete, indem sie sich und anderen immer wieder die gleiche Geschichte erzählte, die sie über sich selbst glaubte. Das war für sie eine Art Visitenkarte geworden. Obwohl sie längst erwachsen war, litt sie nach über 15 Jahren immer noch so, wie sie es als missbrauchter Teenager getan hatte. Durch ihr Studium und ihre Promotion wurde sie zudem immer professioneller darin, ihr Leiden akademisch zu untermauern, ungeachtet dessen, dass dies nur noch eine Geschichte war, mit der sie ihre erlebte Wirklichkeit aus dem denkenden Verstand heraus immer wieder im gegenwärtigen Moment erschuf. Ein

Beispiel für den perfekten Schöpfungsprozess der Wirklichkeit – nur dass dieser im Autopilot-Modus ablief, ohne jedem Bewusstsein ihrer eigenen Schöpferkraft. Solange im Kopf ein scheinbar nie enden wollender Sturm aus Erinnerungen an Erlebtes oder Wünsche und Planungen für ein virtuelles Morgen tobt, haben wir keine Chance, bei uns selbst anzukommen, und bleiben in der immer selben Endlosschleife hängen, wie es Carmen passierte. Sie wurde zur Expertin ihrer Geschichte und baute so eine virtuelle Ich-Identität als Missbrauchsopfer auf. Das ist nicht sehr lebensbefähigend und kann nie erfüllend sein. Die Aktivierung unserer Selbst-Heilkraft setzt demgegenüber ein Lernen voraus, uns aus virtuellen Szenarien in unserem Kopf zu verabschieden, um in erlebter Gegenwärtigkeit anzukommen.

Was Carmen in ihrem Mikrokosmos immer aufs Neue erlebte, gilt genauso im Makrokosmos. Auch im Großen sind es die Geschichten, an die wir *glauben* und die wir mit erlebbarer Wirklichkeit verwechseln. Geschichten, die uns hoch emotional präsentiert werden und häufig geeignet sind, um Ängste zu schüren, halten uns in einem geistigen Korsett gefangen. Dabei beginnt es immer mit stereotypen Bewertungen von gut und böse, Schwarz und Weiß. Um dies zu erkennen und den Fokus unseres Bewusstseins darauf richten zu können, brauchen wir einen weiteren Horizont, als ihn uns der Mainstream mit seinen Systemmedien vermittelt. Der italienische Professor Diego Fusaro von der IASSP (*Institut für hohe strategische und politische Studien*) in Mailand bringt beispielsweise das sogenannte Flüchtlingsthema, das die Europäer seit Jahren spaltet, auf den Punkt:

> *„Jetzt befinden wir [uns] in einer neuen, dritten Phase des Kolonialismus, und zwar der Phase des globalisierten Kolonialismus, mit dem afrikanische Länder destabilisiert werden. Stichwort: NATO-Krieg gegen Libyen. Und auf diese Weise wird die Flucht der Afrikaner – die ‚willkommen', doch in Wirklichkeit nach Europa abgeschoben sind – vom Kapitalismus rücksichtslos ausgenutzt, um die Kosten der einheimischen Arbeitsmigranten zu senken und das Profil des Migranten zu verallgemeinern – das heißt, um uns alle zu Migranten zu machen. Der Kapitalismus will Migranten nicht integrieren. Er will aus allen Bürgern Migranten machen. Das Profil des prekären Migranten ist: staatenlos, ohne Wurzeln, ständig in Bewegung, denn er ist dem freien Verkehr von Waren und Personen ausgeliefert. Das ist Masseneinwanderung heute.*"[(6)]

Diese Sichtweise auf eines der relevantesten aktuellen gesellschaftlichen Themen, lässt sich in das Schwarz-Weiß-Schema der manipulativen Massenmedien nicht einordnen. Deswegen wird Dr. Fusano in deutschsprachigen Medien weitgehend totgeschwiegen: Seine Meinung könnte zu einer Sichtweise führen, die das gelenkte Empörungsmanagement in sich kollabieren lassen würde. Die künstlich aufgebauten Feindbilder durch irrelevante Polaritäten würden dann in sich zusammenfallen. Und dies betrifft beide polare Ausprägungen:

> „*Zum einen die der politischen Linken, die in der Einwanderung etwas Positives und Wunderbares sieht. Zum anderen die der politischen Rechten, die Migranten als Feinde ansieht. Diese Positionen sind beide falsch. Die der Linken ist falsch, weil sie nicht verstanden hat, dass Masseneinwanderung eine Waffe in den Händen der dominierenden kosmopolitischen Klassen ist – und zwar eine Waffe gegen die Arbeiterklasse ganz Europas. Und die der Rechten wiederum ist falsch, weil die rechten Parteien nicht verstanden haben, dass nicht die Migranten die Feinde sind, sondern der, der sie deportiert. Der Feind ist nicht der Hungrige – sondern der, der die Völker aushungert. Der Feind ist nicht der, der wegläuft – sondern der, der die Menschen zur Flucht zwingt. Aus diesem Grund wäre eine Position, die heute aufrechterhalten werden muss, eine, die nicht gegen Migranten gerichtet ist, sondern gegen die Einwanderung als eine Waffe in der Hand des Kapitalisten. Und während diese Position völlig fehlt, ergibt sich diese Gegenüberstellung, die nie das Herz der Macht trifft, die nie den wirtschaftlichen Widerspruch der herrschenden Klasse sieht.*“[(7)]

Während sich die Menschen Ende der 1960er-Jahre gegen die Herrschenden, die Angriffskriege mit Mord an unschuldigen Menschen führten (Vietnam), empörten, wird die Empörung heute umgelenkt: weg von den Herrschenden und Manipulatoren. Stattdessen werden Chimären des Bösen aufgebaut und künstliche Feindbilder geschaffen, um vom wirklichen Thema abzulenken. Ziel aller Propagandisten war und ist es immer, Ängste zu schüren. Mit der Vermarktung von Greta Thunberg wird die Stufe der Ängste nochmals gesteigert, nämlich Panik vor dem Weltuntergang zu verbreiten. Und in der BRD fördert die Regierung diese Panik mit Millionen von Steuergeldern, die in entsprechende indoktrinäre Stiftungen, NGOs und Vereine fließen. Im Haushalt 2019 der Bundesregierung waren allein 9,6 Millionen für die Finanzierung von Lobbygruppen-Projekten eingeplant, die zumindest geistig den *Open Society Foundations* nahestehen.

> *„Indoktrination (lateinisch doctrina ‚Belehrung') ist eine besonders vehemente, keinen Widerspruch und keine Diskussion zulassende Belehrung. Dies geschieht durch gezielte Manipulation von Menschen durch gesteuerte Auswahl von Informationen, um ideologische Absichten durchzusetzen oder Kritik auszuschalten."*
>
> Wikipedia

Nahezu jedes Thema lässt sich verwenden, um den Menschen bei gelbem Alarm ein wenig das Fürchten zu lehren, bei orangem Alarm Angst verspüren und bei Weltuntergangsrot in Panik und Massenhysterie verfallen zu lassen. Die verschiedenen Alarmstufen werden dabei medial orchestriert und können geschickt, scheinbaren aus dem Nichts heraus, beeindruckende Angst-Symphonien erklingen lassen. Dies wurde vom Mainstream so perfektioniert, dass sich Angstmechanismen wie virale Infektionen verbreiten, und diese perfide Manipulation funktioniert so gut, weil Ängste mental nicht erklärt werden können. Wir fühlen sie in uns, nehmen die Frequenzen wahr – es ist real, weil wir dem Virus erlauben, uns zu beherrschen. Der Weg aus dem Gefängnis künstlich geschürter Ängste beginnt mit einem Bewusstsein, klar zwischen Bewertung und reiner Information unterscheiden zu können. Der heutige Journalismus informiert nicht mehr, er ergreift Partei. Eine solche Berichterstattung ist Gift für unsere geistige Gesundheit. Sind wir damit konfrontiert, können wir es eigentlich nur als mentalen Sondermüll ablegen.

An einem ganz simplen Beispiel will ich die heutige gespenstische Gleichförmigkeit verdeutlichen: Vor über drei Jahrzehnten war ich zum ersten Mal in den USA und wollte in einem Mega-Superstore Joghurt kaufen. Ich schritt an langen Regalen mit Joghurt vorbei: 25 Meter, die die Illusion von Fülle und Vielfalt vermittelten. Es gab Hunderte verschiedener Geschmacksrichtungen mit einer Fülle chemischer Inhaltsstoffe. Jedoch gab es keinen einzigen Becher Joghurt, der nur aus Milch und Joghurtbakterien bestand. Ein echter Joghurt ist etwas vollkommen anderes als ein Chemieerzeugnis, das fälschlicherweise als Joghurt angeboten wird. Über

25 Regalmetern wurde die Illusion von Joghurt aufgebaut, auf den ersten Blick eine bunte Auswahl – doch nur die bunten Etiketten täuschten über die reale einheitsgraue Chemiepampe hinweg. Genau dasselbe erleben wir gerade auf mentaler Ebene in der Welt: Die globalisierte Propaganda verkauft ein auf Schießschartengröße geschrumpftes Meinungsspektrum als bunt, während es in Wirklichkeit nur graue, mentale Einheitspampe ist. Die Berichterstattung der Medien ist die Vorgabe dessen, was jeder Einzelne zu denken und zu fühlen hat. Dazu wurden in den letzten Jahrzehnten Bewertungen erfunden, die es zuvor nicht gab. Beispiele für solche relativ modernen Bewertungen sind rassistisch, homophob, islamophob, Nazi, frauenfeindlich und sexistisch. Bevor diese Bewertungen erfunden und emotional aufgeladen wurden, dachten und fühlten Menschen in anderen Kategorien. In den großen alten Lexika wie dem Brockhaus sucht man bis in die 1980er-Jahre vergeblich nach solchen Begriffen. Hat der Welt damals etwas gefehlt? Oder waren diese heute so wichtigen Begriffe, die als mentale Totschläger verwendet werden, gar nicht existent? Ob die Überschriften in einem Geschichtsbuch über die heutige Zeit später „Das Zeitalter mentalen Totschlags“ und „Aufstieg des totalen Propagandismus“ lauten?

Um uns zu befreien, brauchen wir zunächst das Bewusstsein, diesen Prozess der Manipulation des Denkens und Fühlens zu erkennen. Der Inhalt, die erzählte Geschichte, ist hingegen irrelevant. Echte Berichterstattung erlaubt uns die Bildung einer eigenen Meinung zu einem Ereignis. Doch die manipulative Berichterstattung der Qualitätsmedien versucht genau das mit allen Mitteln zu verhindern und stigmatisiert Anders-Denkende mit Abwertung und Verleumdungs-Kampagnen. Und genau darin liegt die virale Infektion, die sie verbreiten. Solange Menschen von solchen mentalen Viren befallen sind, ist es ausgeschlossen, in niedrigfrequente Gehirnwellen zu wechseln, um transzendente Erfahrungen zu machen. Und hier liegt die Schnittstelle, an der wir vom Einzelnen zur Gruppe kommen. Systemisch können wir die Umwelt nicht von der Entwicklung des Einzelnen trennen. So erweitern wir den Mikro- zum Makrokosmos der Wirklichkeit: Wie werden innere Wirklichkeiten im Großen erschaffen und die Evolution des Bewusstseins gefördert oder erschwert? Ein Beispiel hatte ich ja bereits geschildert: wie Isis mit dem Horusknaben durch die römische Kirche vor über 1.700 Jahren in Maria mit dem Jesuskind verwandelt wurde. Die römische Kirche beanspruchte bereits früh, katholisch zu sein: Das Wort *katholisch* kommt aus dem Griechischen (καθολικός, katholikós) und bedeutet *ganzheitlich*, *allumfassend*. Überall, wo Christus ist, lebt wirklicher Katholizismus im Bewusstsein der Menschen. Doch dies hat vom Begriff her nichts mit dem heute gebräuchlichen religiösen Markennamen der römischen Kirche zu tun, worauf Gemeinschaften reiner Christen schon vor vielen Jahrhunderten hingewiesen haben. Lediglich Geschichtsschreiber scheinen solche Kleinigkeiten einfach zu übersehen.

Dies sind Beispiele für unterschiedliche Geschichten, die wir aber für eine Wirklichkeit halten. In diesem historischen christlichen Umfeld möchte ich zunächst auch bleiben, um den Wirkmechanismus aufzuzeigen, wie im Makrokosmos Wirklichkeit geschaltet wird.

Christus-Bewusstsein ein wenig anders

Dazu lade ich zu einer kleinen Zeitreise ein: Der historische Christus war zu Lebzeiten offenbar eine beeindruckende Persönlichkeit, die im Bewusstsein ihrer Schöpferkraft tätig war. Dazu hat Christus viele begeisterte Menschen angezogen, er wirkte als Herzmagnet. Gleichzeitig scheute er nicht davor zurück, sich mit Bankern und Priestern anzulegen – ein Mitläufer war er sicher nicht. Auch hatte er sich in keiner zeitgenössischen Ideologie verfangen und er hat keine Ängste geschürt. Weltuntergangs-Propheten gab es zu seiner Zeit genauso wie heute. Aber im Gegensatz zu ihnen hat er Klartext über offensichtliche Missstände und Missverständnisse hinsichtlich eigener Schöpferkraft gesprochen und ist sogar handgreiflich geworden, wenn es darum ging, Banker, die damals noch als Geldwechsler bezeichnet wurden, aus Gotteshäusern zu werfen. Aus Sicht der heutigen integralen Spiritualität, des New Age und der Therapie würde ihm mit seinem Verhalten ein wenig entwickeltes Ego nachgesagt und betont, wie unspirituell es doch sei, solch niedrige Emotionen in geweihten Gotteshäusern an den Tag zu legen. Stellen wir uns vor, Christus würde heute unserer Zeit angepasst gekleidet, aber mit den gleichen Verhaltensweisen erscheinen, würden die Mächtigen dieser Welt eine tollwütige Medienmeute mit emotional indoktrinierten Demonstranten zum Kampf gegen die Windmühlen auf ihn hetzen.

Die Marionettisierung des Menschen findet nicht nur in politisch-ideologischen, sondern auch in spirituellen und psychologischen Kreisen statt. Weder in den Bewertungskategorien integraler Spiritualität käme unser Christus gut weg noch in OSF-infizierten entwicklungspsychologischen Konzepten. Nun war das bei diesem spirituellen Lehrer vor 2.000 Jahren ganz anders. Christus scheint politisch inkorrekten Klartext gesprochen zu haben und geradezu als Entmarionettisierer seiner Zeit gewirkt zu haben. Ein Minister für Propaganda des sich momentan anbahnenden vierten, streng ökologistischen Reichs würde sicher seine fehlende offene Sprache beklagen und vermutlich sarkastisch werden, dass er sich um das Wohl des Volkes kümmert, weil es „das Volk" ja gar nicht gebe.

Und wie das bei Freidenkern eben so ist, hat Christus' Leben brutal (der Zeit entsprechend mittels römischem Folterwerk) geendet. Doch etliche seine Anhänger waren auch nach dem Mord an ihm so begeistert von seiner Botschaft, dass sie seine Worte weit in die Welt hinaustrugen und diese begeisterte Verbreitung fanden. Im Laufe weniger Jahrhunderte entstanden rund um das Mittelmeer etliche große Gemeinschaften christlichen Glaubens. Sehr bekannt wurden beispielsweise die Gnostiker, die u. a. im heutigen Ägypten Verbreitung fanden. In Texten des frühchristlichen Lehrers Arius, der den Arianismus begründete, wird Gott jenseits vierdimensionaler Raum-Zeit beschrieben. Nachdem die römischen Kaiser das Christentum zu einem Pfeiler staatlicher Autorität machten, begann eine systematische Gleichschaltung, um aus dem Christentum ein Instrument der Macht und Kontrolle über die Menschen zu machen. Die Arianer waren eine der ersten christlichen Gemeinschaften, die vom christlich gewordenen Kaiser vernichtet wurden. Fast zeitgleich zu Arius begründete Mani aus Persien im 3. Jahrhundert den Manichäismus, bei dem Verbindungen zum legendären Zarathustra bestanden. Mani predigte mit etlichen seiner Schüler in der heutigen Türkei, Persien, Nordafrika und weiten Teilen Asiens. Daraus entwickelte sich ab dem 7. Jahrhundert der Paulizianismus, aus dem im 10. Jahrhundert die bogomilischen Christen auf dem Balkan hervorgingen. Die Zerschlagung all dieser christlichen Glaubensgemeinschaften übernahm über viele Jahrhunderte der Islam. Für kleine verbliebene christliche Gruppen in Ägypten, im Libanon, im Irak, in Syrien und Teilen Afrikas ist dieses brutale Morden und Versklaven der Menschen auch heute noch grausame Realität, die vom westlichen Mainstream weitgehend totgeschwiegen wird.

Im heutigen Südfrankreich entstand zudem eine ganz besondere christliche Bewegung, die eine eigene Kultur erblühen ließ und sehr viel Begeisterung von den Menschen erntete. Sie nannten sich „die reinen Christen“ und konnten eine direkte Verbindung zu Christus und den Aposteln aufweisen. Diese Reinen (auf griechisch „Katharer“) verwarfen die Kirche, die sich selbst den Zusatz „katholisch“ gab und dem Römischen Reich als Staatskirche diente, mit der Begründung, sie sei das Werk Satans. Die Katharer sahen sich im Gegensatz zur römischen Staatskirche als die wahren Nachfolger der Apostel. Sie lehrten, dass Christus die Menschen aus dem Gefängnis ihres Körpers befreien wollte, um ihnen ihre wahren Potentiale als geistige Wesen zu offenbaren. Mit dieser Botschaft fanden sie viele Anhänger im heutigen Frankreich, Italien und über die Alpen in den deutschsprachigen Ländern bis in die Niederlande. Sie lehnten das Kreuz als Sinnbild körperlicher Qualen und als römisches Marterinstrument ab – das Kreuz sei römisch und habe nichts mit der Botschaft Christi zu tun. Sie glaubten auch nicht an die ewige Hölle, nicht ans Fegefeuer und sie kannten kein Jüngstes Gericht. Sie hatten eine hervorragende Organisationsstruktur mit Bistümern, denen ein Bischof vorstand. Eine ihrer Besonderheiten war die Gleichstellung von Mann und Frau; auch Frauen konnten „Vollkommene“ werden, was ihren geweihten Priestern entsprach – und das vor über 1.000 Jahren. Im Gegensatz zu der nach ihrer Überzeugung dem Satan verfallenen katholischen Reichskirche lehnten sie den „Zehnten“ streng ab. Die von der katholischen Kirche erhobene Zinspflicht werteten sie als Indiz, dass hinter dem Papst und seiner Staatskirche der Satan steckte. Das lateinische Wort für Satan, „diabolus“, leitet sich vom Sanskritwort „dvaidha“ ab, was Teilung bedeutet. Das lateinische Wort für Gott „deus“ leitet sich vom Sanskritwort „deva“ ab, was das Absolute, das Göttliche, alles Verbindende bedeutet. Die aramäische Wurzel unseres Wortes Satan ist „sta“; es ist das, was uns von unserer göttlichen Natur trennt. Diese Trennung ist die Grundlage dualistischen Denkens geworden. Religionen, wie die der römischen Kirche oder dem Islam, liegt diese Idee einer unabhängigen trennenden Kraft zugrunde, die beispielsweise auch als „Quelle der Finsternis“ bezeichnet wird. In nicht-dualistischen Kulturen, wie ich sie aus Asien kenne, existiert nur das Göttliche, und Satan verkörpert lediglich den Nichtgebrauch göttlicher, verbindender Fähigkeiten. Finsternis kann nie die Quelle von etwas sein, sondern ist die Abwesenheit von Licht. Aus der Perspektive der Katharer verkörperte die römische Kirche also genau diese Abwesenheit von Licht.

In den Geschichtsbüchern des Mainstreams findet man über dieses spannende Stück abendländischer Geschichte so gut wie nichts. Ich stieß – nach intensiven inneren Erlebnissen dafür sensibilisiert – vor vielen Jahren in Südfrankreich auf die Katharer, und ihr Vermächtnis hat meine Vorstellung des historischen Christus' und seiner Lehre nachhaltig verändert. Hatte seine wirkliche Lehre mit dem Auge des Horus zu tun und lehrte er, wie alle Menschen es aktivieren können? Das erscheint zumindest möglich. Ihre reine Lehre beruhte auf apokryphen Schriften und überlieferten Ritualen. Das Thomasevangelium, das weit über 1.000 Jahre als verschollen galt und erst 1945 in einer Abschrift am Obernil entdeckt wurde, könnte durchaus zu den Schriften der Katharer gehört haben. Es offenbart den Menschen einen innerlich und äußerlich unendlichen Raum – heute nennen wir ihn den Quantenraum. Laut Thomasevangelium war Christus ein „Erwachter", der danach strebte, uns zu seinem eigenen Bewusstsein zu erwecken. So ist dieses Evangelium für mich auch zu einem ganz besonderen Buch geworden. Einfach weil es das Evangelium ist, in dem es um konkrete Erfahrungswelten des Bewusstseins geht. Christus sagt in diesem Evangelium: „*Wenn ihr die zwei zu eins macht und das Innere wie das Äußere, das Äußere wie das Innere, das Hohe wie das Niedrige, wenn ihr aus dem Männlichen und Weiblichen ein EINZIGES macht, (...) dann werdet ihr ins Königreich eingehen*" (J.-Y. Leloup, S. 76). Es ist eine konkrete Beschreibung transzendenten Erlebens, die weder dual, noch konzeptgebunden ist und heute genauso aktuell ist wie vor 2.000 Jahren. Jeder, der sich für diese Erlebniswelten öffnet, kann diese Erfahrung machen.

Wofür die Katharer genau standen, lässt sich heute nicht mit hundertprozentiger Genauigkeit sagen. Während im 12. Jahrhundert in Okzitanien von Männern und Frauen, Rittern, Bildungsbürgern und Gelehrten noch rege Diskussionen über den historischen Christus, das Christentum und die Liebe geführt wurden, zogen bereits düstere Wolken bevorstehender Gewalt auf. Den Anfang machten römisch-kirchliche Hassprediger, die den Weg für die brutale Gewalt ebneten. Als einer der bekanntester dieser Prediger zeichnete sich Bernhard von Clairvaux aus, der 1115 n.Chr. Abt der Zisterzienserabtei Clairvaux wurde und den Zisterzienserorden innerhalb kurzer Zeit in ganz Europa mächtig machte. In unserer heutigen Zeit könnte man ihn mit einem Gründer globaler Medien-Unternehmen und zivilgesellschaftlicher NGOs mit klarem erzieherischem Propagandaauftrag vergleichen. Er wäre Dauergast in allen politisch korrekten Talk-Shows, um mit gekonnter Propaganda eine neue globale Weltordnung totalitärer Unterdrückung als erstrebenswert zu verkaufen.

Derselbe Bernhard von Clairvaux war auch maßgeblich an der Gründung des Templerordens beteiligt. Neun seiner Zisterzienser-Ritter wurden 1118 unter seiner Anwesenheit in Seborga an der italienischen Riviera als ‚Arme Ritter Christi' geweiht. Für sie wurde ein neuer Orden gegründet, dessen Organisation und Ordensregeln Bernhard von Clairvaux entwarf. Diese neun Ritter waren Andre de Montbard, Hugues de Payns, Payen de Mont Didier, Geoffrfoy Bisol, Geoffroy de Saint-Omer, Hugues de Champagne, Archambaud de Saint Amand und die Äbte Gondemar und Rossal als angebliche Nachfolger der Apostel. Sie begaben sich unmittelbar nach dem Festakt ‚mit einem Geheimnis im Gepäck' vom heutigen Italien aus auf den Seeweg nach Jerusalem. Der König von Jerusalem, Balduin II., überließ den edlen Rittern 1119 die Gebäude seines ehemaligen Palastes, die auf dem Gelände des alten Tempels Salomons erbaut waren. Scheinbar hatte das mysteriöse Geheimnis des Bernhard von Clairvaux mit dieser sofortigen Übergabe des Palastes zu tun. Diese ‚Armen Ritter Christi' nannten sich wegen ihres Ordenssitzes im Tempel Salomons fortan ‚Tempelritter'. Innerhalb kürzester Zeit wurde ihr Orden reich, mächtig und in ganz Europa groß. 1312 löste der Papst zusammen mit dem französischen König den Orden gewaltsam auf. Die unglaublichen Reichtümer der Templer teilten sich die beiden – der grausame Mord an Tausenden Templern war ein lukratives Geschäft für König und Papst. Die Geschichte, die sie über die Templer erfanden, war natürlich komplett erlogen und findet sich bis heute in den Geschichtsbüchern. Etliche der geflüchteten Tempelritter gründeten 1318 in Portugal den Christusorden, dem unter anderem Vasco da Gamma und Prinz Heinrich, der Seefahrer, angehörten. Dieser Orden existiert bis heute als weitgehend im Verborgenen arbeitender Laienorden, dessen Großmeister hinter den Kulissen folkloristischer Veranstaltungen in globalen Netzen die Fäden spinnt.

Die römische Kirche sowie der Islam und ihre jeweiligen Abspaltungen arbeiten schon seit Jahrtausenden daran, zwischen Menschen und der göttlichen Erfahrung universeller Intelligenz eine Trennung zu schaffen. Auch über hierarchische Machtstrukturen kann man dies erreichen: eine Gottheit weit oben und ein kleines Ich ganz unten. Dieses Konstrukt bewirkt die Trennung vom Menschen und seiner göttlichen Natur. Anstatt transzendente Erfahrungen zu erleben, wird ein Götze da draußen angebetet. Uns wird erzählt, das Göttliche sei außerhalb und entziehe sich direkter menschlicher Erfahrung. Dies hat weitreichende Folgen für unser ganzes Leben. Auch unsere Konsumfokussierung ist nichts anderes, als säkulare Götzen anzubeten. Der Begriff des Konsumtempels bringt das Phänomen gut auf den Punkt. Wir suchen Erfüllung und *glauben*, sie durch Äußeres wie trennende Religion oder Konsum zu finden. Diese künstlich erschaffene Trennung macht es fast unmöglich, selbst Schöpfer körperlicher und psychischer Gesundheit zu sein. Vielmehr *glauben* heute noch immer viele Menschen, selbst Experten im Bereich der Medizin, dass die Gene unsere Gesundheit bestimmen. Ob uns die Gene dabei von Gott oder einer säkularen Macht eingeimpft wurden, spielt keine Rolle. Doch wir wissen aus der Epigenetik, dass wir unsere Gene über unsere Gedanken, Gefühle, inneren Einstellungen und Überzeugungen sowie unser Bewusstsein beeinflussen. Die Gen-Expression wird von uns selbst gesteuert. Dafür ist maßgeblich, in welcher Umgebung wir leben: eine Umgebung, die uns einlädt, unser Leben in Liebe und Erfüllung zu verbringen, oder eine von Ängsten, Sorgen und Furcht geprägten Umgebung. Mit Veränderungen im Geist verändern wir auch unsere chemischen Verbindungen im Blut und kontrollieren darüber unsere Gesundheit – ob wir uns dessen bewusst sind oder nicht. Nur mit Bewusstsein gestaltet sich das Leben ganz anders. Veränderte Dimensionen des Bewusstseins entsprechen zutiefst menschlicher Natur. Du und das Göttliche sind untrennbar eins.

Aus Perspektive der Quantenbiologie gibt es noch eine andere Facette der Zusammenhänge zwischen Innen und Außen und zwischen Mikro und Makro in den Bereichen, wo Leben aus Atomen entsteht. Moleküle bilden sich aus der Verbindung mehrerer Atome. An den Stellen ihrer physischen Verbindungen entstehen Photonen mit spezifischen Informationen. Dadurch bekommen die Moleküle ein Informationsmuster mit gemeinsamer Frequenz. Kommen immer mehr Atome hinzu, entsteht aus den Molekülen eine chemische Verbindung, und die ist von einem unsichtbaren Energiefeld umgeben. Aus diesen chemischen Verbindungen entstehen Zellen, die wiederum von Energiefeldern mit Licht- und Frequenzmustern umgeben sind. So findet über elektromagnetische Lichtfrequenzen ein Informationsaustausch auf Quantenebene statt, wobei die Geschwindigkeit durch das Aussenden und Empfangen von Licht- und Frequenzmustern über Biophotonen schneller als in Lichtgeschwindigkeit geschieht. Wird die Verbindung der Zellen immer größer, entsteht Gewebe, und aus Gewebeverbindungen, die eine spezielle Funktion übernehmen, bildet sich ein Organ. Bei jedem Organ ist wieder das gleiche Phänomen zu beobachten: Es bildet sich ein spezifisches elektromagnetisches Energie- und Informationsfeld. Diese Felder sind zwar nicht sichtbar, aber dennoch real. Ob wir unser Leben nun schwerpunktmäßig im unreflektierten Überlebensmodus in den alltäglichen Stressfrequenzen unseres Gehirns führen oder eine Dimension des Bewusstseins erlangen, diese zu transformieren, hat weitreichende Auswirkungen auf die elektromagnetischen Felder der Biophotonen in unserem Körper. Diese können wir lernen als inneres Licht wahrzunehmen, indem wir unsere Wahrnehmung mittels Achtsamkeit und Gewahrsein schärfen. Meditation und Fokussierung auf die Atmung können maßgeblich dazu beitragen, Frequenzen wahrzunehmen, die uns sonst im Alltagsbewusstsein durch das Reduktionsventil unseres denkenden Verstands verschlossen bleiben. An dieser Stelle liegt die Schnittstelle zwischen unserem inneren Mikrokosmos und dem uns umgebenden Makrokosmos. Diese sehr feinen Frequenzen der Biophotonen machen im Leben einen gewaltigen Unterschied aus – oft ist es der Unterschied zwischen Krank- und Heil-Sein, zwischen innerer Leere und Erfüllung. Jeder Mensch kann die Kräfte erleben, die in unterschiedlichen Dimensionen des Bewusstseins als Wirklichkeiten erfahrbar sind. Bisherige Illusionen implodieren dann einfach, um hinter dem Schleier irgendwelcher Geschichten Wirklichkeit zu erleben – ein Erleben von Verbindung und Erfüllt-Sein in einer Welt gemainstreamter Illusionen.

Mit veränderten Einstellungen im Geist, verändern wir auch unser Leben. Das lehrten sowohl der historische Buddha als auch Christus und viele andere mystische Lehrer vergangener Jahrtausende in unterschiedlichen Kulturkreisen – aber auch satanische Kreise. Das können wir aus der Historie lernen und uns durch die mentalen Stromschnellen unserer heutigen

Herausforderungen bewegen. Wir können spüren, wer mit Ängsten arbeitet und wer mit leuchtenden Augen. Wer trennt Menschen von sich selbst und wer verbindet Menschen mit sich selbst? Die trennende und die verbindende Kraft, von der schon in den indischen Upanishaden vor 5.000 Jahren gesprochen wurde – das Göttlich-Verbindende und das Satanisch-Trennende, die man auch als archaische Bilder menschlicher Hirnfrequenzen verstehen kann. Dieser Unterschied ist so elementar, da er bis in unsere Zellen wirkt. Solange wir trennenden Propagandisten *glauben*, bleiben wir in unseren Ängsten gefangen. Dieses Bewusstsein ist wichtig, wenn wir heute mit der offen ausgesprochenen Kampfansage *„Ich will, dass ihr in Panik verfallt"* beschallt werden. Es handelt sind hier nicht mehr um Hassprediger des 12. Jahrhunderts, sondern um erlebbare Wirklichkeit des 21. Jahrhunderts!

Im 12. Jahrhundert war es die Propaganda von Predigern, die die reinen Christen als böse darstellten und diffamierten. Im 21. Jahrhundert sind es politische Systemparteien, Medien, NGOs und angeblich christliche Kirchen, die Menschen in Ängsten gefangen halten und Freiheitsbewegungen diffamieren. Im 12. Jahrhundert wurden Ängste vor dem Fegefeuer, grausamer Hölle, ewiger Verdammnis geschürt und ein römisches Folterinstrument zum Symbol der Liebe reframed. Im 21. Jahrhundert sind es die medial erzeugten Ängste vor einem Klimawandel, vor Atomkraft, Donald Trump und den Populisten, um nur ein paar Beispiele zu nennen.

> *„Im Jahr 2019 plant China 43 Atomreaktoren, die innerhalb der nächsten acht bis zehn Jahre in Betrieb gehen sollen. Im weltweiten Vergleich plant das genannte Land somit die meisten Atomreaktoren, gefolgt von Russland, den USA und Indien."*(8)

Von den Nachbarländern der BRD hat Polen beispielsweise sechs weitere Atomkraftwerke im Bau, das Vereinigte Königreich sieben.

> *„Insgesamt werden derzeit Kohlekraftwerke mit einer Kapazität von 399 Gigawatt global gebaut oder geplant – die meisten davon in Bangladesch, Vietnam, Südafrika, Pakistan und Indonesien. Zum Vergleich: Die rund 150 Kohlekraftwerke in Deutschland haben eine Leistung von 45 Gigawatt."*(9)

Nur im historisch deutschsprachigen Europa gilt diese weltweite Energiepolitik im 21. Jahrhundert als böse, in den anderen Ländern als gut und fortschrittlich. Ob diese spezielle Bewertung wohl durch einen mentalen Virus entsteht, der sich über extreme Ideologie und gleichgeschaltete Medien verbreitet und zu einer Massenpsychose führt? Manchmal kann der Blick über den nationalen Tellerrand schon sehr spannend sein, um sich aus geistiger Konformität zu befreien.

Zumindest schrecken moderne Angstprediger und die Marketingexperten der herrschenden Kaste nicht davor zurück, eine Jugendliche mit Asperger-Syndrom medial zur Heiligen aufzubauen. Wie bereits erwähnt, erschien Ende 2018 die an einer Unterform von Autismus leidende Greta Thunberg auf der medialen Bildfläche und wurde binnen weniger Monate zu einem Weltphänomen geschickten Marketings aufgebaut. Sie lebt eine Öko-Hysterie und ist felsenfest vom drohenden Weltuntergang überzeugt, was ihre Panik, die sie vermittelt, authentisch macht. Doch statt das Mädchen gezielt zu fördern und ihre Panik zu lindern, wird sie von sogenannten Umweltaktivisten vor laufende Kameras und Mikrophone gezerrt und medial als Öko-Soldatin vermarktet, um insbesondere Jugendliche mit ihrer Angst und Hysterie zu infizieren. Im 12. Jahrhundert wäre sie für die Zwecke der Inquisition gegen die durch Ketzer drohende Katastrophe genutzt worden, heute sind es eben das Schüren von Weltuntergangs-Ängsten. Die Zeiten ändern sich, doch die Strukturen geistiger Versklavung bleiben die gleichen. Aus dem Blickwinkel unserer emotionalen Gesundheit besteht zwischen der Öko-Hysterie heute und der Ketzer-Hysterie damals kein Unterschied. Solange wir satanischer Propaganda nicht *glauben*, existiert auch kein „Kreuz Gottes". Es gibt die Liebe Gottes und die im eigenen Herzen zu erkennen, unterstützt das Bewusstsein Christi. Wenn skrupellose Umweltaktivisten heute Kindersoldaten an die mediale Front schicken, erinnert ihr gnadenloser Kampf an die letzten Schreckensmonate der nationalsozialistischen Diktatur 1945. Wer nicht in die Öko-Hysterie verfällt, ist der Feind. Die Nationalsozialisten sprachen vom Volksverräter, kürzlich hörte ich das Wort Umweltverräter. Ich spüre da keinen Unterschied mehr. Wenn wir anfangen, uns mit Publikationen des Jesuitenschülers Dr. Goebbels zu beschäftigen, fallen identische Muster auf, wie modernste Propaganda von Chef-Ideologen heutiger säkularer Glaubenssysteme betrieben wird, die staatlich, klerikal sowie medial mit scheinbar unendlicher Finanzmacht forciert werden. Es geht dabei um den Kampf über die Deutungshoheit wahrgenommener Wirklichkeiten, sowohl damals bei den Katharern und der Inquisition als auch heute hinsichtlich Ökologismus, Genderismus und Multikulturalismus.

Das Vermächtnis der Katharer

Die Katharer aus Okzitanien entsprachen überhaupt nicht dem Bild des düsteren Mittelalters, sondern erschufen eine lebendige und geistig offene Kultur im Geiste Christi. Damit erreichten sie die Herzen vieler Menschen, die sich ihnen mit Begeisterung anschlossen. Weder schürten sie Weltuntergangs-Hysterie noch Ängste – im Gegenteil, es ging um allumfassende Liebe. In Okzitanien konnte sich das reine Christentum noch bis ins 11. Jahrhundert hinein halten und ließ über Jahrhunderte eine ganze Region kulturell erblühen. Intellektuelle Debatten, Gedichte, Minnesang, aus dem Herzen kommender Glaube und eine auf Liebe beruhende Begegnung zwischen den beiden Geschlechtern machte aus Okzitanien eine kulturelle Perle der damaligen Welt. Auch eine eigene Sprache gab es: Okzitan. Im Abendmahl sahen die Katharer ein satanisches Ritual: Nur der Antichrist im Gewand Christi würde den Körper Christi rituell essen und sein Blut trinken. Die römische Kirche praktiziere satanische Rituale, die nichts mit den reinen Christen zu tun hätten. Ein rein christlicher Hort von Miteinander, Liebe und Wohlstand passte dem Antichristen ganz und gar nicht. Der auf weltlicher Macht aufgebauten römischen Kirche war dieses Erblühen reinen Christentums natürlich ein Dorn im Auge. Im Jahre 1199 n.Chr. wurde gesetzlich die Beschlagnahmung der weltlichen Güter der Katharer angeordnet, und am 24. Juni 1209 brach ein riesiges Kreuzfahrerheer von Lyon in Richtung Süden auf. Der geistige Kopf des Heers war ein Zisterzienser-Abt. Damals war das Territorium Frankreichs viel kleiner als heute und reichte noch nicht bis ans Mittelmeer – das sollte sich mit diesem rein europäischen Kreuzzug gegen die wahren Nachfolger der Apostel nachhaltig verändern. Am 21. Juli 1209 erreichte das Kreuzfahrerheer Béziers, und am Tag darauf richteten die Kreuzritter in der Stadt ein furchtbares Blutbad an, bei dem über 20.000 Menschen niedergemetzelt wurden. Kein Leben solle verschont werden, nicht einmal das von Greisen und Säuglingen, befahl der anwesende Bischof den Soldaten. Der Herr erkenne die Seinen. Erklärtes Ziel der römischen Kirche war, ein „gesundes Entsetzen" zu sähen, sodass es fortan niemand mehr wagen würde, sich dem „Kreuz Gottes" zu widersetzen.

Im Lateran-Konzil im November und Dezember 1215 n.Chr. wurde in Rom das Ende der Katharer vom Papst formell besiegelt und alle verbliebenen Ländereien beschlagnahmt und zwischen römischer Kirche und weltlichen Herrschern als Beute verteilt. Der französische König konnte sein Gebiet bis zu den Pyrenäen ausweiten – ein erfolgreicher Beutezug der Mächtigen. Gleichzeitig ging es auch um die Gründung des Dominikanerordens, mit dem die Schreckensherrschaft der Inquisition eingeführt wurde, und der für die folgenden Jahrhunderte die Menschen in Europa tyrannisierte. Die letzten verbliebenen Katharer konnten sich über die Grenze in die katalonischen Pyrenäen retten, doch auch sie wurden nach und nach durch beauftragte Kopfgeldjäger aufgespürt. Der letzte bekannte Vollkommene war Guillaume Bélibaste. Er wurde 1321 n.Chr. auf dem Scheiterhaufen verbrannt. Ein Massenmord an Abertausenden von Menschen und eine gewaltige Vermögensumverteilung waren die Folge, und die Anhäufung von Kapital in den Händen Weniger, die päpstliche Zinswirtschaft des Zehnten und eine finanzielle, kulturelle sowie spirituelle Verarmung von Millionen von Menschen nahm seinen Anfang. Einen Genozid an Christen durch die Truppen des Antichristen, könnte man es auch nennen.

Die Katharer, die reinen Christen Okzitaniens, haben der Menschheit die Botschaft reiner Liebe aus erblühenden Herzen hinterlassen. Sie brachten für einige Jahrhunderte Christus-Bewusstsein und eine veränderte Dimension des Bewusstseins in die Welt, und für sie war die römische Kirche ein Werk des Satans im Gewand christlicher Lehre.

Erlauben wir uns, in einem Bewusstsein zu leben, das verbindet, oder leben wir in einem, das trennt? Was verbindet und was trennt, können wir nur im Herzen spüren – der denkende Verstand bringt uns da nicht weiter. Die Herolde des Antichristen der römischen Kirche behaupteten stets, dass die Ausrottung der Katharer nur dem Zweck diene, die Menschen mit der einen, wahren Heiligen Kirche zu verbinden. Dieses Verbinden ist aus Sicht der Katharer satanischen Ursprungs, da es in Wirklichkeit trennt. Die damalige Globalisierung der römischen Kirche zerstörte die nationalen Staatengebilde, in denen das katharische Bewusstsein der Menschen einst erblühen konnte. Seither hält eine auf Angst beruhende Gleichschaltung der Gehirne die Menschen in niedrigen Gehirnfrequenzen gefangen und ist das Gegenteil inneren Verbunden-Seins. Um uns daraus zu befreien, brauchen wir innere Klarheit hinsichtlich des Makrokosmos der Wirklichkeiten, dessen Spinnennetz von Manipulatoren des Bewusstseins geschickt erschaffen wird. Das Böse ist keine abgetrennte Wesenheit, die im Außen existiert, sondern der Verlust des Verbunden-Seins mit der dem Menschen innewohnenden Liebe, die nur in einem Bewusstsein schöpferischer Intelligenz erblühen kann. Solange Angst die Menschen beherrscht, sind diese Gehirnfrequenzen nicht bewusst wahrnehmbar, und die Wahrnehmung des „Göttlichen" im Inneren bleibt uns verwehrt.

Die römische Kirche vollführte ihr Zerstörungswerk an den reinen Christen perfekt. Die geistige Elite der Katharer wurde gefoltert und barbarisch ermordet, die weltlichen Gönner und Förderer umgebracht und die arbeitende Bevölkerung ihrer Kultur und Sprache beraubt und als leibeigene Bauern zu billigen Lohnsklaven gemacht. Der Terror der Inquisition brachte die Traumatisierung bzgl. Fegefeuer und Hölle mit sich. Erst vor wenigen Jahrzehnten konnten Historiker das Leben der Katharer weitgehend aus Verhörprotokollen der Inquisitoren rekonstruieren. Zeitgleich setzte eine Renaissance von Okzitan von den westlichen Alpentälern Piemonts über Teile Südfrankreichs bis in die katalonischen Pyrenäen ein. Okzitan war die Sprache der Katharer, die als tolerierte Bauernsprache im Untergrund erhalten blieb und heute teilweise neu belebt wird.

1232 n.Chr. beauftragte der Papst den Dominikanerorden, die Menschen in Europa flächendeckend mit der Inquisition zu drangsalieren. Die Gerichtsbarkeit wurde dabei außerhalb der kirchlichen Hierarchie gestellt – die Henkersarbeit übernahm der Staat. Ein weitreichendes Spitzelsystem wurde aufgebaut, das stalinistischen und maoistischen Systemen des internationalen Sozialismus, wie etwa der DDR-Stasi, später als Vorbild diente. Auch die Gestapo im nationalen Sozialismus war vergleichbar aufgebaut. Als Bindeglieder tauchen immer wieder Mitarbeiter der römischen Kirche auf, wie beispielsweise aus dem Jesuitenorden.

Das lombardische Wort für *Katharer* ist *Gazzari*, woraus im Deutschen das Wort *Ketzer* entstand. Ketzer sind also in Wirklichkeit die *Reinen*. Das ist ein sehr frühes Beispiel für die Kunst, die sich heute *Framing* nennt und Begriffe in ihrer Bedeutung diametral verdreht. Seit Kaiser Konstantin die

Interpretation des Christentums der römischen Kirche zur Staatskirche erklärte, bestand Ketzerei als Straftatbestand. Diese „Straftat“ wurde künstlich erschaffen: Menschen wurden kriminalisiert, weil sie sich nicht der hirnphysiologischen Gleichschaltung unterwarfen. Zunächst wurden die sogenannten Ketzer mit Enteignung, Exil, Verlust bürgerlicher Rechte und Bücherverbrennung bestraft – schon wenige Jahre später drohte die Todesstrafe. Die staatliche Autorität hatte bereits im untergehenden alten Römischen Reich die Henkersarbeit übernommen. Moralische Entrüstung wurde dabei stets als Heiligenschein der Scheinheiligen eingesetzt, und meist ist eine solche moralische Entrüstung ein starker Indikator für Manipulation. Das ist wieder ein Phänomen des Alltagsbewusstseins: Die Manipulierten nehmen nicht wahr, dass die moralische Entrüstung von außen über Schwarz-Weiß-Denken und Ängste erschaffen wurde. Die dabei genutzte Hirnphysiologie war bereits vor 1.000 Jahren die Gleiche, wie sie heute verwendet wird, um Deutungshoheit erlebbarer Wirklichkeit zu erreichen. Bereits die Inquisition mobilisierte tanzende, johlende Menschenmassen um brennende Scheiterhaufen. Heute wird diese künstlich geschürte Empörung über soziale Medien und mittels Demonstrationen medial in Szene gesetzt, um Menschen im Kampf gegen Windmühlen auf die Straße zu hetzen. Solche Brutalitäten beginnen immer mit Hasspredigern, die für ihren Krieg gegen die Menschen ausschließlich schöne Worte wie Menschlichkeit, Humanität und Nächstenliebe verwenden – sei es ein Dr. Goebbels gewesen oder heutzutage manche links-grüne Fanatiker. Es ist die Kunst, mit Gleichschaltung der Sprache und Intoleranz den Nährboden für Terror und Unterdrückung zu schaffen.

Seit dem 12. Jahrhundert breitete die Religionsmacht ihre blutige Schreckensherrschaft über weite Teile Europas und später auch in etliche Kolonien aus. Wenn ein Inquisitor in ein Dorf oder eine Stadt kam, verkündete er eine Gnadenfrist. In dieser Zeit konnten sich alle Ketzer und all jene, die mit ihnen Kontakt hatten, bekehren lassen und so in die Gnade kommen, einer Verurteilung zu entgehen. Zuvor wurden bezahlte Spitzel (heute wären es V-Leute der Geheimdienste) in die Region geschickt und Informationen über jeden Einzelnen akribisch zusammengetragen. Google und Co. sind heute nach demselben Muster aufgebaut, den Mächtigen systematisch Informationen zur Verfügung zu stellen. Alle, die auf diese Weise ins Fadenkreuz der Inquisitoren gerieten, galten von vornherein als schuldig, und wenn die Beschuldigten dies nach dem Verhör immer noch leugneten, folgten Folter und die Einkerkerung im Inquisitionsgefängnis. Unabhängig davon, ob der Angeklagte leugnete oder gestand, folgte die Verurteilung, auf dem Scheiterhaufen lebendig verbrannt zu werden. Über Jahrhunderte zogen diese Horrorgerichte durch Europa und wurden zu einer lukrativen Einnahmequelle für Staat und Kirche. Sollten die Katharer recht gehabt haben, dass die römische Kirche in Wirklichkeit auf einer Gründung des Antichristen basierte, würde dies perfekt ins Bild passen: Anders hätte eine Spaltung der Menschen untereinander kaum erreicht werden können. Sie mussten einander misstrauen, da jeder irgendwelche Lügen in die Welt setzen konnte. Angepasst sein sowie politische und religiöse Korrektheit waren die einzigen Überlebenschancen. Wäre Christus in dieser Zeit zurückgekehrt, hätte auch er nur auf dem Scheiterhaufen landen können.

Häresie bedeutet im griechischen Wortsinn eigentlich nur eine *geistige Anschauung*. Doch die Glaubenswächter der römischen Staatskirche führten die Bewertung von *richtig* und *falsch* ein. An die Stelle von Pluralität des Geistes trat der von der Obrigkeit festgelegte einzig richtige Glaube, und jeder, der diesen hoheitlich verordneten Glauben nicht teilte, wurde kriminalisiert und gesellschaftlich geächtet. Wenn ich heute den Herolden der postmodernen Klimareligion lausche, höre ich wieder dasselbe Mantra: *„Es gibt nur einen richtigen Glauben."* Für die breite Masse wurde die Kategorie Ketzer erfunden, vor denen man sich fürchten musste. Während Ängste geschürt wurden, versprach man gleichzeitig die Erlösung von der durch die geschürten Ängste entstandenen Gefahr. Oder anders ausgedrückt: Ketzer gab es nie, bis ein Bewusstseins-Kontrolle-Ministerium sie erfunden hatte. George Orwell nannte eine solche Institution in seinem berühmten Roman „1984" *Wahrheitsministerium*. Sind die Ängste erschaffen und die Lösung erfunden, ist es nur noch eine Frage des richtigen Marketings und guter Öffentlichkeitsarbeit, den Menschen diesen brutalen Wahnsinn als normal, gut, richtig und wichtig zu verkaufen. Dafür eigenen sich am besten fanatische Hassprediger, die möglichst kurz nach ihrem Tod bereits heiliggesprochen werden. So wird durch Manipulation des Geistes erlebbare Wirklichkeit geschaltet. Es ist elementar wichtig, diesen Mechanismus zu erkennen. Er funktioniert heute nicht anders als damals.

Die heutige Heiligsprechung durch Medien geht noch schneller als die frühere durch die Kirche. Bei der am Asperger-Syndrom leidenden Greta aus Schweden brauchten die Medien nur vier Monate, um mit globalistischer Propagandakraft *„Heilige Greta, bitte für uns"* zu posaunen und ihr Bild in einen Heiligenschrein zu stecken. Ihre Angst kommt zu 100 Prozent authentisch rüber und damit ist sie als Multiplikator für Ängste hervorragend geeignet. Damit wurde die Manipulation noch eine Stufe weiter betrieben: Schauspieler können der Masse Angst vorspielen – doch bei einem neurologisch gestörten Menschen ist es durch und durch echt. Mit Greta könnte man an ihrer Angst arbeiten – doch statt die Panik des Mädchens zumindest abzuschwächen, wird ihr Empfinden zur Normalität erhoben. Aus dieser vorgegaukelten Normalität entstand Anfang 2019 die globale Jugendbewegung *Fridays for Future* (FFF), die insbesondere in deutschsprachigen Ländern gehyped wird. In der BRD avancierte von Anfang an die Studentin Luisa-Marie Neubauer zur Führungsfigur der Bewegung. Frau Neubauer ist Mitglied bei *Bündnis 90/Die Grünen* und Jugendbotschafterin der US-Lobbyorganisation *ONE*, die von zahlreichen US-Konzernen, wie etwa der *Bank of America*, *Coca-Cola* und *Google* sowie natürlich der *OSF* mitfinanziert wird. Die Jugendbewegung sieht nach einer Graswurzelbewegung aus, aber es sieht eben nur so aus. *FFF* ist ein geschickter Marketingerfolg der Globalisten, über breit angelegte Panikmache Jugendliche zu missbrauchen. Und überleg doch mal, welcher Buchstabe das F im Alphabet ist: der sechste. Transkribiert entspricht FFF also der Zahl 666. Nach der Offenbarung des Johannes ist 666 die Zahl des Antichristen (Johannes 13/18 ELB). In der Überzeugung der Katharer wäre 666 auch das Symbol der römischen Kirche. Ich finde es immer wieder spannend, wie sich stets die gleichen Muster zeigen. Doch in den Mainstreammedien hören wir natürlich nichts davon, weil diese ausschließlich den engen Meinungskorridor der Globalisten wiedergeben.

> *„Wenn eine Zeitung oder ein Fernsehsender von sich behauptet, objektiv zu berichten, muss man aufpassen. Medien sind in westlichen Demokratien unabhängig, aber nicht objektiv, sondern vertreten bestimmte subjektive Überzeugungen."*[(10)]

Der Marketingfachbegriff für diese Kampagnen zur drastischen gesellschaftspolitischen Umgestaltung nennt sich *Astroturfing*. Ursprünglich war Astroturf ein amerikanischer Begriff für schnell ausrollbaren Rasen in Sportstadien, doch das Wort wurde Ende des letzten Jahrhunderts geprägt für öffentlichkeitswirksame Aktionen, die koordiniert und gewissermaßen im Ganzen ausgerollt werden (aber den Eindruck spontaner, an vielen Stellen gleichzeitig entstehender Graswurzelbewegungen erwecken sollen). Astroturfing ist die Kunst geschickter Manipulatoren, den Rollrasen, mit dem wir es zu tun haben, nicht sichtbar werden zu lassen. Und wenn wir eine Blaupause für diese Astroturf-Kampagne suchen, fallen schnell Parallelen zur Kulturrevolution von Mao Zedong von 1966 bis 1976 auf, die schätzungsweise hundert Millionen Menschen gewaltsam das Leben kostete.

„‚Zerschlagt die vier Alten.' Gemeint waren damit alte Denkweisen, Kulturen, Gewohnheiten und Sitten. Der Unterricht an Schulen und Universitäten wurde ausgesetzt. Vor allem Studenten begannen mit einer gnadenlosen Hetzjagd gegen jene, die sie als Konterrevolutionäre betrachteten."[11]

Um uns aus diesem Teufelskreis der Manipulation zu befreien, geht es zunächst darum, den Virus zu erkennen. Dazu können wir mit einem typisch bewertenden Medienbericht starten. Nehmen wir uns einen beliebigen Medienbericht, in dem politisch inkorrekt bewertetes Verhalten einer öffentlichen Person oder Institution zerrissen wird, ist folgende kleine Übung ganz spannend: Werden Totschlägerworte wie „rassistisch", „Nazi", „homophob", „Islamophobie", „frauenfeindlich", „undemokratisch", „klimafeindlich" usw. verwendet werden, ersetze sie durch „Ketzer" oder „ketzerisch". Die meisten Menschen, mit denen ich diese Übung mache, müssen erst mal schallend lachen, wenn ihnen die Absurdität der Indoktrination, die in solchen Texten steckt, auffällt. Bewertungen kann jeder Mensch, der nicht vom Virus des „betreuten Denkens" befallen ist, selbst vornehmen. Da geht es um unsere eigenen inneren Werte. Lass zunächst einmal alle Bewertungen weg und beobachte, was in dir passiert. Ich finde, das ist eine der besten Übung für den Alltag. Ob die Bewertung stimmt oder nicht stimmt, spielt zunächst keine Rolle. Es geht nur darum, Bewertungen überhaupt erst mal zu erkennen. Denn wenn Bewertungen von außen vorgegeben werden, steckt dahinter immer der Versuch, den Geist zu manipulieren. Dabei geht es nicht darum, ob Personen oder Themen, über die zu über 90 Prozent abwertende Berichterstattung stattfindet, gut oder schlecht sind – es geht darum, welches Bild uns von außen vermittelt wird. Dazu ein kleines Beispiel: Katharine Viner ist Herausgeberin (Editor-in-Chief) der britischen Tageszeitung *The Guardian* (Guardian News & Media), ein Trendsetter-Blatt für globalistische Propaganda in Europa. Das Blatt wird häufig im Staatsfernsehen der BRD und den Mainstream-Medien der EU zitiert. Frau Viner schickte ein Memo mit Datum 17. Mai 2019 an alle Redakteure und Journalisten ihrer Mediengruppe mit der Aufforderung, das „wording" für den Klimawandel zu verschärfen, um die Berichterstattung Angsteinflößender („more scary") zu gestalten. Aus dem Wort „Klimawandel" solle in Zukunft „Klimanotstand", aus „Globale Erwärmung" solle „Globale Erhitzung" werden und aus „Klimaleugner" solle „Klima-Wissenschafts-Leugner" werden. Das hat überhaupt nichts mehr mit Journalismus zu tun, sondern ist klassische Propaganda.

Diesen Unterschied zwischen reiner Information und vorgegebener Bewertung zu erkennen, ist elementar für eine Veränderung unseres Bewusstseins. Übernehmen wir eine von außen geframte Bewertung oder sind wir frei, in uns ein eigenes Bewertungsschema entstehen zu lassen? Diese Dimension des Bewusstseins baut auf einer selbst inkarnierenden Ethik auf. Stell dir mal vor, die heutige politisch korrekte Berichterstattung hätte es auch im 12. Jahrhundert schon gegeben: Wie wären die Katharer medial dargestellt worden? Wie wären die Inquisition und die aus Sicht der Katharer satanische römische Kirche dargestellt worden? Es geht darum, zu erkennen, dass seit vielen Jahrhunderten ein vollkommen falsches Bild erlebbarer Wirklichkeiten geschaffen wird. Mit den Lehren der katharischen Christen konnten Menschen veränderte Bewusstseinszustände erleben und zu ihrem wahren Sein finden. Mit der römischen Kirche wurden hingegen Ängste, Gewalt und Unterdrückung gesät und die Menschen über Jahrhunderte ins Frequenzgefängnis ihrer eigenen Köpfe gesperrt. Über die Historie können wir den Mechanismus der Manipulation und der Befreiung aus diesem Brainwash erkennen und ein Gespür dafür entwickeln, wo heute genauso massiv mit Ängsten gearbeitet wird wie vor 1.000 Jahren. Die Lehre und das Vermächtnis der Katharer wurden zwar im Außen vernichtet, doch in den Herzen lebt ihre Botschaft weiter. Es liegt an jedem Menschen selbst, sich dafür zu öffnen, jenseits totalitärer Ideologien. In postfaktischen Wirklichkeiten zu leben ist nicht erst ein Phänomen unserer heutigen Werbe- und Propagandaindustrie, sondern mindestens so alt wie all die Institutionen, die es sich schon vor Jahrtausenden zur Aufgabe gemacht haben, uns vom unmittelbaren Erleben des Göttlichen zu trennen. Im Alten Testament finden wir bereits Überlieferungen zu Baal, dessen Knechten, Priestern und Handlangern es darum ging, Menschen nicht mit der kosmischen Intelligenz in Verbindung kommen zu lassen.

Im Makrokosmos der Wirklichkeiten

Über viele Jahrzehnte wurden von der modernen Medizin Gene für Krankheiten verantwortlich gemacht – nur ist der wissenschaftliche Durchbruch von heute bekanntlich der Irrtum von morgen. Erst in den letzten 25 Jahren erkannte die konventionelle Medizin, dass die Umgebung und nicht die Gene das Verhalten der Zelle maßgeblich beeinflusst. Die Umgebung einer Zelle wird durch die elektrischen, elektromagnetischen und biochemischen Signale im Körper bestimmt. Genau diese Signale werden durch unsere Gedanken, Gefühle, Einstellungen und Überzeugungen erschaffen. Wir verändern unsere Biologie, sobald wir dies erkennen und mittels beobachtendem Bewusstsein sowie entspannter Achtsamkeit beginnen, einen nährenden emotionalen Boden zu erschaffen. Ängste und Stress können aus einem normalen Gen durch epigenetische Prozesse beispielsweise ein Krebs-Gen machen. Statt in einer von der Pharmaindustrie gesteuerten Medizin Heilung von Symptomen zu suchen, sind wir frei, die Epigenetik unserer Zellen selbst zu steuern und uns selbst zu befähigen, unsere Biologie immer bewusster zu kontrollieren. Das ist ausschließlich eine Frage des Bewusstseins. Deswegen spielt eben auch die Ebene unseres Makrokosmos eine so wichtige Rolle. Mit Makrokosmos meine ich die Welt, die uns umgibt: Wenn beispielsweise Medien, Politik und Kirchen bewusst Ängste schüren und wir das zulassen, verändern sich epigentische Prozesse in unseren Zellen.

Bis zum Ende des 20. Jahrhunderts glaubte die konventionelle Medizin, dass Menschen im Erwachsenenalter keine Hirnzellen mehr bilden könnten. Der entsprechende Lehrsatz lautete: *„Es gibt keine adulte Neurogenese.“*

In Biologie-Lehrbüchern der Oberstufe Bayerischer Gymnasien stand dieser Satz noch bis vor wenigen Jahren. Der Biologielehrer meiner Kinder antwortete mir im Brustton der Überzeugung, dass er das selbst vor vielen Jahren an der *Universität München* so gelernt habe – na, dann muss es natürlich stimmen, dass es keine adulte Neurogenese gibt. Genau das ist der Wahnsinn, der im betreuten Denken liegt und von dem so viele Menschen befallen sind. Jahrzehntelange Forschungen an den besten Universitäten der Welt bestätigten immer wieder diesen Glauben, den die Forscher mit der Wirklichkeit verwechselten. Dieser Glaubenssatz hat weitreichende Auswirkungen auf unser Selbstbild: Wir können tun, was wir wollen, es gibt keine Schöpferkraft im Menschen. Kein Mensch kann neue Gehirnzellen bilden. Diesen Brainwash universitärer Leugnung menschlicher Schöpferkraft entlarvte Elisabeth Gould von der *Princeton University* bereits um die vergangene Jahrtausendwende. Prof. Gould erkannte, dass bei allen Versuchsreihen über Jahrzehnte hinweg eine Grundannahme der Forscher nie berücksichtigt wurde: Bei den Tausenden Tierversuchen lebte kein Tier in seiner natürlichen Umgebung, sondern immer in Käfigen unter Versuchslabor-Bedingungen. Gut ging es den Versuchstieren nicht, mit denen die Forscher nachzuweisen meinten, dass es bei Säugetieren und beim Menschen keine adulte Neurogenese gibt. Keiner der Forscher wunderte sich darüber, dass sie lediglich nachweisen konnten, dass es unter Stress zu keiner Neubildung von Hirnzellen kam. Erst Elisabeth Gould und ihr Team erbrachten den Beweis, dass physischer und psychischer Stress in einem Organismus den entscheidenden Unterschied macht.

Das ist eine bahnbrechende Erkenntnis: Leben wir unser Leben schwerpunktmäßig in Gehirnfrequenzen des hochfrequenten Beta-Bereichs, bilden unsere Gehirne keine neuen Gehirnzellen. Wird diese Gehirnfrequenz, also der Stress im Leben, chronisch, beginnt das Gehirn sogar, lange Zeit nicht verwendete Bereiche abzubauen. Damit wird deutlich, dass Stress für 95 Prozent aller Krankheiten ursächlich ist. Doch statt Menschen zu lehren, wie sie mit den Herausforderungen des Lebens auf eine gesunde Art und Weise umgehen können, werden Milliarden an Forschungsgeldern in die universitäre Beseitigung von Symptomen investiert. Ich frage mich manchmal, ob wir nicht vielleicht doch noch immer im düstersten Mittelalter leben. Die Grundannahmen der konventionellen Medizin negieren bis heute Potentiale menschlicher Schöpferkraft und tragen dazu bei, dass Menschen ein Opferdasein im Frequenzgefängnis des eigenen Gehirns fristen.

Bei der Neubildung von Gehirnzellen bzw. deren Rückbildung spielt der Neurotransmitter Serotonin eine besondere Rolle. Um Serotonin im Überfluss bilden zu können, brauchen wir eine tiefe Verbindung zu uns selbst. Alle tiefen transzendenten Erfahrungen des Bewusstseins tragen dazu maßgeblich bei. Wenn ich mit Menschen spreche, die immer geübter darin werden, solche Dimensionen des Bewusstseins zu erleben, höre ich stets Sätze wie: *„Ich liebe das Leben und alle Erfahrungen, die ich mache"*. Sie sprechen von pulsierender Freude und Dankbarkeit, ohne irgendwelche äußeren Ereignisse dafür zu brauchen. In dieser Dimension des Bewusstseins ist die Bildung von Botenstoffen wie Serotonin ganz selbstverständlich. Das heißt nichts anderes, als dass Bewusstsein darüber entscheidet, ob unser Gehirn bis ins hohe Alter neue Gehirnzellen bilden kann oder ob wir zu Demenz und regenerativen Hirnerkrankungen verdammt sind. Wenn wir es zulassen, dass unser Gehirn dauerhaft unter Angst und Sorge arbeitet, erschaffen wir einen rein aufs Überleben ausgerichteten Körper mit entsprechenden niedrig schwingenden emotionalen Bandbreiten. Unser Gehirn investiert dann nicht mehr in neue Zellen für die Zukunft, und damit einher gehen Kraftlosigkeit, Resignation und verschiedenste Erkrankungen. Genau das ist das erklärte Ziel aller Propagandisten, da in diesen Angstfrequenzen manipulativ gewünschte Glaubensinhalte programmiert werden können und kranke Menschen hier eine hohe Rendite bescheren. Propaganda von ewiger Verdammnis, Fegefeuer und Erbsünde waren dafür Jahrhundertelang bestens geeignet – heute sind es Ängste vor dem drohenden Weltuntergang durch Klimawandel, Atomkraft, Krebs und vor allem, was absolutistischer Globalisierung im Wege stehen könnte. Der Refrain stalinistischer Propaganda, *„Morgen wird die Welt international"*, der die alte Sowjetunion mit ihren Satelliten-Staaten über Jahrzehnte mit der „Internationalen" beschallte, klingt mir noch immer in den Ohren, wenn ich an meine Besuche in der damaligen DDR denke. Wenn wir aus der Geschichte der Katharer etwas lernen können, dann, dass auch die römische Kirche schon vor 1.000 Jahren an der Globalisierung und Gleichschaltung der Gehirne arbeitete. Und auch die Kollegen aus Mekka verfolgen keine anderen

Ziele als totalitäre Globalisierung. Hofiert Jorge Mario Bergoglio SJ vielleicht deswegen den Islam? Weil sie alle denselben trennenden Prinzipien dienen? Falls die Katharer recht gehabt hätten, wäre auch der Islam einfach eine andere Verkleidung Satans oder Baals, wie sie es bei der römischen Kirche annahmen. Die Geschichten von grenzenlosem Kapitalismus, Stalinismus, National- oder Internationalsozialismus, Ökologismus, Genderismus, Multikulturalismus, römischer Kirche und Islam wirken sehr unterschiedlich. Aber im Prinzip ist es auch hier wie mit den meterlangen Joghurtregalen in den riesigen Supermärkten: vorgegaukelte Vielfalt ohne wirklichen Unterschied. Haben all diese Ideologien unterschiedliche Label, doch in allem steckt nur totalitärer, satanischer Globalismus?

Zumindest sind die propagandistischen Steuerungsmechanismen immer die Gleichen. Das Schüren von Ängsten macht Menschen gefügig. Sobald sich die Gehirne nur noch in Stressfrequenzen befinden, leben die infizierten Menschen, ohne es zu erkennen, in ihrem inneren Frequenzgefängnis und suchen im Außen vergeblich nach einer Erlösung vom Leiden. Wie wir diesem Leiden entkommen können, schilderten bereits Buddha vor über 2.500 Jahren und Christus vor 2.000 Jahren. Auch vermitteln uns die alten ägyptischen Lehren zum Auge des Horus, die über 4.000 Jahre alt sind, im Kern nichts anderes. In der Kraft unserer Gegenwärtigkeit und wertfreier Beobachtung liegt der Schlüssel zum Gewahrsein unendlichen Potentials. Wir dürfen in unseren Ängsten nicht steckenbleiben, sondern müssen reinen Herzens über unsere Ängste hinwegblicken können.

Jeder ist so, wie er ist, und gleichzeitig steckt in jedem auch das Potential, ganz anders zu sein. Nur haben wir bisher nicht gelernt, von diesem unendlichen Potential auch Gebrauch machen zu können. Am Ende vieler meiner Q!-Seminare wirken die meisten Teilnehmer wie ausgewechselt: fröhlich, selbstsicher, zuversichtlich. Doch sie sind von nichts geheilt, nichts wurde weggemacht, nichts neu programmiert. Häufig höre ich Monate später, dass Autoimmunkrankheiten, Allergien, Stoffwechselstörungen oder was es an Unheilbarem auch immer dagewesen sein sollte, einfach verschwunden sind. Von Heilung kann man da nicht sprechen, weil wir nicht einmal wissen, ob eine Krankheit unabhängig von unserer Bewertung überhaupt besteht. Gegenwärtigkeit können wir nur leben, wenn wir uns von allen Bewertungen und einengenden Überzeugungen befreien. Menschen, die sich wirklich auf diesen inneren Weg einlassen, kommen in die Lage, sich aus dem Frequenzgefängnis ihres bewussten Verstands zu befreien. Sie identifizieren sich nicht länger mit den Inhalten/Bewertungen des Verstands, sondern lernen, die Inhalte des Denkens und Fühlens zu beobachten. In unserer Gegenwärtigkeit liegt der Schlüssel zu einem erfüllten Leben verborgen. Im Lauf der Jahre vieler solcher Erfahrungen fragte ich mich immer wieder, ob Wirklichkeit einfach eine Erfindung ist, die wir miteinander teilen. So oft ich erlebe, dass Trauma, Stress, Ängste und Depression eine Erfindung sind, so oft beobachte ich zuweilen, wie die Frage *„Wer ist hier krank: der Bewertende oder das Objekt der Bewertungen?“* in mir auftaucht und sich so offen, wie sie kam, wieder verabschiedet. Ich sehe die Menschen, die mir begegnen, in ihrer Ganzheit, ihrer Fülle und mit dem Potential, das in jedem von uns steckt. Immer wieder sehe ich den deutlichen Unterschied: Bei Menschen, die vom Fokus ihres Bewusstseins nur auf das Wegmachen eines Übels fokussiert bleiben, wirkt keine der Techniken. Kein Wunder, denn es sind nicht die Techniken, die etwas verändern. Sie können erst dann ihre Wirkung entfalten, sobald über beobachtendes Bewusstsein, Achtsamkeit und Gewahrsein veränderte innere Räume betreten werden, die hinter dem Schleier der Illusionen verborgen liegen.

Zum Abschluss des zweiten Kapitels über Bewusstsein möchte ich noch auf den konkreten Zusammenhang zwischen im Makrokosmos geschürten Ängsten und der konkreten Wirkung im Mikrokosmos deutlich machen: Inge war seit über 15 Jahren als promovierte Naturwissenschaftlerin im Forschungslabor einer Flugtechnikfirma tätig. Eine intelligente Frau, die sich mit komplexester Technologie beschäftigte. Inge kam zu mir, weil sie sich immer kraftloser fühlte, oft niedergeschlagen war und zunehmend schlecht schlief. Es gab weder körperliche noch psychische Befunde, ihr Job machte ihr Spaß, ihre Ehe war vollkommen in Ordnung. Nach äußeren Maßstäben hätte alles in bester Ordnung sein müssen. War es aber nicht. Inge fühlte sich nicht gut, egal was sie tat.

In der Gegenwärtigkeit des Augenblicks frage ich immer als Erstes, was jetzt – in diesem Moment – wahrgenommen wird, wenn mein Klient an seine Symptome denkt. Inge schilderte mir sehr lebendig Bilder und Szenen, die über Medien in sie hineingekommen waren. Am meisten schien es ihr Donald Trump angetan zu haben. Es sprudelte aus ihr heraus, wie oder was und wie schlimm er doch sei. *„Spannend, und so ist es"*, dachte ich mir nur (der Vollständigkeit halber, möchte ich erwähnen, dass ich in Zeiten Barack Hussein Obamas als Begleiter genauso reagiert hätte). Sehr schnell kamen wir zum Thema „Ohnmacht" bzw. „Ängste" und damit konnten wir arbeiten. Wir kamen schnell darauf, dass sie keine einzige Rede von Trump je gehört hat, sondern all ihre Gefühle auf der üblichen negativen Medienbeschallung beruhten, wo dieser Herr wahlweise als Clown, Dummkopf oder Monster dargestellt wird. Unser bewusster Verstand erfindet immer Geschichten, mit denen wir die einmal eingetrichterte innere Überzeugung, dass etwas/jemand so und so sei, dann verfestigen. In diesem Fall fielen Inge direkt Tweets ein, warum Trump doch tatsächlich so sei, dass man nur Angst bekommen könne. Auf die Idee, dass diese Tweets vom Mainstream vollkommen aus dem Zusammenhang gerissen dargestellt wurden, kam sie gar nicht. Zu den Themen „Ohnmacht" und „Angst" können wir in kürzester Zeit einen veränderten inneren Ladungszustand erleben. Was wir brauchen, ist das Beobachter-Sein, die *Intelligente Körpersensorik* (IKS) und eine der Quantenintelligenz-Techniken, mit denen wir unsere innere Überzeugung verändert wahrnehmen können. Darauf gehe ich gleich im dritten Kapitel ein. Zur Klarstellung: Es geht hier nicht darum, Trump-Fan zu werden, sondern dem Bild von Donald Trump und den Bewertungen, die mit ihm neuronal verknüpft sind, keine Macht mehr über den eigenen inneren Gefühlszustand zu geben. Solange Bilder, Vorstellungen, Gedanken oder Gefühle mich Leiden „machen", lebe ich als Opfer der Umstände. Daher gilt es zu erkennen, wie es unsere Medien unisono mit scheinbarer Vielfalt verstehen, künstlich Ängste zu erzeugen, sie zu schüren und in die gewünschte Richtung zu lenken. Die Medien beherrschen die subtile Kunst, Menschen durch betreutes Denken nachhaltig zu manipulieren und ihnen eine Identität zu vermitteln, dass der gute Untertan kritisch ist, indem er sich gegen von außen suggerierten Mythen und Chimären empört.

Binnen kürzester Zeit konnte sich Inge aus ihrem Frequenzgefängnis befreien. Was ich bei ihr sehr spannend fand, war, dass sie plötzlich zwischen dem medialen Brainwash und der Person Donald Trump differenzieren konnte. Sie kam vom Schwarz-Weiß-Bild weg und hin zu einer eigenen, viel farbenfroheren Meinung. Heute findet sie Trump genauso unsympathisch wie früher, jedoch hat die mediale Bewertung jegliche Macht über sie verloren. Und Inge ist kein Einzelfall. Seit über 25 Jahren gibt es eine Studie der *R+V-Versicherung* über die Ängste der Deutschen, in der Donald Trump 2018 an die Spitze stieg. Nichts, laut dieser Studie, hat die Deutschen so geängstigt wie Herr Trump. Nur ist die veröffentlichte Interpretation der Studie nicht ganz richtig – nicht Trump wurde das Angstobjekt der Deutschen, sondern das Bild, das die vereinigten „Qualitätsmedien" und der „Staatsrundfunk" von ihm vermitteln. Kurz nach der für das Clinton-Lager verlorenen Präsidentschaftswahl im Herbst 2016 mieteten Hillary Clinton und George Soros von der *OSF* für eine Woche ein ganzes Stockwerk im Mandarin-Oriental-Hotel in Washington DC. Wozu? – Für eine Strategietagung mit unzähligen Experten aus Propaganda, Universitäten, Geheimgesellschaften und Marketing, die darüber sprachen, wie Trump für die Öffentlichkeit zum Gespött, Verbrecher und wahnhaften Monster gemacht werden könnte. Die gesamten Mainstreammedien, so auch das Staatsfernsehen der BRD, setzten die Ergebnisse dieser designten Kampagne hervorragend um. Wer im betreuten Denken gefangen war, hatte keine Chance, diesem Propaganda-Kraken zu entkommen. Wenn wir die Studie der *R+V* genau lesen, liegt der Schluss nahe, dass die größte Angst der Deutschen 2018 das Medienbild von Herrn Trump war. Dies zu erkennen, ist der wichtigste Schritt, um Zusammenhänge zwischen Mikro- und Makrokosmos zu verstehen. Ein kleines Nebenerzeugnis dieser Strategieklausur der geheimen Schattenregierung war dann beispielsweise die Veröffentlichung eines 100-seitigen E-Books „Trump and a Post-Truth World" vom globalen, spirituellen Bestseller-Autor Ken Wilber, um auch die therapeutisch-spirituelle Szene ins betreute Denken zu leiten. In dem Büchlein geht es um reine Stimmungsmache – wäre Hillary Clinton Präsidentin geworden, wäre das Werk niemals erschienen, obwohl ihre weit aggressivere Geostrategie eine noch größere Weltkriegsgefahr dargestellt hätte und das Clinton-Stiftungs-Netzwerk keinesfalls einer „Truth World" entspricht.

Immer wieder geht es um die Wirklichkeit hinter dem Schleier der vielen Geschichten! Denn die Veränderungen, die Menschen erleben, sind ausschließlich das Resultat kohärenter Gehirnfrequenzen, die wir als ein

Authentisch-Sein erleben, sobald wir in der Lage sind, Intuition, Freude, Flow und kreativen Geist direkt zu erfahren. Das passiert, wenn wir uns bedingungslos auf das, was jetzt ist, einlassen: Es zeigt sich eine andere Welt, als die der Geschichten unseres Neocortex. Wir können Gegenwärtigkeit immer als Portal in veränderte Dimensionen des Bewusstseins erleben.

> *„Der größte Feind des Wissens ist nicht die Ignoranz, sondern die Illusion, wissend zu sein.“*[(12)]
>
> Stephen Hawking, Astrophysiker (1942-2018)

3. Kapitel: Wie wir sein können, was wir sein könnten

3.1. Die Kraft erlebter Gegenwärtigkeit

Es gibt nichts zu tun!

In Indien durfte ich vor über 30 Jahren einige spirituelle Lehrer und weise Menschen kennenlernen. Ich lernte bei ihnen sehr viel, doch irgendetwas fehlte mir. Und insbesondere eine Beobachtung nicht ließ mich nicht mehr los: Die meisten spirituell Suchenden waren oft vollkommen begeistert von den Methoden, Techniken und teilweise wirklich wundervollen spirituellen Zentren, in denen es so gut gelang, sich aus der normalen, lauten Welt zu verabschieden. Sich aus diesen Zentren ab und an hinaus in die laute, stinkende Welt indischer Städte zu wagen, beispielsweise nach Poona oder Bombay, war für viele Menschen, mit denen ich sprach, eine große Herausforderung. Ich will mich da auch gar nicht ausschließen. In den 1980er- und 1990er-Jahren wimmelte es nur so vor stinkenden Zweitaktern, Menschenmengen, Fahrradfahrern und reichlich Abgas ausstoßenden Autos. Zudem überall Hupen, Fahrradklingeln und Geschrei. Gefühlt fuhr in diesem Gewühl jeder zweite Fahrradfahrer in mich hinein, sodass es nur waghalsigste Sprünge zur Seite ermöglichten, irgendwie unverletzt durchzukommen. Zum Glück mussten das die Klima-Ikone Greta, die *Fridays-for-Future*-Kids und die Chef-Ideologen mitteleuropäischer Klima-Hysterie nicht erleben, sonst wären sie möglicherweise sofort einem Herzinfarkt erlegen. Und doch oder vielleicht gerade wegen dieser Herausforderung bin ich mir heute sicher, in diesem augenscheinlichen Wahnsinn indischer Städte mehr gelernt zu haben als in allen Weisheitslehren und spirituellen Zentren.

Als ich mal wieder mitten in Poona zu Fuß unterwegs war, fühlte ich mich nach 20 Minuten im Verkehrschaos und Abgasnebel fix und fertig. Überall Gehupe und klingelnde Fahrradfahrer und zeitgleich erzählte mir eine gute Freundin, wie viele Stunden es von welcher Meditation braucht, um das real existierende Indien einmal die Woche kurz zu ertragen. *„Irgendwie ist das doch eine schräge Welt“*, war mein letzter Gedanke, bevor ich mich augenblicklich in einem anderen Universum und doch am selben Ort wiedergefunden habe; mir fiel es wie Schuppen von den Augen: die Botschaft, die in einer Fahrradklingel steckt! Wir sind es in der westlichen Kultur so gewohnt, dass wir beim Ertönen einer Klingel hinter uns zur einen oder anderen Seite springen. Im damaligen Indien war das ganz anders. *„Werde dir deines Weges bewusst und sei dir gewahr, dass ich mit meinem Fahrrad meinen Weg um dich herum finde"*, lautete die Botschaft der ertönenden indischen Fahrradklingel. Sobald ich in die Lage kam, mein ganzes Gewahrsein auf mich und meinen Weg zu richten, wandelte sich der vermeintliche Wahnsinn in die tiefste Gehmeditation, die ich je erleben durfte. Was war denn jetzt die Wirklichkeit im Verkehr der Innenstadt Poonas? Chaotischer Wahnsinn oder eine wundervolle Meditationsarena? Nichts und doch alles, denn nichts ist per se ein Sinn immanent. Wir selbst erschaffen in jedem Moment die erlebte Wirklichkeit und damit die Sinnhaftigkeit, nur fehlt uns dafür meist das Bewusstsein dieser unglaublichen Schöpferkraft. Was ich damals erlebte, war einfach eine veränderte Dimension des Bewusstseins, in der ich die Welt, egal wie sie war, vollkommen entspannt erleben konnte. In der scheinbaren Unvollkommenheit reinster Vollkommenheit gewahr zu sein – mit diesem intensiven Erleben ließ mein Interesse an so manchen Leitfäden zum spirituellen Erwachen und an den Mainstream-Angeboten spiritueller Onlineportale sehr nach.

Und genau diese geistige Haltung, dass wir mittels Gewahrsein alles im Augenblick erkennen können, ist essentiell für alles, was wir machen. Wenn beispielsweise ein Seminarteilnehmer meint, sich im Seminarraum bei einer Übung nicht konzentrieren zu können, weil es (ihm) zu laut ist, ist dies eine wundervolle Einladung ins Gegenwärtig-Sein. Wir sind gewohnt, im Außen nach Lösungen zu suchen und beispielsweise einen anderen, ruhigeren Raum zu organisieren, wo *„man sich besser konzentrieren kann"*. Genau hier gilt es jedoch innezuhalten und uns gewahr zu sein, dass es nicht der Raum oder der Geräuschpegel ist, sondern es unbewusste Überzeugungen sind, die diese Wirklichkeit erschaffen. Es geht immer wieder um dieses Innehalten im Augenblick und einfach gewahr zu sein, wie wir die wahrgenommene Wirklichkeit unserer 70 Billionen Zellen Moment für Moment erschaffen. Darin liegt die implosive Kraft der Achtsamkeit, mit der unsere ganzen Illusionen, Chimären und Truggebilde des Alltags in sich zusammenbrechen. Denn es gibt nichts zu tun, sobald wir dem Augenblick wirklich gewahr sind.

So trat auch immer stärker die Frage in mein Leben, ob es jenseits unserer Bewertungen überhaupt Themen gibt, die wir bearbeiten können. Wir sind es gewohnt, Themen und Probleme zu bearbeiten. Doch wer erschafft denn überhaupt die Bewertung, dass etwas ein Problem oder ein zu bearbeitendes Thema ist? Ganz genau – es ist der bewusste Verstand. Wir bearbeiten immer das, was wir zuvor im Neocortex erschaffen haben – das ist Grund für die fatale Endloskette vieler Therapien und Begleitungsansätze. Doch die Kraft des Gewahrseins zu erfahren ist etwas vollkommen anderes. Die Kraft erlebten Gegenwärtig-Seins setzt eine bestimmte geistige Haltung voraus: einfach Beobachter zu sein. Nur das führt uns in die Welten der Weite des Bewusstseins. Dort gibt es nichts aufzulösen, nichts zu bearbeiten, sondern die Freiheit, das zu sein, womit wir in diesem Moment ein In-Verbindung-Kommen erleben können.

In dieser Erkenntnis wurde mir klar, dass ich das Essenzielle in meinem Leben längst gefunden hatte – mir war bislang die Bedeutung und Tragweite nicht bewusst gewesen. In diesem Moment innerer Klarheit beobachtete ich, wie etliche bisherige Überzeugungen von mir abfielen und anstelle dessen zunehmend Nichts trat – der leere Raum, das Un-Geschaffene, das Formlose, oder wie auch immer wir es nennen wollen. Aus diesem Formlosen erschafft sich in jedem Moment erlebte Wirklichkeit und vergeht auch wieder dorthin – Moment für Moment. Mit diesem magischen Ich ist es uns möglich, im unendlichen Spiel der Moleküle und des kreativen Geistes eine Identität zu erschaffen. Wenn du es psychologisch ausdrücken willst, kannst du darin ein Ego oder ein Selbst aufbauen, doch auch das existiert jenseits unseres Glaubens daran nicht. Das sind einfach alles heute gängige Modelle der Wirklichkeit; jedes Modell ist ein Modell und nicht die Wirklichkeit. Oder mit dem berühmten Satz von Alfred Korzybski ausgedrückt: *„Die Landkarte ist nicht das Gelände."* Eine Landkarte können wir mental verstehen, doch des Geländes können wir uns nur mit allen Sinnen gewahr sein.

Unser sich unablässig drehendes Gedankenkarussell hält unsere Essenz, das „Gelände", vor uns verborgen, und die meisten Menschen geben sich mit den Inhalten dessen, was sie denken und fühlen, zufrieden. Sie leben in Modellvorstellungen der Wirklichkeit. Die Inhalte der Gedanken und Gefühle entsprechen in der Symbolik der „Matrix"-Filme, der blauen Pille des

Vergessens, wer wir wirklich sind. So *glauben* viele Menschen an ihr Ich, das mehr oder weniger den Inhalten ihres Denkens und Fühlens entspricht. Aber dieses Ich ist lediglich ein Phantom, das uns in der Gedankenmatrix gefangen hält. „Es fühlt sich aber emotional so befreiend an, wenn ich beispielsweise eine bisher verborgene Wut identifiziert und ‚bearbeitet' habe", höre ich häufig. Klar, das habe ich in der Welt der blauen Pille selbst genauso erlebt, denn diese starke emotionale Kraft hält uns in der blauen Gedankenmatrix gefangen. Sobald wir die Matrix verlassen und der Welt dahinter gewahr werden, wird uns der Sisyphuseffekt des Auflösens, Analysierens und Verstehens mit einem Mal bewusst. Sobald wir uns erlauben, hinter diesem Frequenzgefängnis in unserem Gehirn die Welt der roten Pille des Erkennens zu erleben, erleben wir die andere Frequenz des leeren Raums. In dieser Leere geschehen Erfüllung und Verbindung einfach. Da gibt es kein Herz mehr zu öffnen, denn es ist einfach.

Wir erkennen, dass es ausschließlich um den Erzähler und nicht um die erzählte Geschichte geht. Da gibt es kein aufzulösendes Drama mehr, weil nur die Person, die das Drama erzählt, im Mittelpunkt steht. Andere Menschen in dieser Bewusstseinsdimension des Un-Geschaffenen, der Leere und Zeitlosigkeit begleiten zu können, setzt zunächst die eigene erfahrungsbasierte Klarheit voraus, dass das eigene Ich es ist, das denkt und fühlt. Das hat nichts mit Identifikationen mit den Inhalten dessen, was wir fühlen und denken, zu tun. Es ist beobachtendes Bewusstsein. Wenn beispielsweise der Gedanke *„Niemand liebt mich"* aufkommt, kann ich ihn inhaltlich *glauben* und in diesem Moment zulassen, dass sich mein Ich damit identifiziert. Ich kann den Gedanken aber auch beobachten, ihm ein Lächeln schenken und wahrnehmen: *„Ah, ist ja spannend, da taucht der Gedanke ‚Keiner liebt mich' auf."* Diesen Schritt zu erleben ist elementar, um uns aus der blauen Matrix zu verabschieden. Das ist eine geistige Haltung, die unserem direkten Erfahren offensteht und sich intellektuell nicht verstehen lässt. Wer sich für die Erfahrung öffnet, erlebt es. Wer es logisch verstehen will, bleibt in den Mauern der Gedanken-Matrix gefangen. Wir sind frei zu wählen Blau oder Rot! Die verblüffenden Wirkungen der verschiedenen Techniken, die ich in diesem Kapitel beschreiben werde, beruhen alle auf dieser elementaren geistigen Haltung des Bewusstseins der eigenen Schöpferkraft. Statt Bewusstsein können wir es auch Klarheit nennen; manche Menschen empfinden diesen Begriff als konkreter. Doch eigentlich spielt es überhaupt keine Rolle, wie wir es nennen – die geistige Haltung allein ist die Basis aller Techniken, denn diese geistige Haltung ist bereits die rote Pille des Erkennens.

„Ohne Schmerz gibt es keine Bewusstwerdung. Menschen tun alles, egal wie absurd,um ihrer eigenen Seele nicht zu begegnen. Man wird nicht erleuchtet, indem man sich Figuren aus Licht vorstellt, sondern indem man (sich) die Dunkelheit bewusst macht. Der Weg ist in uns, aber nicht in Göttern noch in Lehren noch in Gesetzen. In uns ist der Weg, die Wahrheit und das Leben."[13]

Diese Kraft der Gegenwärtigkeit zu erleben, ist ein Zustand unseres Seins. Es ist nichts, was wir tun oder verstehen können. Mit Achtsamkeit und Gegenwärtig-Sein können wir diesen Erfahrungsweg einschlagen. Wir sind es gewohnt, unsere wachen Momente mit Gedanken an das, was in der Vergangenheit falsch war bzw. nicht funktioniert hat, und mit Planungsgedanken an die Zukunft zu füllen. Wir *glauben*, auf diese Weise die heiß ersehnte Erfüllung finden zu können. Dies führt uns in ein Leben rein virtueller, mentaler Welten; an der Gegenwart vorbei, wo nur der gegenwärtige Augenblick real ist. Die meisten Menschen denken, dass sie leben. Sie existieren in der blauen Matrix und nähren diese Vorstellung mit Gedanken, Gefühlen und einem Glauben an das, was aus inneren, unbewussten Überzeugungen mit immer neuen Geschichten gefüttert wird. In diesen Geschichten liegt auch das Tor verborgen, durch das die alltägliche Medienmanipulation des Mainstreams ihren Weg zu uns findet. Die Manipulatoren brauchen Menschen, die das, was sie denken und fühlen, *glauben*, statt sich mit dem Prozess des Denkens und Fühlens zu identifizieren.

Erfüllung zu erleben ist demgegenüber ein Zustand, den wir nur im Jetzt erleben können. Uns an Erfüllt-Sein zu erinnern oder Erfüllt-Sein anzustreben ist virtueller Natur. Beides sind Bits und Bytes in uns, nicht jedoch das unmittelbare Erleben im gegenwärtigen Augenblick. Diese Vollkommenheit, diesen erlebten Frieden, dieses Getragen-Sein von tiefster Dankbarkeit ist nur im Jetzt-Moment zu erleben. Sobald wir diese Haltung in uns entdecken und unser Leben zunehmend danach ausrichten, können wir auch andere Menschen begleiten, die die Kraft erlebter Gegenwärtigkeit erfahren wollen. So erleben wir, wie wir sein können, wer wir sein könnten – im Bewusstsein der uns immanenten Schöpferkraft.

Bevor wir uns im nächsten Schritt mit konkreten Übungen zu Achtsamkeit und Gegenwärtig-Sein beschäftigen, will ich diese geistige Haltung noch anhand eines Beispiels und einiger grundlegender Gedanken verdeutlichen.

Grenzenlose Leere sein

Als ich mit dem Schreiben dieses Buchs begann, hatte meine Frau Pia eines Morgens nach dem Aufstehen fürchterliche Kopfschmerzen. Ihr Nacken war völlig verspannt. *„Spannend, und so ist es"*, dachte ich mir. Das klingt für viele Menschen erst mal sehr befremdlich, wenn ich das beispielsweise im Coaching so erzähle. Doch das ist die geistige Haltung, die ich gerade beschrieben habe. Gewahrsein bedeutet, direkter Erkenntnis Raum zu geben. Die Voraussetzung dafür ist, das rational interpretierende Denken anzuhalten und mich der Leere, diesem *Un*-Geschaffenen, anzuvertrauen. Da geht es um die Haltung, Räume universeller Intelligenz zu öffnen, was heute einfach unüblich ist und auf andere deswegen mitunter befremdlich wirkt. Gleichzeitig ist diese Haltung unerlässlich, um veränderter Wahrnehmungsdimensionen gewahr zu sein. Es geht um eine entspannte Fokussierung des Bewusstseins und um aktives Beobachten dessen, was erscheint. An jenem Morgen gab es in mir keine Idee, etwas zu tun – wozu auch, denn es ist, wie es ist. Gewahrsein ist hoch aktives Nicht-Tun. Pia überlegte gerade, was möglich wäre – Physiotherapie, Schmerzmittel ... und in mir war einfach Nichts; wahrgenommene Leere.

„Sag mal ... gestern Abend hast du doch von dieser Zahl erzählt", sagte ich auf einmal zu ihr – es war mir einfach so in den Kopf geschossen. *„Welche Zahl?"*, fragte sie. *„Na, von deiner Mutter."*

Pia hatte am vorherigen Abend erzählt, dass dies der Tag sei, an dem sie auf den Tag so alt würde wie ihre Mutter, als sie an einer Krankheit vor über drei Jahrzehnten tragisch verstorben sei: im Alter von 55 Jahren und 183 Tagen. Ich erinnerte mich in diesem Moment an Pias starke Gefühle, die ich spüren konnte, als sie mir bei unserem Abendspaziergang fast beiläufig davon erzählte. Für uns beide war ein tiefer emotionaler Schmerz spürbar gewesen.

Nun, am nächsten Morgen trat diese Erinnerung bei uns beiden in Resonanz. Nur hatten wir keinen blassen Schimmer, was es bedeuten oder ob ein Zusammenhang zu den starken körperlichen Schmerzen bestehen konnte. Hätten wir darüber nachdenken wollen, hätten wir uns in der Matrix des Denkens verfangen. Diese konditionierte Gewohnheit, über alles nachzudenken, hält uns in der blauen Matrix. Der Weg ins Bewusstsein der universellen Intelligenz liegt darin, den Raum unseres Gegenwärtig-Seins zu halten und zu beobachten: Das ist Gewahrsein, was ist – der Raum hinter unseren Gedanken. Und das war an jenem Morgen bei Pia schlicht die Feststellung *„55 + 183"*. Es war einfach ein Platzhalter für all das, was sich dahinter verbarg. Es ist nicht die Zahl, sondern das emotionale Feld, für das die Zahl in Pias Wirklichkeit steht. Die Zahl ist sozusagen nur ein Platzhalter, den wir nicht logisch verstehen müssen. Nun galt es, mit der *Intelligenten Körpersensorik* (IKS) einfach zu beobachten. (Die *Intelligente Körpersensorik*, die ich gleich näher vorstelle, ist ein Verfahren, äußerlich ähnlich dem kinesiologischen Muskeltest.) Pia sagte: *„Ich bin 55 Jahre und 183 Tage alt."* Dann beobachten wir mit der jedem von uns innewohnenden Muskelsensorik, ob Null oder Eins (die Energie fließt in diesem Moment oder sie fließt nicht). Der Muskel gab nach, also floss keine Energie – Null. Anschließend arbeiteten wir mit drei der einfachsten *Q!-Bewusstseinstechniken*, die wir unseren Klienten immer bereits am ersten Workshop-Tag vermitteln (ab S. 226ff beschrieben). Wir spürten regelrecht, wie sich der innere Ladungszustand – der unbewusste Schmerz in Pia – von einem zum anderen Moment veränderte. Wir hätten es auch mit aufwendiger Technik messen können, doch warum denn, wenn wir die Messelektronik auch im eigenen Körper haben. Es braucht nicht mehr. Zu Pias innerem Zustand floss mit einem Mal die Energie.

Das wirkt am Anfang immer wie Magie, ist aber schlicht die veränderte Wahrnehmung von Ladungszuständen. Es ist manchmal so einfach, dass eingefleischte Überzeugungen schon mal anfangen können zu rebellieren. Dann braucht es beobachtendes Bewusstsein, um die Rebellion des bewussten Verstands wahrzunehmen und ihm mit ein wenig Q!-Technik und einem Lächeln zu begegnen. Die Matrix unseres gewohnten Denkens halten wir nur aufrecht, weil wir kontinuierlich die blaue Pille schlucken.

Binnen 15 Minuten beobachtender Absichtslosigkeit, fühlte es sich für Pia besser an. Eine Stunde später waren alle Schmerzen weg. Klar, wir wissen nicht, was geschehen ist. War es Heilung oder das Gewahrsein einer anderen Quantenwirklichkeit? Doch darüber nachzudenken empfinde ich als müßig – es ist nicht von Bedeutung. In unserer absichtslosen Gegenwärtigkeit liegt der Zugang ins Quantenfeld der Möglichkeiten. Es ist nicht die Technik, die etwas wegmacht, sondern die Technik ist ein Tor in das Feld der Möglichkeiten. Es ist nur unsere Gewohnheit, denken zu müssen, die unsere Fähigkeit zu absichtsloser Gegenwärtigkeit verdeckt. Direktem Erkennen können wir immer Raum geben, das ist etwas ganz Natürliches. Diese Arbeit erscheint Menschen in der blauen Matrix anfangs wie Magie. Sie ist nur eine veränderte Nutzung unserer Möglichkeiten, mit Symptomen und Problemen umzugehen, als wir es heute gewohnt sind.

Alle Erinnerungen und Bilder, die in uns emotionalen Schmerz auslösen, sind nur im Jetzt wahrnehmbar – es gibt ja nichts Vergangenes. Die Information ist jetzt höchst real und entfaltet in uns ein Eigenleben, das wir als emotionale Energie wahrnehmen. Wenn wir den emotional erlebbaren Ladungszustand dieser Bits und Bytes verändern können, bleiben die Erinnerungen zwar, lösen aber nichts mehr aus. Genau das ist es, was Pia und ich an jenem Morgen erlebten – das gesamte Potential ihres Heil-Seins.

Wenn ich im Coaching mit Menschen arbeite, die mit dieser Arbeitsweise schon sehr vertraut sind, beginnen wir ohne jegliches Bewerten, ausschließlich den Raum zu halten. Es braucht etwas Übung, nicht einmal mehr Themen oder Probleme zu benennen. Solange der denkende Verstand noch nicht auf Stand-by verweilen kann, funktioniert diese Vorgehensweise nicht, da der Raum sonst direkt wieder von Gedanken gefüllt wird. Es geht darum, den Raum einfach zu halten und achtsam zu beobachten, was sich an Information zeigt. Es geschieht. Das Einzige, das uns bislang daran hindert, ist die Gewohnheit, unentwegt zu denken. Nur das verschließt uns den Zugang zu diesem Quantenfeld der Möglichkeiten, das wie ein Raum universeller Intelligenz in uns erfahrbar ist.

Der geniale Erfinder Nikola Tesla beschrieb diese universelle Intelligenz sehr treffend: *„Mein Gehirn ist ein Empfänger. Im Universum gibt es eine zentrale Stelle, aus der wir Wissen, Weisheit und Inspiration erhalten.“*

Diese konkrete Vorgehensweise ist bei allem Ungemach, das einem widerfahren kann, anwendbar. *„Was nimmst du konkret in deinem Körper wahr, wenn du jetzt an das Phänomen denkst?“*, ist die Einstiegsfrage in die Quantenintelligenz, die allem zugrunde liegt, um die Kraft der Gegenwärtigkeit erleben zu können. Entscheidend ist, uns aus der Gedankenmatrix zu verabschieden. Liebe und Frieden sind Schwingungen, die in jedem Moment überall im Universum existieren; lediglich unsere gewohnten neuronalen Netze im Gehirn, die mit dem Denken verbunden sind, verhindern, diese Frequenzen wahrzunehmen. Dafür gilt es, reines Gewahrsein immer mehr an die Stelle der Gedankenmatrix treten zu lassen.

Wunderbar lässt sich dies veranschaulichen, wenn Menschen überzeugt sind, unter Ängsten zu leiden. Mein klassischer Einstieg lautet dann beispielsweise: *„Ob es diese Angst gibt oder nicht, weiß ich nicht. Ich habe ehrlich gesagt auch keine Ahnung, wie man Ängste behandelt. Aber schildere doch einfach mal die Gedanken, Gefühle, Bilder und Empfindungen, die dich wissen lassen, dass du Angst hast.“* Daraufhin schildern die Menschen ganz konkret, was für sie in diesem Moment erfahrbar ist, wenn sie an ihre Angst denken. Und das ist der Zugang zur Ebene unserer inneren Überzeugungen. Damit beginnt auch die Interaktion mit dem Coach oder Begleiter und dessen authentischem Verweilen im beobachtenden Bewusstsein. Die geistige Haltung, *„Es gibt nichts zu tun, zu fühlen oder zu channeln“*, entscheidet maßgeblich über den weiteren Verlauf. Ohne diese Haltung bewegen wir uns ganz schnell auf einer Ebene des analysierenden Verstands. Das, was wichtig ist, zeigt sich immer genau im gegenwärtigen Moment. Es kommt nur darauf an, den Raum zu halten, frei von irgendwelchen Erwartungen. Das ist Präsenz, die jeder Mensch lernen kann, um die Kraft der Gegenwärtigkeit zu erleben. Diese Präsenz führt uns aus unserer vierdimensionalen Raum-Zeit heraus in die Erfahrung der Leere und Zeitlosigkeit, in der wir reiner Singularität gewahr sein können. In der Quantenwelt gibt es schier unendlich viele Frequenzen, die Träger unendlicher Information sind. In der singulären Ganzheit existieren alle Quantenpotentiale. Über die unterschiedlichen Dimensionen des Bewusstseins treten unterschiedliche Schwingungen in der Welt der Polarität, die wir als hoch frequente Beta-Frequenzen in Form von Leiden, Schuld, Opfer-Sein, Wut und Angst oder in ganz anderen Frequenz-Bereichen als Liebe, Dankbarkeit, Freiheit, Erfüllung und Ganzheit wahrnehmen können. Gewahrsein schärft in diesem riesigen Frequenzspektrum unser Bewusstsein, immer häufiger frei wählen zu können, in welcher Frequenz wir zu Hause sind.

Zugänge ins Quantenfeld

Alle Fallgeschichten, die ich bisher geschildert habe, haben trotz ihrer Unterschiedlichkeit eines gemeinsam: Die Menschen konnten in sich nachhaltige Veränderungen erleben, indem sie einen für sie neuen Zugang ins Quantenfeld gefunden haben. Es ist die unmittelbare Erfahrung, wie Bewusstsein Realität erschafft. Alle Wirklichkeit ist zunächst reines Potential im Quantenfeld, bis sie durch beobachtendes Bewusstsein das Reich der Singularität, des Un-Geschaffenen, des Nicht-Manifesten verlässt und in unserer vierdimensionalen Raum-Zeit die Gestalt der erfahrbaren Wirklichkeit annimmt. Über unseren bewussten Verstand können wir zu diesem Phänomen keinen Zugang bekommen, weil wir genau über diesen Verstand auf das innere Frequenz-Gefängnis beschränkt bleiben. Um uns aus dieser Begrenzung lösen zu können, gilt es, die erzählte Geschichte, das Problem, die Diagnose oder das Drama zu verlassen. Es mag sein, dass die Geschichte oder Diagnose „wahr" ist – vielleicht aber auch nicht. Ob wahr oder falsch – jede Geschichte ist ein mentales Konstrukt. Die Bewertung der Geschichte oder Diagnose an sich spielt dabei keine Rolle. Spätestens in 100 Jahren wird selbst der heute wahrhaftigsten und wissenschaftlichsten Diagnose nicht mehr als ein Lächeln geschenkt werden. Dazu brauchen wir uns nur die bisherige Geschichte der Diagnostik und der Wissenschaft anzuschauen: eine reine Geschichte von Irrtümern, basierend auf den Überzeugungen der jeweiligen Epoche. So gut wie nichts wird heute noch so diagnostiziert, wie vor hundert oder hundertfünfzig Jahren. Die Quantenphysik hat das herkömmliche Verständnis von Information, Materie und Energie als falsch entlarvt, nur sind diese Erkenntnisse einer Grundlagenwissenschaft so gut wie gar nicht bis heute in der Medizin und Pharmakologie angekommen.

Auch Fragen allgemeiner Weltanschauung unterliegen einer Halbwertzeit. Wovon Kaiser Wilhelm II. und die Mehrheit seiner Untertanen noch zutiefst überzeugt waren, wird vom heutigen *OSF*-infizierten Mainstream als zutiefst „böse" dargestellt. Und es wird keine 100 Jahre mehr dauern, bis die heutigen Überzeugungen braver Untertanen, die momentan im betreuten Denken gefangen sind, erneut als zutiefst böse propagandisiert bzw. reframed werden. Alles sind austauschbare Glaubensinhalte. Wichtig ist, zunächst den Konformitätsdruck des jeweiligen Makrokosmos wahrzunehmen, mit dem die Gehirne der Menschen geformt werden sollen. Unterwerfe ich mein Gehirn diesem Druck oder erlaube ich mir Gedanken und Gefühle, die im tiefsten Inneren kohärente Gehirnwellen erzeugen? Die erfolgreiche Gleichschaltung während der Zeiten des Nationalsozialismus im Deutschen Reich sowie im Internationalsozialismus der DDR sind beste Beispiele, wozu eine angepasste Untertanenmentalität führen kann.

Zur Verdeutlichung ein kleines Gedankenexperiment:
Was ich vorab noch erwähnen möchte: Es geht bei diesem Experiment um reines Potential aus den Möglichkeitsfeldern der Quantenwirklichkeit. Ob die Geschichte sich tatsächlich so entwickeln wird oder nicht, ist nicht von Belang. Dieses Gedankenexperiment soll nur eine der Quantenmöglichkeiten vor Augen führen, die erlebbare Wirklichkeit werden könnten. Stell dir vor, in 30 Jahren würden in der BRD, in Österreich, in den Niederlanden, in Belgien und vielleicht noch ein paar weiteren Ländern muslimisch-orthodoxe Bevölkerungsgruppen parlamentarische Mehrheiten für Scharia-Parteien erringen, und ein Imam würde Kanzler oder Präsident des Landes werden.

> *„Unser Land wird sich ändern, und zwar drastisch. Und ich sag euch eins: Ich freu mich drauf!"*
>
> Katrin Göring-Eckardt im November 2015
> (kurz vor dem terroristischen Anschlag
> auf dem Berliner Breitscheidplatz)

Rein statistisch könnte es durch die stark unterschiedlichen Geburtenraten zwischen Muslimen und Nicht-Muslimen sowie ungehinderter Zuwanderung zeitlich sogar deutlich schneller gehen. Aus der parlamentarischen Mehrheit würde das Scharia-Recht in besagten Ländern eingeführt und die gesamte heutige *OSF*-Gender-Ideologie würde per Federstrich auf den Müllhaufen der Geschichte geworfen. Gender-Ideologen, die nicht schnell genug umschwenken könnten, würden am Galgen baumeln, Schwule würden (wie es heute in etlichen moslemischen Ländern bereits erlebbare Wirklichkeit ist) an Baukränen aufgehängt, von Hochhäusern geworfen oder gesteinigt, und alle heute laut schreienden *#metoo*-Frauen würden als stille Gebärmaschinen unter Kopftüchern verschwinden. Sexualverstümmelung gäbe es per Krankenschein, weil von Allah scheinbar gewollt, und alle Kritiker dieser modernen Regierungen des einzig wahren Gottes würden umgebracht. Die heutigen Kircheninstitutionen dürften noch für eine Übergangszeit unterwürfige Ur-Einwohner dieser mitteleuropäischen Gebiete in abgegrenzten Reservaten betreuen.

Wir *glauben* heute, das Bild muslimischer Kulturen sei Multi-Kulti-Hipp und mittelalterliche Folklore – doch Wirklichkeiten mit Steinigungen, Vollverschleierungen, Sexualverstümmelungen und menschenverachtendem Scharia-Recht sind heute in etlichen Ländern normal. Der Mainstream schweigt diese Länder lediglich tot, in denen Beschriebenes grausame tägliche Wirklichkeit ist, weil es nicht in die gewünschte Ideologie passt. Innerhalb kürzester Zeit wären alle Menschen in diesen neuen europäischen Gottes-Staaten von allem Islam-grün und jeglicher grünen Gender-Ideologie befreit. Und alle Menschen, die an ihr Überleben denken, würden ihren Glauben schnell in die nächste, nun eben muslimische Ideologie wechseln – nach kurzer Zeit wären sie wieder felsenfest von dieser überzeugt. Aber darauf freuen sich ja schon viele grüne Ideologen drauf.

Das Muster dieses Gedankenexperiments ist identisch zu dem, als unter Karl dem Großen und der Heiligen römischen Kirche vor 1.200 Jahren den Menschen in Mitteleuropa brutal keltische Wurzeln ausgerissen wurden, um sie zu „guten Anhängern der römischen Kirche" zu machen. Etwas später wurden auf dieselbe Art und Weise die Katharer aus den Geschichtsbüchern getilgt und fast zeitgleich wurden Nordafrika sowie Teile Kleinasiens und des Balkans muslimisch.

Ist dir klar, dass die früheren, eigentlichen Ägypter, die von den Pharaonen abstammen, vor vielen Jahrhunderten ermordet oder versklavt wurden, und die heutige muslimische Bevölkerung Ägyptens Nachfahren von Flüchtlingen sind? Der Austausch angestammter, monoethnischer Bevölkerungen wird (neben physischer Gewalt) seit vielen Jahrhunderten am effizientesten mit ideologischen Glaubenssystemen und Überzeugungen betrieben. Es ist so essentiell, sich die Macht menschlicher Überzeugungen klar zu machen. Bewusstsein schafft Wirklichkeit. Wir leben in einer Zeit, in der vom Mainstream erschaffene Legenden als Wirklichkeit dargestellt und Menschen, die nicht den kollektiven Psychosen folgen, als Ketzer ausgegrenzt werden.

Ein 35-seitiges Strategiepapier zum Erreichen eines Klimanotstands wurde bereits 2016 von der US-amerikanischen klinischen Psychologin Margret Klein Salamon verfasst; sie ist Direktorin der NGO *The Climate Mobilisation*. Es befindet sich mit ständigen Aktualisierungen als kostenlose PDF-Datei auf der Webseite *https://climateemergencydeclaration.org*. Es handelt sich dabei um eine moderne Version von Dr. Goebbels und seinem totalen Krieg. In diesem Papier beschreibt Frau Salamon offen, wie der Notfallmodus in anderen Menschen effektiv getriggert, also aktiviert werden kann: „*Der Notfall-Modus ist der Modus der menschlichen psychologischen Funktion, der dann eintritt, wenn Individuen oder Gruppen optimal auf existenzielle oder moralische Notfälle reagieren. Dieser Modus des humanen Funktionierens, der sich von dem ‚normalen' Funktionieren unterscheidet, ist von einer extremen Konzentration von Aufmerksamkeit und Ressourcen geprägt, um produktiv zusammenzuarbeiten und den Notfall zu lösen.*"[(14)]

Dieses politische Strategie-Papier liest sich wie die Blaupause für die größte Astroturf-Kampagne in der bisherigen Weltgeschichte. Es fehlt nicht mehr viel, dass von den Systemparteien die Endlösung der Klimafrage ausgerufen wird und die Mainstreammedien ungeniert eine totale Massenhysterie schüren, um die Machtergreifung eines grün-roten Neofaschismus vorzubereiten.

Bevor die römische Kirche das Konzept der Ketzer erfand, um Millionen von Menschen lebendig zu verbrennen, Nationalsozialisten das Konzept einer Judenfrage erfanden, um Millionen von Menschen barbarisch zu ermorden, und Stalinisten sowie Maoisten das Konzept eines Klassenfeindes erfanden, um millionenfache Massenmorde zu rechtfertigen, existierte das jeweilige Thema/Konzept nicht einmal. Es wurde jedes Mal eine Idee erfunden, emotional geladen, als Rettung oder Erlösung der Menschheit verkauft und schon konnten die Mächtigen ihren Schergen befehlen, schlimmste Verbrechen an ihren Mitmenschen zu begehen. Und heute stehen wir vor der Endlösung der Klimafrage. Ich empfehle jedem, die Kanäle des Staatsfernsehens der BRD unter diesem Gesichtspunkten einmal anzuschauen, um in die Lage zu kommen, diesen bunt kaschierten Brainwash für sich selbst zu reframen. *ORF* und *SRF* stehen in den Nachbarländern diesen Programmen kaum nach.

Verstehst du diesen hirnphysiologischen, neocortalen Wahnsinn? Es geht nicht um die Inhalte, die wir *glauben*, sondern darum, dass vieles von dem, was vom Mainstream vermittelt wird, unreflektierte Glaubenssysteme und Überzeugungen sind. Nach*richten* sind das, wonach Menschen ihre Überzeugungen *richten* sollen. Dies ist jedoch für ein tieferes Verständnis der Welt vollkommen ungeeignet. Ohne Bewusstsein bekommen Menschen es überhaupt nicht mit, in welches Frequenz-Gefängnis sie sich im eigenen Kopf sperren (lassen). Ob du einschränkenden Überzeugungen glaubst, die vielleicht aus dem Familiensystem deiner Kindheit stammen, ob du an gesellschaftliche oder religiöse Ideologien glaubst, ob du Diagnosen glaubst – nichts davon ist von Bedeutung, denn nichts davon existiert wirklich. Du selbst erschaffst damit deine Wirklichkeit. Das Material dieses Phänomens sind Überzeugungen – reine Bits und Bytes –, denen wir in unserem Schöpfungsakt Moment für Moment Wirklichkeit verleihen. Wir selbst schaffen aus Information und reinem Geist spürbare Energie. Die Inhalte sind vollkommen konträr, der hirnphysiologische Mechanismus ist aber immer gleich. Um uns aus diesem Wahnsinn zu befreien, brauchen wir daher veränderte Dimensionen des Bewusstseins. Es ist höchst real, wenn du es erlaubst. Wer hingegen mit diesem Wahnsinn zufrieden ist, kann ihn sich einfach weiter schönreden, brav täglich seine blaue Pille schlucken und sein Bewusstsein nach den Mainstream-Nachrichten ausrichten. Oft ist es hilfreich, das Ganze noch mit einem Feindbild zu ergänzen, um dem Leben die nötige Struktur zu geben. Im Moment heißen die Feindbilder „Rechte", „Putin" oder „Klima-Leugner", früher hieß es im Westen mal „Kommunismus" und im Osten „Kapitalismus", davor der „französische Erbfeind" und noch früher „Ketzer". Nichts davon existierte, bevor es erfunden wurde.

Wenn du daran glaubst, als Mensch nur zu funktionieren, ein paarmal im Leben von Experten repariert zu werden und selbst heftigste Nebenwirkungen pharmazeutischer Drogen als normal hinnimmst, solltest du spätestens an dieser Stelle nicht mehr weiterlesen. Um Bewusstsein zu dämmen, bietet es sich an, sich Psychopharmaka verschreiben und möglichst direkt Aluminium ins Gehirn spritzen zu lassen. Das geht ganz leicht und ist noch wirkungsvoller mit ein paar Impfungen, die vom Mainstream empfohlen werden. Diese sarkastischen Anmerkungen nur am Rande, um die Tragweite unserer Überzeugungen deutlich vor Augen zu führen. Sobald wir äußere Ideologien verinnerlichen, geht jegliches Bewusstsein, wie wir uns selbst schaden, verloren und wir werden zu Gefangenen im eigenen Gehirn.

Die methodischen Ansätze, die ich in diesem Buch vorstelle, können für jeden hilfreich sein, der das innere Frequenz-Gefängnis verlassen will, um sich selbst in Frequenzen und Schwingungen von Ganzheit, Dankbarkeit, Freiheit und elektromagnetischer Liebe neu zu finden und um den Wind des Wandels ins eigene Leben einzuladen. Nur setzt dies auch voraus, die Welt der Lüge, wie sie vom Mainstream verbreitet wird, hinter sich zu lassen.

Welche starke Wirkung Überzeugungen auf unser Leben und unser Zellsystem haben, zeigt am besten der sogenannte Placeboeffekt, den ich bereits unter dem Aspekt Bewusstsein angesprochen habe. Nochmals zur Erinnerung: Unter Placeboeffekt versteht man, dass sich im Körper eines Menschen trotz eines wirkstofffreien Präparats die volle Wirkung dessen entwickelt, wovon wir überzeugt sind. Auf Ebene der Materie gibt es keinen Wirkstoff, denn ausschließlich der Geist wirkt, indem er reine Information und damit die Energie erschafft. Im Beispiel von Sofie sah das so aus, dass sie einfach komplett vergessen hatte, sterbenskrank zu sein, während sie sich ihren Kindheitstraum verwirklichte. Indem sie ihren Kindheitstraum emotional mit Begeisterung erlebte, hat sie komplett andere Überzeugungen aktiviert. Der Placeboeffekt müsste richtigerweise also Überzeugungseffekt heißen, weil Menschen von einer Krankheit genesen, obwohl die Behandlung konventionell-medizinisch gesehen komplett wirkungslos ist. Überzeugungen existieren für den Mainstream nur im Bereich Marketing und Propaganda, um mental zu manipulieren, nicht jedoch, wenn es um unser Heil-Sein geht. Diesen Punkt zu verstehen, ist essentiell wichtig: Das Material, das die Marionettenspieler im Neuro-Marketing und in der Propaganda verwenden, ist das Gleiche, wie das Material unserer Selbst-Heilkraft. Der Unterschied liegt nur darin, dass Bewusstsein in der heutigen Verwendung gedämmt wird. Im Bereich unserer Selbst-Heilkraft gilt es dagegen, neue Dimensionen des Bewusstseins zu erschließen. Lediglich unsere Intentionen entscheiden über den Unterschied. Die entscheidende Frage ist also, ob wir uns dem Bewusstsein öffnen oder uns zunehmendem Bewusstsein verschließen. Unsere Selbst-Heilkraft kann sich selbstverständlich nur entwickeln, wenn wir uns zunehmendem Bewusstsein öffnen. Je intensiver wir den Überzeugungseffekt erfahren können, umso stärker verändern sich unsere Körperzellen und das Heil-Sein stellt sich scheinbar von selbst ein, obwohl medizinisch gesehen nichts geschehen ist. Doch dieses Nichts ist entscheidend: Es geht nur um die Wirkung von Überzeugungen. Beim Placeboeffekt sind die Menschen von der Behandlung, dem Medikament, der perfekten Operation unbewusst überzeugt. Sie erschaffen diese Wirklichkeiten im Inneren selbst – jedoch ohne jegliches Bewusstsein.

Die folgenden Praxisübungen können dich dabei unterstützen, den Fokus des Bewusstseins darauf auszurichten, immer bewusster dessen zu sein, wie wir machen, was wir machen. Wenn wir von etwas felsenfest überzeugt sind, hat dieses rein geistige Phänomen unserer Überzeugung die entscheidende Steuerungskraft auf den Körper und die Materie. Unser Geist steuert die Materie und unsere Überzeugungen steuern die Wirklichkeit unserer 70 Billionen Zellen. Unser Geist ist stärker als Medizin. Selbst-Heilungskraft hat jeder Mensch in sich. Ein effizienter Weg, sich dessen zunehmend bewusster zu werden, ist die Intelligente Körpersensorik, kurz IKS genannt, die ich im nächsten Kapitel genauer vorstelle. Grundlegend dafür sind Erfahrungen mit Achtsamkeit und Gewahrsein zu sammeln. Mittels Achtsamkeit lernst du, bisher unbewusste Überzeugungen bewusst wahrzunehmen. Es ist die technische Grundlage für veränderte Zugänge ins Quantenfeld unendlicher Möglichkeiten. Die verbindende Atmung und die unterschiedlichen Meditationen sind wichtige Grundlagen, um das Bewusstsein vorzubereiten, um darauf aufbauend mittels der Intelligenten Körpersensorik in tiefere Resonanz zu eigenen Überzeugungen zu kommen.

Gewahrsein – der Schlüssel zum Wirklichkeits-Code des Lebens (mit Praxisübung 1: Die verbindende Atemtechnik)

Zu Anfang kann es manchmal eine Herausforderung sein, den ständig plappernden Verstand auf Stand-by zu stellen. In den Köpfen vieler Menschen tobt ein nicht enden wollender Sturm aus Gedanken, Erinnerungen und Sorgen, den es gilt, sich legen zu lassen. Dieser elementare Schritt ist wie die Aktivierung eines Schließmuskels. Im Kleinkindalter haben wir den bewussten Umgang mit den Schließmuskeln unserer Blase und unseres Darms gelernt. Heute gilt es, den Schließmuskel für den denkenden Verstand zu aktivieren. Was wir dazu brauchen, ist eine Haltung des Gewahrseins, des Nicht-Wissens, ohne zu bewerten und ohne zu benennen. Einfach die Gewohnheit zu entwickeln, in der Stille zunehmend Beobachter sein. Zuzusehen, wie Informationen kommen und gehen – wie Wolken, die über den Himmel ziehen. Sobald das Grundrauschen des Neocortex verstummt, werden andere Frequenzen erlebbar, die uns in ganz neue Erlebnisfelder führen. In diesen veränderten Frequenzen liegen die Zugänge zum universellen Bewusstsein. Dieser erste Schritt, tiefe Entspannung zu finden, einfach Beobachter zu sein und uns in der Stille zunehmend zu Hause zu fühlen, leitet über zur nächsten Phase der Arbeit mit Überzeugungen. Hier ist es für die meisten Menschen empfehlenswert, sich professionelle Unterstützung zu gönnen. Denn bisher zensierte Teile des Zwischenhirns werden mitunter aus dem Verlies des Unbewussten entlassen und können dabei hyperaktiv werden. Am Anfang können durch das bewusste Wahrnehmen unbewusster Überzeugungen Bilder von früheren Erlebnissen mit einer kaum zu kontrollierenden Intensivität bislang verborgener Empfindungen freigesetzt werden. Unangenehme – als negativ bewertete – Erinnerungen können schmerzlich bewusst und scheinbar übermächtig werden. Um diese Erlebnisdichte verarbeiten zu können, sind solide Erfahrungen darin, Beobachter zu sein, essentiell: Ich habe Gedanken, ich bin aber nicht der Inhalt meiner Gedanken. Ich habe Empfindungen, ich bin aber (beispielsweise) nicht der Schmerz oder die Trauer, die ich empfinde. Dies bietet die große Chance der Reinigung und des Löschens der Ladung, die mit dem Bild, der Erinnerung oder Empfindung abgespeichert ist. Es geht nicht darum, etwas wegzumachen, zu verändern oder Erinnerungen zu löschen, sondern lediglich darum, bewusst wahrzunehmen und zu beobachten, in welchem Ladungszustand wir das wahrnehmen, was ist. Unsere innere Freiheit beginnt mit der Befreiung von allem in uns, was – aus welchen Gründen auch immer – vor abseits unseres Bewusstseins in bislang unbewusste Informationsfelder gesperrt war. Zugang zu diesen bisher unbewussten Überzeugungen erhalten wir mittels Achtsamkeit und Präsenz. Der Zensur-Mechanismus im Neocortex filtert nur die Informationen heraus, die zur weiteren Bestätigung und Verfestigung unserer gewohnten Alltagserfahrungen erforderlich sind. Dadurch bleibt die eigene emotionale Signatur unserem Bewusstsein verborgen. Darf all das jedoch bewusst wahrgenommen werden und befreit existieren, eröffnet sich eine riesige Chance auf innere Reinigung. Den Schlüssel hierfür finden wir in wirklicher Präsenz und im Beobachter-Sein.

Um Selbst-Heilkraft zu erleben, gilt es, uns von bisherigen Gewohnheiten und einschränkenden Identifikationen zu befreien. Die dabei hilfreiche Q!-Methodik stelle ich unter 3.2. (S. 226ff) genauer vor. Um in dir mit Leichtigkeit eine Verbindung zu entdecken, ist es wichtig, zunächst mit grundlegenden Übungen zu beginnen, die dazu dienen, einen Zugang in entspannte Gehirnfrequenzen zu finden. Eingeweihte wussten schon im Altertum, dass ein verschlossener Bereich des Gehirns geöffnet werden kann, wodurch die gesamte persönliche Erfahrung auf magische Weise verändert erscheint. Gehen wir diesen Weg, öffnen sich in dem Moment die Portale, in dem wir die Fähigkeit aktivieren, auch in herausfordernden Situationen Beobachter bleiben zu können. Es ist genau das, was die verschiedenen Menschen aus den Fallgeschichten erreichen konnten. Die einzige Voraussetzung ist unsere Bereitschaft, uns auf den Prozess, die Entdeckungsreise nach Innen einzulassen. Im universellen Bewusstsein liegen alle Urinformationen des Lebens, und damit auch alles, was für unsere Gesundheit und unser Erfüllt-Sein erforderlich ist.

Um immer tieferes Gewahrsein erfahren zu können, ist die verbindende Atemtechnik eine der grundlegenden Übungen. Alles Weitere baut darauf auf.

Grundlegende Atmung – Die verbindende Atemtechnik (Praxis-Übung 1)

Den Fokus deines Bewusstseins auf den Atem zu lenken, ist die Basis, um die Kraft der Gegenwart erleben zu können. Die Atmung trägt dich in veränderte Erfahrungsräume, um der Kraft unserer Gegenwärtigkeit zunehmend gewahr zu werden. Allein schon, es dir zur Gewohnheit zu machen, täglich 15 bis 20 Minuten bewusst zu atmen und zu meditieren, kann Veränderungen auf Zellebene und sogar in deiner emotionalen Signatur bewirken. Übst du regelmäßig Achtsamkeit und Gewahrsein, setzt das ein inneres Commitment, eine Selbstverpflichtung voraus, um dich dem beständigen Wandel und der inneren Erneuerung hinzugeben. Die Bedeutung dieses inneren *„Ich bin bereit, mir regelmäßig die Zeit zu nehmen"* entscheidet über alles Weitere. Sobald die kleinsten Schwierigkeiten auftauchen oder emotionale Dramen dich forttreiben wollen, hält dich die Verankerung in deiner Verpflichtung dir selbst gegenüber fest. Jeder Wandel wird vom ein oder anderen emotionalen Drama begleitet – das gehört zur Entwicklung. Um auch dann in kohärenten Gehirnfrequenzen bleiben zu können, braucht es die Erfahrung von beobachtendem Bewusstsein und die Erlaubnis, deine emotionale Navigation zunehmend zu einer erblühenden Kunstfertigkeit werden zu lassen. Regelmäßige Atemtechniken und Meditation sorgen dafür. Als Anmerkung am Rande: Überzeugungen aus dem New-Age hingegen, wie *„Ich mache nur, was sich sofort gut anfühlt und leicht ist"* oder *„Ich gehe den Weg leuchtender Augen"*, verhindern jede Entwicklung. Nach den vielen Jahren der Erfahrung ist es mir ein Anliegen, ausdrücklich zu erwähnen, dass zahlreiche Methoden und gängige Angebote nur darauf fokussieren, Symptome zu beseitigen und damit Entwicklungsprozesse zu erschweren oder sogar verhindern zu können – als würde man bei einem Auto das aufleuchtende Warnlämpchen rausschrauben.

Wähle nun also einen ruhigen und für dich angenehmen Ort und setzte dich aufrecht und entspannt auf einen Stuhl. Sitzt du auch auf einem Kissen auf dem Boden gut, ist das umso besser. Das Entscheidende ist, für 15 bis 20 Minuten entspannt sitzen zu können.

Verbindende Atmung meint, Bewusstsein und Atmung zunehmend eins werden zu lassen. Atme durch die Nase aus und wieder ein. Verbindende

Atmung beginnt immer mit einem Loslassen, dem Ausatmen, um Raum für die bewusste Einatmung zu schaffen. Lass die Atmung fließen. Erlaube dir, den Fokus des Bewusstseins mit dem Ausatmen bis tief in den Bauch und ins Becken zu lenken. Und mit dem Einatmen lenkst du das Bewusstsein über den Brustraum und den Hals in das Innere des Kopfes. Erlaube dir ein entspanntes Ausatmen in einem Bewusstsein bis zum Beckenboden und eine ruhige und entspannte Einatmung bis in den Kopf. Sobald du gewahr bist, vom ruhigen, entspannten Fluss deiner Atmung getragen zu sein, kannst du einen bewussten Moment am Ende der nächsten Ausatmung verweilen und daraufhin ebenso am Ende der folgenden Einatmung. Dieses Verweilen ist kein Anhalten der Atmung, es ist keine Pause, sondern vollkommene Gegenwärtigkeit im Moment. Mit ein wenig Übung und zunehmendem Gegenwärtig-Sein machst du die Erfahrung, dass es aus einer völligen Entspannung heraus geschieht. Aus diesem fließenden, entspannten Verweilen in deiner Gegenwärtigkeit entwickeln sich im Lauf der Zeit bewusst erlebbare Zugänge in den inneren Heiligen Raum, dieses Nichts jenseits unserer Raum-Zeit. Daraus entwickeln sich Portale in das *Un*-Geschaffene, in die Singularität der Leere. Alles Geschaffene und Wahrnehmbare ist gleich Null. Der Raum ist solange Nicht-Raum, solange nichts erscheint. Erst das Geschaffene macht den Raum erlebbar, indem es darin als reines Potential, das immer da ist, erscheint. Das kann ein Gedanke sein, aber auch eine Empfindung oder ein Gefühl. Mit dessen Wahrnehmung entsteht der Wahrnehmungsraum. Aus der Welt reiner Potentialität, dem Nullpunktfeld, dem *Un*-Geschaffenen, entspringen alle wahrgenommenen Wirklichkeiten. In östlichen Traditionen wird es häufig als „Leere" bezeichnet. Darauf gilt es unser Bewusstsein zu richten, wenn wir den gewohnten Wirklichkeitsraum verlassen und wirklich Neues erleben wollen. Sobald Menschen diese Erfahrung machen, entsteht häufig eine grenzenlose Heiterkeit, weil Leichtigkeit und Freude mit einem mal erlebbar werden.

Die Art und Weise, wie unsere Atmung fließt, zeigt uns ganz nebenbei, wie wir unser Leben führen. Können wir ganz im Moment präsent die Verbindung spüren oder lassen wir zu, dass uns das Bewusstsein aus der Präsenz und dem Verbunden-Sein mit dem Moment in virtuelle Wirklichkeiten führt? Wenn uns virtuelle Wirklichkeiten momentaner Gedanken und Gefühle aus unserer Verbindung mit dem einzelnen Atemzug herausführen,

begegnen wir dem Phänomen mit einem Lächeln und nutzen dies als ganz persönliche Erinnerung, in diesem Moment Präsenz zu erleben. Denn es ist, wie es ist. Dieses beobachtende Bewusstsein ist es, das als Erstes zur Gewohnheit werden muss. Meist beruhen diese ablenkenden Gedanken oder Gefühle auf inneren, bislang unbewussten Überzeugungen. Es kann also durchaus hilfreich sein, sie im Anschluss an die Übungszeit in ein Notizbuch zu schreiben, denn sie sind Hinweise für Transformationspotential, mit dem wir dann im nächsten Schritt (wie unter 3.2. ab Seite 226ff beschrieben) konkret weiterarbeiten können. Beispiele für solche Überzeugungen sind: „*Das bringt ja nichts – ich mache das jetzt schon drei Tage*" oder „*Das fühlt sich nicht gut an, da mache ich lieber etwas anderes*" oder „*Jetzt fühlt es sich gut an, dann brauche ich es ja nicht mehr zu machen*". Solange wir solchen Gedanken *glauben*, sind wir in der Gedankenmatrix gefangen. Können wir sie beobachten, sind wir bereits auf dem besten Wege, im beobachtenden Bewusstsein anzukommen.
Ganz nebenbei reichern wir mit dieser verbindenden Atemtechnik unsere Zellen mit Sauerstoff an. Auf physischer Ebene ist Sauerstoff die Grundlage allen Lebens, auf energetischer Ebene reichern wir unsere Zellen darüber hinaus mit Bewusstsein an. Wir können die Verbindung von Sauerstoff und Bewusstsein, das uns mit jedem Atemzug mehr und mehr erfüllt, spüren.

Die Herausforderung dieser Übung verbindender Atmung liegt nicht auf der Ebene der Technik, sondern darin, sie täglich konsequent 15 bis 20 Minuten in unseren Alltag zu integrieren. Nicht die Technik ist die Erfahrung, um die es geht, sondern im Mittelpunkt steht ein verändertes Gewahrsein unseres Lebens in der Gegenwärtigkeit des Augenblicks. Auf dieser Basis – dem wachsenden Bewusstsein unserer Gegenwärtigkeit, das zunehmend an die Stelle alltäglichen Unbewusstseins tritt – bauen alle weiteren Meditationen und Techniken auf.

Bewusstsein eigener Schöpferkraft
(mit der Meditation *Beobachtendes Bewusstsein*)

Der gegenwärtige Moment lebt in vollkommener Zeitlosigkeit. Er hat keine Vergangenheit und keine Zukunft, denn er erneuert sich ständig. Der gegenwärtige Moment – dieses magische JETZT – ist pure Kreativität, denn es hat sein Zuhause im Quantenfeld unendlicher Möglichkeiten. Erst durch unsere Wahrnehmung, unser Beobachten, machen wir dieses Jetzt zu unserer erlebten Wirklichkeit. Mit unseren Überzeugungen und unserer Sucht nach den immer gleichen Empfindungen programmieren wir den Ausdruck des gegenwärtigen Moments mit unserer gewohnten emotionalen Signatur, wodurch wir wieder und wieder gleiche oder ähnliche Wirklichkeiten erleben. Im Jetzt nimmst du in deiner Kreativität Milliarden von Rohdaten auf und verwandelst sie in einen schöpferischen Ausdruck deiner Selbst, und genauso baust du deine Wirklichkeit und dein Ich Moment für Moment auf.

Die Fähigkeit für die Neuroplastizität unseres Gehirns tragen wir als Potential immer in uns; es muss nur aktiviert bzw. freigeschaltet werden. Neuroplastizität bedeutet, den Wind des Wandels konkret zu erleben und neue Synapsenverbindungen anzuregen, um das Neue in unser Leben einzuladen. Es ist die Fähigkeit der Veränderbarkeit. Wir tragen die Freiheit in uns, dass wir bewusst bestimmen können, welche Funktionen unseres Gehirns wir verstärken und welche wir abschwächen wollen – und das gilt für Gedanken, Empfindungen, Gefühle und Emotionen gleichermaßen. Bestes Beispiel ist das tägliche Spielen eines Musikinstruments. Wir trainieren einerseits die motorische Fingerfertigkeit, andererseits aber auch die Produktion unserer biochemischen Botenstoffe. Feinmotorik produziert das Hormon / den Neurotransmitter Dopamin in unserem Gehirn. Und so verändern sich auch mit regelmäßiger Meditation Areale im Gehirn. Konkret erleben wir das dann als schöne Gefühle.

Unser Gehirn entwickelt sich entsprechend dem, was wir daraus machen. Wenn wir nichts selbst tun und unser Bewusstsein nicht auf unsere Fähigkeit der Neuroplastizität lenken, überlassen wir unser Gehirn und das Formen unserer wahrgenommenen Wirklichkeit unserer sozialen Umwelt. In Zeiten der Massenmedien, Propaganda und dem gezielten Einsatz von

Neuromarketing im Konsumbereich, in Politik und organisierten Glaubenssystemen werden die Gehirne der Menschen mehr und mehr egalisiert und zur Formungsgröße politischer, kultureller, religiöser und gesellschaftlicher Konzepte. Wir folgen dann nur noch den Inhalten der „Framing Manuals“ medialer Marionettenspieler – und schon finden wir uns im betreuten Denken wieder. Das Verblüffendste daran ist, dass Menschen, ohne die Intention eigenes Bewusstsein darauf zu richten, es nicht einmal merken, sich im Sog hirnphysiologischer Egalisierung zu befinden. Menschen haben keine eigenen Gedanken, Gefühle oder Ängste mehr, sondern folgen den Bahnen, die durch den Mainstream offeriert werden: Ängste vor beliebig austauschbaren Inhalten werden gezielt geschürt, um Menschen in die Abhängigkeit zu führen. Die „Herrscher“ dieser Welt lenken die Wut der „Beherrschten“ gezielt weg von denen, die sie beherrschen, manipulieren und ins Frequenzgefängnis des eigenen Gehirns sperren. Die wirklichen Gefahren bleiben unserer Wahrnehmung jedoch verborgen.

Leben wir aber voll im gegenwärtigen Moment, sind wir begierig auf Neues und Unbekanntes, und jeder Moment kann einen neuen Ausdruck deiner Selbst gebären. Genau in so einem neuen Ausdruck unserer Selbst liegt das Geheimnis aller Selbst-Heilkraft verborgen. Unsere Zellen tragen in sich die Fähigkeit kontinuierlicher Veränderung und die Anpassungsfähigkeit an veränderte Umstände. In unserer Kultur blockieren wir durch die Gedankenmatrix die unmittelbare Erfahrung des Augenblicks. Leben im Moment öffnet hingegen die Schleusen unserer Kreativität. Um unsere gewohnte Welt zu verlassen, ist der erste Schritt, den dominierenden Verstand auf Stand-by zu stellen. Gleichzeitig ist eine starke Motivation von Nutzen, das Neue und Unfassbare zu erfahren. Das geht nur durch Gewahrsein. Das Bewusstsein eigener Schöpferkraft wird zunehmend zugänglich, wenn du einige Erfahrungen mit verbindender Atmung gesammelt hast. Die Übung „Beobachtendes Bewusstsein erleben“ kannst du nach etwa ein bis zwei Wochen mit der verbindenden Atmung an diese Übung anhängen.

Meditation – Beobachtendes Bewusstsein erleben (Praxis-Übung 2)

Nimm dir 15 bis 20 Minuten Zeit und setze dich an einen Ort, wo du diese Zeit ungestört erleben kannst. Am besten stellst du auch dein Telefon aus. Sprich dir die zentrierende Überzeugung zunächst einige Male bewusst vor. Mit der verbindenden Atemtechnik solltest du hinreichend vertraut sein, wenn du mit dieser Übung beginnst. Zentrierende Überzeugung: Ich lebe im Bewusstsein meiner Schöpferkraft.

Vorbereitende Einstimmung:
Schließe deine Augen. Lass die Atmung langsam und tief fließen. Erlaube dir, dich mit jedem Atemzug tiefer zu entspannen und verweile in den ersten zwei bis drei Minuten in der verbindenden Atemtechnik. Lass den zentrierenden Glaubenssatz dann ganz sanft in deinem Entspannt-Sein wirken: Ich lebe im Bewusstsein meiner Schöpferkraft. Diese Überzeugung unterstützt dich, dich mit der Essenz reinen Potentials zu verbinden. Beobachte und sieh immer intensiver, wie du dich mehr und mehr für deinen natürlichen Zustand unbegrenzter Möglichkeiten öffnest. Spüre mit jeder Wiederholung der zentrierenden Überzeugung, wie sich deine Wahrnehmung von Körper, Geist und Seele weiter öffnet.

1. Nun stell dir ein großes, durchsichtiges Gefäß vor und fülle es mit all deinen Gedanken, Befürchtungen und Erinnerungen, deinen Überzeugungen und Bewertungen, allen Rollen, die du im Leben hast, und deinem Charakter, deinem Körper, all der Selbstliebe, aber auch jeglicher Abscheu – all deine momentane Identität. Wenn sich alles, was dich ausmacht, in diesem Gefäß befindet, beobachte es. Nimm dir bewusst einige Atemzüge Zeit, um zu beobachten, was erscheint. Es ist, wie es ist; bewerte und benenne nicht. Nimm einfach nur wahr.
2. Der Mensch, der das im Inneren des Gefäßes beobachtet, bist du. In konventionellen Vorstellungen und Überzeugungen sind wir in den Inhalten gefangen und *glauben* all das, was in dem Glas erscheint.
3. Blicke nun von außen auf das gefüllte Gefäß – ohne zu bewerten oder zu benennen. Beobachte es so, wie es in diesem Augenblick erscheint.

4. Erlaube dir den Gedanken *„Und so ist es!"*. Beobachte, worauf sich nun der Fokus deines Bewusstseins richtet und leg dieses *„Und so ist es!"* in deiner Vorstellung vor dich auf ein Silbertablett. Nimm wahr, was ist – wieder ohne zu bewerten, ohne zu benennen.
5. Beobachte, welche Polarität erscheint: hell oder dunkel, dumm oder schlau, schön oder hässlich etc. Und was auch immer erscheint: *„Es ist, wie es ist."* Erlaube dir zu beobachten, ohne zu bewerten, ohne zu benennen. Sei dir gewahr, dass unabhängig davon, welche Ausprägung wahrnehmbar ist, beide Polaritäten immer eins und als Quantenpotential präsent sind. Du selbst erschaffst aus der Polarität heraus in jedem Moment deine Wirklichkeit. Keine Bewertung kann in dir wahrnehmbar sein, ohne der vorangegangenen Wirkung deiner aktiven Schöpferkraft. Genieße es, im beobachtenden Bewusstsein zu verweilen.
6. Stell dir vor deinem inneren Auge vor, wie du deine Hände seitlich neben deinem Körper öffnest und sie in aller Ruhe über dein Herz bewegst, wo sie sich treffen. Sobald die Hände in deiner Vorstellung auf deinem Herzen ruhen, erlaube dir, die Verbindung in all deinen Zellen wahrzunehmen und genieße den Augenblick.
7. Du darfst erleben, einfach von Schwingungen, die du jetzt kraftvoll erleben kannst, getragen zu sein. Diese Frequenzen existieren immer; es liegt an dir im Jetzt, dich der einen oder anderen Schwingung anzuvertrauen. Es ist, und das ist alles, was es zu sein braucht.
8. Verweile noch für einige Atemzüge in dieser Verbindung und lass die Atmung fließen.
9. Beobachte, ohne zu bewerten und zu benennen. Ganz in deinem eigenen Rhythmus kannst du noch für zwei bis drei Minuten die verbindende Atem-Technik genießen.
10. Öffne die Augen, strecke und räkle dich. Heiße die veränderte Wirklichkeit willkommen und feiere dich und deine Lebendigkeit.

Die verbindende Atemtechnik sollte in deinem Alltag zur Gewohnheit werden. In diesem Rahmen ist die Übung des beobachtenden Bewusstseins sehr hilfreich für alles Weitere. Etliche Menschen haben hervorragende Erfahrungen damit sammeln können, sich die Zeit zu gönnen, Erfahrungen mit diesen Übungen an vierzehn aufeinanderfolgenden Tagen zu sammeln. Ergänzend dazu empfehle ich die beiden folgenden Meditationen.

Meditation – Gewahrsein des inneren Lichts (Praxis-Übung 3)

Für diese Meditation solltest du dir 10 bis 15 Minuten Zeit nehmen. Sie eignet sich auch als Ergänzung zur verbindenden Atmung.
Setze dich aufrecht und entspannt hin und atme bewusst aus und ein. Lass den Blick entspannt auf deinem Fixpunkt ruhen und massiere deine Ohrmuscheln drei- bis viermal leicht von oben nach unten. Nimm dir Zeit und atme weiterhin aus und ein – lass die Atmung fließen. Überkreuze jeweils deine Fuß- und Handgelenke, dreh deine Hände so zueinander (mit überkreuzten Armen), dass sich die Handflächen berühren, verschränke deine Finger miteinander und leg die Hände locker in den Schoß. Schließe nun deine Augen und geh in die Stille, um nach innen zu schauen. Atme ruhig und entspannt. Lass deinen Bauch sich mit jedem Einatmen ausdehnen und sich mit dem Ausatmen wieder flach werden. Nimm dir dazu einige Atemzüge Zeit und lass dich vom ruhigen und gleichmäßigen Fluss deiner Atmung tragen. Du sitzt bequem und angenehm und bist ganz im Gewahrsein deine Atmung. Stell dir mit jedem Einatmen vor, dass dein Atem bis tief in alle Bereiche deines Beckens fließt und bleib mit deiner Aufmerksamkeit auch beim Ausatmen noch einen Moment im Bauch-Becken-Bereich. Finde einen für dich angenehmen Atemrhythmus und genieße diesen für einige Atemzüge.

- Deine Atmung fließt wie von selbst durch den Bauch bis tief in dein Becken. Nimm dir wieder einige Atemzüge Zeit und nimm einfach wahr, was jetzt ist.
- Deine innere Weisheit wird die Verbindung zu deinem inneren Licht spüren.
- Erlaube dir, diese Verbindung in jeder Zelle zu erleben und genieße den Augenblick.
- Du kannst dein inneres Licht im Körper und all deinen Zellen sehen, spüren oder es einfach auf deine ureigene Weise wahrnehmen. Alles in dir ist von Licht erfüllt, und sollte gerade kein Licht erfahrbar sein, stell dir einfach vor, es wäre jetzt für dich da. Egal, was sich dir zeigt: Alles darf sein. Sei voller Vertrauen und nimm dir Zeit. Du machst das genau richtig.

- Getragen von deinem ruhigen Atemrhythmus lässt du folgende Überzeugung auf dich und in dir wirken: „*Ich bin in Resonanz mit meinem inneren Licht.*“
- Entspanne und überlass dich der kosmischen Weite und Intelligenz. Vertraue darauf, dass dich dein Herz zuverlässig führt. Vielleicht magst du dir das Licht und die Wärme der Sonne in deinem Herzen vorstellen und sie spüren. Erinnere dich, wie die Sonne deines Seins in dir und durch dich hindurch scheint, um zu erfahren, wie dich das Leben aus dem Sein erfüllt. Nimm dir dafür Zeit.
- In deinem Innersten erblüht jetzt die Rose der Erkenntnis. Ihr Licht ist die Essenz von höchstem Bewusstsein, aus dem das direkte Erleben von Liebe, Dankbarkeit, Klarheit, Lebendigkeit, pulsierender Kreativität und Freiheit erscheint.
- Verweile für einige Zeit in dieser innersten Schwingung und Frequenz. Lass dich bis in dein Innerstes tragen. Nimm dir so viel Zeit, wie es für dich angenehm ist und atme ganz ruhig weiter aus und wieder ein. Du kannst und darfst jetzt einfach loslassen, indem du deine Aufmerksamkeit zum Ausatmen lenkst.
- Und nun richtest du den Fokus des Bewusstseins wieder auf die nächste Einatmung. Nimm dir Zeit, um noch einmal in deinem Innersten zu verweilen, ehe du deine Atmung langsam, Atemzug für Atemzug wieder deutlicher wahrnimmst und deine gewohnte Perspektive auf dich, deinen Körper, deine Seele und die Welt, die dich scheinbar umgibt, wahrnimmst.
- Sobald du inneren Frieden, Gelassenheit und das Strahlen deines inneren Lichts spürst, öffne deine Augen.

Gönne dir noch einen Moment der Ruhe und genieße es, beobachtendes Bewusstsein zu sein. Wenn du magst, kannst du dir im Anschluss ein paar Notizen darüber machen, was für dich wichtig war. Viele empfinden es sehr unterstützend, bereits bei diesen vorbereitenden Praxisübungen und Meditationen ein spezielles Tagebuch über Einsichten, Erkenntnisse und auftauchende Fragen zu führen.

Meditation – Gewahrsein des inneren Körpers (Praxis-Übung 4)

Bevor du dich dieser Meditation widmest, solltest du zunächst Erfahrung mit der vorangehenden Übung gesammelt haben. Die Meditation des inneren Körpers ist insbesondere dann heilsam, wenn der bewusste Verstand Phasen der Hyperaktivität an den Tag legen will. Menschen, die viele spirituelle Techniken kennen, tendieren in solchen Phasen gern dazu, möglichst viel zu tun. Diese Meditation kann dein beobachtendes Bewusstsein darin unterstützen, einfach im Raum namens *„Es ist nichts zu tun"* anzukommen. Nimm dir für diese Meditation mindestens 20 Minuten Zeit. Mit verbindender Atmung sollte es dir leicht fallen, den Fokus deines Bewusstseins im Gewahrsein deiner Gegenwärtigkeit zu halten. Die verbindende Atemtechnik und diese Meditationen bilden eine gute Basis, um mit beobachtendem Bewusstsein zunehmend vertraut zu werden.

Setz dich aufrecht und entspannt hin und atme bewusst aus und ein. Lass den Blick entspannt auf deinem Fixpunkt ruhen und massiere deine Ohrmuscheln drei- bis viermal leicht von oben nach unten. Nimm dir Zeit und atme weiterhin aus und ein – lass die Atmung fließen. Überkreuze jeweils deine Fuß- und Handgelenke, dreh deine Hände so zueinander (mit überkreuzten Armen), dass sich die Handflächen berühren, verschränke deine Finger miteinander und leg die Hände locker in den Schoß. Schließ nun deine Augen und geh in die Stille, um nach innen zu schauen. Atme ruhig und entspannt. Lass deinen Bauch sich mit jedem Einatmen ausdehnen und sich mit dem Ausatmen wieder flach werden. Nimm dir dazu einige Atemzüge Zeit und lass dich vom ruhigen und gleichmäßigen Fluss deiner Atmung tragen. Du sitzt bequem und angenehm und bist ganz im Gewahrsein deine Atmung. Stell dir mit jedem Einatmen vor, dass dein Atem bis tief in alle Bereiche deines Beckens fließt und bleib mit deiner Aufmerksamkeit auch beim Ausatmen noch einen Moment im Bauch-Becken-Bereich. Finde einen für dich angenehmen Atemrhythmus und genieße diesen für einige Atemzüge.

- Deine Atmung fließt wie von selbst durch den Bauch bis tief in dein Becken. Nimm dir wieder einige Atemzüge Zeit und nimm einfach wahr, was jetzt ist.

- Behalte deine Aufmerksamkeit beim nächsten Einatmen weiterhin im Bauch-Becken-Bereich und begleite das darauffolgende Ausatmen mit deinem Gewahrsein vom Steißbein aus die Wirbelsäule entlang bis zum Scheitelpunkt des Kopfes. Und wieder Einatmen in Bauch und Becken ... Ausatmen vom Steißbein aus die Wirbelsäule entlang bis zum Scheitelpunkt des Kopfes. Finde einen für dich angenehmen Atemrhythmus und genieße ihn für einige Atemzüge. Du kannst den Fokus des Bewusstseins auf die kurzen Momente zwischen dem Abschluss des Ausatmens und dem Beginn des nächsten Einatmens richten. Sei dir dieses Moments, in dem sich Portale in eine nächste Dimension deines Seins zeigen dürfen, einfach gewahr.
- Deine Atmung fließt wie von selbst – ganz leicht, entspannt und angenehm.
- Einatmen durch den Bauch bis tief in dein Becken ... und Ausatmen vom Steißbein aus die Wirbelsäule entlang bis zum Scheitelpunkt des Kopfes.
- Sobald du bereit bist, erlaube dir, in das Feld der unendlichen Möglichkeiten einzutauchen. Es gibt nichts zu tun und nichts zu wissen, sondern nur zu beobachten, was ist. Einfach, elegant und voller Neugier und Freude. In diesem Feld unendlicher Möglichkeiten ist alles genau richtig und jede Information willkommen. Auch du, mit all deinen Gefühlen, bist genau richtig und willkommen. Atme entspannt weiter und erlaube dir, neugierig wahrzunehmen, ob Informationen, Bilder, Gefühle oder Erinnerungen in dir auftauchen. Alles, was sich neu ordnen möchte, ordnet sich ganz von allein. Lass die Atmung fließen. Alles darf sein.
- Erlaube dir nun, im vollen Gewahrsein zu beobachten. Deine Atmung fließt angenehm und entspannt. Einatmen durch den Bauch bis tief in dein Becken ... und Ausatmen vom Steißbein aus die Wirbelsäule entlang bis zum Scheitelpunkt des Kopfes. Du kannst und darfst jetzt einfach nur Beobachter sein; Beobachter im Feld unendlicher Möglichkeiten. Alles ist genau richtig, jede Information ist willkommen. Du kannst und darfst ruhig und gelassen wahrnehmen, welche Erinnerungen, Informationen, Gefühle oder Vorstellungen jetzt im Moment auftauchen.

- Erlaube dir, den Fokus deines Bewusstseins ins tiefste Innere deines Körpers zu richten. Du kannst deinem Körper von innen her gewahr sein ... aus der Perspektive einzelner Zellen heraus ... aus der Perspektive inneren Pulsierens ... aus dem Innersten der Knochen, Organe und Drüsen heraus. Du kannst und darfst dich von deinem Gewahrsein immer weiter leiten lassen, um mehr und mehr im Inneren dieses pulsierenden Wunderwerks anzukommen. Es gibt nichts für dich zu tun – nur sein und dem gewahr sein, was ist.
- Gehe nun in deinem eigenen Rhythmus langsam und achtsam durch das Innere deines Körpers. Beginne mit den Zehen und dem Fuß der einen Seite, dem Knöchel, Schienbein, Knie, dem Oberschenkel und der Hüfte. Anschließend auf der anderen Seite. Ganz in deinem Tempo.
- Vom Beckenboden, über den Bauch- und Brustbereich zur Schulter der einen Seite, dem Arm, der Hand und Fingern ... und auf der anderen Seite von den Fingern zur Hand, dem Arm, der Schulter bis zum Hals und in das Innere des Kopfes. Verweile einige Atemzüge im Bereich hinter deinen Augen, in der Hirnrinde, um weiter in dein Gehirn und dein Bewusstsein zu gelangen. Du bist getragen vom ruhigen und gleichmäßigen Fluss deiner Atmung ... bist die Frequenz, die allem zugrunde liegt, ohne zu bewerten, ohne zu benennen. Du bist angekommen ... ganz ... und getragen von den Frequenzen grundloser Freude und Dankbarkeit. Du bist der Atem.
- Verweile für einige Zeit in dieser innersten Schwingung und Frequenz. Lass dich bis in dein Innerstes tragen. Nimm dir so viel Zeit, wie es für dich angenehm ist und atme ganz ruhig weiter aus und wieder ein. Du kannst und darfst jetzt einfach loslassen, indem du deine Aufmerksamkeit zum Ausatmen lenkst.
- Und nun richtest du den Fokus des Bewusstseins wieder auf die nächste Einatmung. Nimm dir Zeit, um noch einmal in deinem Innersten zu verweilen, ehe du deine Atmung langsam, Atemzug für Atemzug wieder deutlicher wahrnimmst und deine gewohnte Perspektive auf dich, deinen Körper, deine Seele und die Welt, die dich scheinbar umgibt, wahrnimmst.

Sobald du inneren Frieden, Gelassenheit und das Strahlen deines inneren Lichts spürst, öffne deine Augen. Gönne dir noch einen Moment der Ruhe und genieße es, beobachtendes Bewusstsein zu sein. Für die grundlegende Atemübung sowie die aufbauenden Meditationen empfehle ich dir für einige Wochen täglich feste Zeiten einzuplanen. Die Erfahrungen, die du dabei sammelst, unterstützen deinen Geist zunehmend, in beobachtendem Bewusstsein ein Zuhause zu finden.

3.2. Quanten-Potentiale der Selbst-Heilkraft öffnen

Grundlagen Intelligenter Körpersensorik

Unser Körper reagiert teilweise in Lichtgeschwindigkeit auf die Rohdaten unserer Wahrnehmungen, Gefühle, Körperempfindungen, innere Bilder, Erinnerungen und Gedanken. Jeder Mensch ist ein Wunderwerk aus komplett vernetzten elektrischen, elektromagnetischen und biochemischen Prozessen. Über 99 Prozent dieser Prozesse laufen ohne Beteiligung des Bewusstseins ab. Unser bewusster Verstand mit unserem Denken hat eine viel zu langsame Prozessorkapazität, um all die Rohdaten zu verarbeiten – aber unsere Muskeln und unser Bindegewebe reagieren darauf. Das heißt, wir haben schon immer eine Sensorik im Körper, die wir nur nicht ins Licht unseres Bewusstseins stellen; wir bekommen es nicht mit. Um Überzeugungen gewahr zu werden, lässt sich diese Körpersensorik nutzen. Entscheidend ist dabei, in beobachtendem Bewusstsein schon etwas Übung gesammelt zu haben. Je feiner wir unsere Körpersensorik bewusst wahrnehmen können, umso klarer kann uns bewusst werden, mit welchen Schwingungen und Frequenzen wir uns Schaden zufügen oder Gutes tun. Ob wir von Schuld, Wut, Ängsten oder einem Gefühl, Opfer äußerer Umstände zu sein, überwältigt oder von Dankbarkeit, Liebe, Freude und einem Gefühl des Verbundenseins erfüllt werden, löst jeweils vollkommen unterschiedliche Frequenzen und Schwingungen in unserem Zellsystem aus. Ob der Auslöser ausschließlich in unserer inneren Vorstellungswelt liegt oder Marionettenspieler am Werk sind und uns beispielsweise medial mit wissenschaftlich belegten Weltuntergangs-Szenarien bombardieren, macht keinen Unterschied. Die Wirkung auf unser Zellsystem ist identisch.

Die Intelligente Körpersensorik macht bisher unbewusste Prozesse wahrnehmbar. Äußerlich ist sie dem kinesiologischen Muskeltest und dem Delta-Test ähnlich – der Unterschied besteht in erster Linie in der Intention. In allen Heilverfahren suchen Menschen die Befreiung von einem Symptom, Problem, einer Störung oder Ähnlichem. Der Behandler setzt den Muskeltest ein, um herauszufinden, ob eine Diagnose oder Unverträglichkeit besteht. Im Bereich Potential- und Bewusstseinsentwicklung geht es um die innere Sensorik, bisher unbewusste Überzeugungen bewusst wahrzunehmen. Statt um mentale Konzepte geht es rein um immer feinere

Selbstwahrnehmung, Gewahrsein und Achtsamkeit. Die geistige Haltung macht einen gewaltigen Unterschied aus und ist vergleichbar mit einem großen, scharfen Küchenmesser. So ein Messer ist wundervoll, um beim Kochen Zwiebeln zu schneiden – und es ist gleichzeitig grausam, wenn damit ein Mensch niedergestochen wird. Das Messer an sich ändert sich nicht, allein die geistige Haltung hinter dem Einsatz macht den Unterschied aus.

Aufbauend auf beobachtendem Bewusstsein können wir uns mit dieser Sensorik zunehmend dessen gewahr werden, was jetzt im Augenblick ist. Sie baut auf Gewahrsein und Achtsamkeit auf und eröffnet uns ergänzend zu der Dimension, wie in vielen Meditationstechniken Achtsamkeit verstanden wird, einen Raum für die Achse der Polarität. Wenn eine Wirklichkeit in dir Raum bekommt, kannst du stets erleben, dass auch das polare Gegenstück wahr ist. Es hängt allein davon ab, was du in der Kraft der Gegenwärtigkeit erschaffst. Wenn dich beispielsweise Dunkelheit erfasst, ist das Potential des Lichts immer gleichzeitig vorhanden, nur kannst du es in diesem Moment nicht wahrnehmen. Diese einschränkende Wahrnehmung, verändert wahrzunehmen, ist die Intention aller Techniken, die ich verwende. Sobald wir in der Lage sind, unsere Wahrnehmung zu verändern, verändert sich die erlebte Wirklichkeit unserer 70 Billionen Zellen. Das ist keine philosophische These, sondern etwas, das jeder Mensch erleben kann. Es geht ausschließlich um den Raum für neue Erfahrungswelten.

Dazu ein kleines Beispiel zur Veranschaulichung:
Vor ein paar Jahren war Magnus, ein Schweizer Landwirt Ende 30, Teilnehmer auf einem meiner *Q!-Seminare*. Magnus war felsenfest davon überzeugt, dass die vor Kurzem bei ihm diagnostizierte Krankheit genetisch bedingt wäre, denn sein Großvater und ein Onkel hatten sie ja auch gehabt und starben letztendlich daran. Genau diese Denkweise wird uns vom Mainstream vermittelt, aber dass auch Überzeugungen über Generationen weitergegeben werden können, die wiederkehrende zelluläre Wirklichkeiten erschaffen, scheint nicht bekannt zu sein. Mit dieser Sensorik konnten wir bei Magnus inaktive Überzeugungen feststellen, wie *„Ich darf leben“*, *„Ich bin frei“* und *„Ich lebe mein Leben“*. Auf dieser sehr einfachen Ebene kann man beobachten, dass sowohl die eine als auch die andere Wirklichkeit immer vorhanden ist und es nur an unserem Bewusstsein liegt, welche

wir aktiv wahrnehmen. Die Erfahrung, dass es nichts wegzumachen gibt, ist wichtig für alles Weitere. Stattdessen können wir erleben, wie wir die eine oder die andere Wirklichkeit in uns wahrnehmen können. Es geht um die Erfahrung, immer frei zu sein, um erneut zu wählen. Genau diese Erfahrung konnte Magnus machen, was in ihm die Neugierde weckte, tiefer in das Mysterium der eigenen inneren Wirklichkeiten einzusteigen. Ein Jahr später erzählte er mir, dass seine Krankheit verschwunden sei. Im Spital hätten sie ihm nur gesagt, dass ein Jahr zuvor wohl die falsche Diagnose gestellt worden sei, weil die Krankheit unheilbar wäre. Doch das ist nicht wirklich von Bedeutung. Viel wichtiger ist, dass Magnus hinter all den mentalen Rollen-Konstrukten eine ganz neue Ich-Identität in sich entdeckte. Authentisch zu sein und im alltäglichen Leben Frieden und Erfüllung zu erleben ist viel wichtiger – und genau das gelang Magnus. Die *Intelligente Körpersensorik* (IKS) ist eine Grundlage, um uns genau dem immer mehr zu nähern und uns dadurch von mentalen Konzepten verabschieden zu können.

Die Körpersensorik lässt sich leicht mit der eigenen Fingermuskulatur anwenden. Zum Lernen – insbesondere im Umgang mit emotional bewegenden Themen – ist es hilfreich, zu zweit zu beginnen. Diese Sensorik ist ein Werkzeug, um die innere Wirklichkeit, also die Wirklichkeit unseres Unbewussten, wahrzunehmen. Das Ergebnis zeigt immer nur eine von zwei Möglichkeiten: Wachstum oder Schutz = Eins oder Null = *an* oder *aus*. Die Sensorik hilft jedem, den Unterschied zwischen Wachstum und Schutz zu spüren und damit zunehmend das Gefühl zu erlangen, selbst Schöpfer zu sein. Es geht darum, sich frei für den Wachstumsmodus der eigenen Zellen entscheiden zu können. Allerdings dient *IKS* keinesfalls dazu, bewusste Entscheidungen zu vermeiden, und ist weder zur Diagnostizierung noch als Orakel geeignet. Grundlage sind daher immer Aussagen und niemals Fragen. Es ist keine dritte Instanz, die uns unsere Fragen beantwortet – stattdessen geht es darum, wahrzunehmen, was eine Überzeugung, ein Gefühl oder ein inneres Bild in uns auslöst. Dies ist entscheidend, um aus dem ständigen Nachdenken aussteigen zu können. Ich kann hundertmal über ein emotional geladenes Bild nachdenken oder sprechen und reinszeniere dabei jedes Mal die emotionale Ladung. Ziel ist ausschließlich, die emotionale Ladung verändert wahrzunehmen.

Bevor wir mit unbewussten Überzeugungen beginnen, ist es sinnvoll, mit der allgemeinen Sensorik unserer Wahrnehmung Erfahrungen zu sammeln. Dazu starten wir mit dem eigenen und einem anderen Vornamen. Eine Person *begleitet*, die andere *erlebt*. Ich spreche deswegen ganz neutral von Menschen, die *erleben*, und Menschen, die *begleiten*, weil die gängigen Begriffe *Patient* (lateinisch für *Leidender*) oder *Klient* (lateinisch für *Höriger*, *Schützling*) nicht sehr befähigend sind. In mir sträubt sich alles, neben den gängigen Schubladisierungen auch noch in einer Praxis als Leidender behandelt zu werden. In meiner Arbeit gibt es jedenfalls keine Patienten oder Behandlungen. Ich begleite Menschen ausschließlich bei der Entfaltung ihrer Potentiale, auch ihrer Gesundheitspotentiale. Was die Heilung von Krankheiten dagegen angeht, halte ich mich vollkommen raus; das überlasse ich gerne anderen.

Vorgehensweise für die Wahrnehmung der Körpersensorik:

- Der Erlebende und der Begleiter stehen sich leicht versetzt gegenüber und atmen entspannt aus und ein.
- Der Erlebende entscheidet, welchen Arm er verwenden möchte und streckt diesen zur Seite aus.
- Der Begleiter steht seitlich neben dem Erlebenden vor dem gehobenen Arm und legt die eine Hand hinter das Handgelenk des ausgestreckten Armes und die andere ganz locker auf die Schulter des gleichen Armes, ohne die Erwartung eines bestimmten Ergebnisses.
- Der Erlebende senkt seinen Blick auf etwa anderthalb Meter vor sich auf den Boden, lässt den Blick auf diesem Nullpunkt ruhen und spricht seinen Namen laut aus, ohne Erwartung eines bestimmten Ergebnisses. Es geht ausschließlich um beobachtendes Bewusstsein. Wir können statt Wörtern auch innere Bilder verwenden.
- Der Begleiter achtet darauf, dass der Blick des Erlebenden auf dem Fixpunkt ruht, sagt: „*Halten!*“, und drückt den Arm dann für etwa zwei Sekunden leicht nach unten.
- „*Wie war das für dich?*“ Der Erlebende entscheidet, wie er den Test wahrgenommen hat (Eins oder Null?)

- Sollte der Erlebende unsicher sein oder der Begleiter ein anderes Ergebnis wahrgenommen haben, spricht der Erlebende seinen Namen aus und gleich danach den anderen Namen. Im direkten Vergleich ist ein Unterschied für den Erlebenden meist sehr klar und diese Vorgehensweise erspart zusätzlich Diskussionen und/oder Rumgehirne.
- Hinweis für den Begleiter: Achte auf Augenbewegungen und Befindlichkeit des Erlebenden, vermeide ruckartigen Druck und stabilisiere den Unterarm locker mit deinem Daumen. Es geht in erster Linie um Achtsamkeit und Gewahrsein, nicht um richtig oder falsch.

Willst du diese Sensorik ohne Begleitperson anwenden, gehst du so vor:

- Steh aufrecht und entspannt, lass deinen Blick auf einem Nullpunkt vor dir auf dem Boden ruhen und atme entspannt aus und ein. Lege auf der Höhe des Nabels eine Hand in die andere und streck deine Daumen nach vorne. Während sich mit Begleiter der Arm besser eignet, eignen sich deine Daumen, wenn du die *Intelligente Körpersensorik* allein durchführst.
- Beginne am besten wieder mit deinem richtigen Namen und einem falschen Namen oder denk an etwas Angenehmes und etwas, das du nicht magst.

Sag dann jeweils *„Halten!“*, drück mit dem einen Daumen gegen den anderen und achte auf den Unterschied zwischen den beiden gefragten Optionen. Null oder eins? Einfach beobachtend wahrnehmen.

Diese Vorgehensweise können wir zur Gewohnheit werden lassen, um uns konsequent vom ständigen Nachdenken verabschieden zu können. Diese Sensorik ist eine wirkungsvolle Hilfestellung, unser geistiges Zuhause zunehmend in beobachtendem Bewusstsein zu entdecken. Kurz zur Wiederholung: *„Ich bin derjenige, der denkt, fühlt und Geschichten erzählt; ich bin nicht der Inhalt meiner Gedanken, Gefühle und Geschichten.“* Ohne die befreiende Dimension beobachtenden Bewusstseins wird die ganze Vorgehensweise zur reinen Technik und wir verharren in derselben Bewusstseinsdimension wie immer.

Konkrete Anwendungsbeispiele Intelligenter Körpersensorik

Um immer bewusster zu werden, können wir uns erlauben wahrzunehmen, was jenseits unserer Geschichten, Dramen, Bewertungen und Bilder erscheint. Es geht um die Botschaft dahinter. Solange wir den Fokus unseres Bewusstseins auf Problemlösung und Heilung richten, verweilen wir im Denken, etwas zu suchen. Wie in Elenas Beispiel beschrieben, sind es Menschen gewohnt, ihre Symptome und Diagnosen zu schildern. Doch im Moment des Erzählens zeigten sich bei Elena hinter der Geschichte Traurigkeit und Schuldgefühle. Ich wiederhole mich bewusst, wenn ich nochmals darauf hinweise, dass ich keinerlei Intention habe, zu heilen, ein Problem zu lösen oder irgendetwas zu reparieren. Mich interessiert lediglich (dafür aber leidenschaftlich), wie sich Potentiale entfalten. Ich will dem, was sich zeigt, Raum geben und lasse die erzählte Geschichte hierfür quasi an meinem Bewusstsein vorbeirauschen. Mit Empathie bin ich präsent und vollkommen im Jetzt; ausschließlich in dem Raum, der sich hinter den Worten öffnet und zeigt. Und an dieser Stelle beginne ich mit der Intelligenten Körpersensorik. Sie ist eine Unterstützung, um nicht über etwas nachzudenken, sondern lediglich zu beobachten, wie die 70 Billionen Zellen reagieren. Mit Messelektronik könnte man feinste Differenzen in der Muskelspannung testen, nur brauchen wir gar keine elektronische Sensorik, weil die Sensorik in unserem Zellsystem integriert ist. Wir sind nur nicht gewohnt, diese integrale Körpersensorik einzusetzen. Und es gibt auch noch einen zusätzlichen Aspekt – den des Gewahrseins. Sobald wir äußere Messelektronik einsetzen, müssen wir einer Software *glauben*. Es ist etwas Äußeres, im Sinne der Überzeugung „die Erlösung kommt von außerhalb“. Die momentane amerikanische Modeerscheinung, Hunderte von Seminarteilnehmern in Kongresshallen an Messelektronik anzuschließen und sie um die Wette meditieren zu lassen, sehe ich äußerst kritisch, auch wenn sie in Europa momentan gehyped wird. Je mehr wir unsere innere Sensorik verfeinern, umso mehr verändern wir implizit unser Bewusstsein, um dem Augenblick immer mehr gewahr zu sein. Damit schulen wir unsere Wahrnehmung in veränderten Dimensionen, und das macht einen gewaltigen Unterschied aus.

Sobald wir dabei auf einschränkende Überzeugungen oder Wörter stoßen, denen das Potential innewohnt, unser inneres Energiesystem zu schwächen, können wir jederzeit mit der entsprechenden Befähigung in Verbindung kommen. Diese Verbindungen bieten uns den Zugang zu dem uns schon immer innewohnenden entsprechenden Potential. Die Arbeitsweise ist heute noch ungewohnt, erweist sich in der Praxis aber als hoch effizient.

Die Verbindung der Wörter

Mit Elena habe ich zunächst mit Wörtern begonnen. Dies ist ein einfacher Einstieg, um die Grundlagen beobachtenden Bewusstseins zu erfahren. Nichts ist, wie es zu sein scheint, und wir sind es, die Wörtern erst ihre Bedeutung und Bewertung geben. Dieser Prozess geschieht heute bei der überwältigen Mehrheit ohne jegliches Bewusstsein der eigenen Schöpferkraft.

Schon einzelne Wörter können einen inneren Prozess auslösen, der die emotionale Ladung eines Worts widerspiegelt. Dieses Phänomen nutzen auch alle Propagandisten, sodass uns schon ein einziges Wort in die gewünschte Richtung einer Bewertung oder gar in einen erschaffenen Tabubereich führt. Typische Triggerwörter, die der Mainstream aktuell nutzt sind *Nazi*, *braun*, *rechts*, *rassistisch*, *islamophob*, *homophob* und *Klimaleugner*. Und vor Jahren waren es Wörter wie Vietnam, Krieg, Imperialisten, Establishment und Pharmalobby. Die Nationalsozialisten erfanden einen totalen Krieg, eine Endlösung, eine Judenfrage, die vorher nicht existierte, und übertrugen das Wort *Parasit* auf bestimmte Menschengruppen. Sie sind sinnentleerte mentale Totschläger, die ein so hohes Ladungspotential haben, dass jeder sinnvollen Gesprächsbasis der Boden entzogen wird. Es geht dabei nur um Sprachlenkung und Sprachkontrolle. Wer in ganz alltäglicher Unbewusstheit lebt, bekommt die kollektive Wirkung solch geladener Wörter nicht mit und lebt von der entsprechenden Trance überzeugt sein Leben. Alle extremistischen Bewegungen wurzeln in solchen, von gesellschaftlichen Marionettenspielern bewusst gesetzten Trance-Induktionen der Sprachkontrolle. Je diktatorischer sich ein Staat entwickelt, umso stärker wird der Machtanspruch auf Wörter, die von den Untertanen verwendet werden müssen. Wer sich diesem absoluten Machtanspruch der Wahrheitsministerien und Redaktionsstuben der Medien widersetzt, wird zum Ketzer erklärt. Sofern es auf der politischen Ebene noch Staaten gibt, die diesen Diktaturen kritisch gegenüberstehen, gewähren sie diesen Ketzern gerne Asyl, und aus denselben Ketzern werden instantan Dissidenten oder Regimekritiker. Es sind dieselben Menschen, die dieselbe Meinung vertreten – sind sie Ketzer oder Regimekritiker? Die Antwort lautet: beides und gleichzeitig nichts davon. Erst durch die ideologische Bewertung wird für einen Menschen die eine oder die andere Identität erschaffen. 1973 erschien „Der Archipel Gulag" und machte den Autor, Alexander Solschenizyn, als Regimekritiker und die sowjetischen Lagerhöllen schlagartig im Westen bekannt. Heute passt Kritik an totalitären linken Regimen nicht mehr in die vorherrschende Ideologie und die Mehrzahl der heute unter 30-jährigen Europäer weiß nicht einmal mehr, was ein Gulag ist. Oder wer weiß heute, dass Konzentrationslager (*Concentration Camps*) während des Burenkriegs gegen die meist holländisch stämmigen Südafrikaner von den Briten „erfunden" wurden und die damals höchste Mortalität von Zivilisten, insbesondere Kindern, aufwiesen? Während des Nationalsozialismus wurde diese britische Erfindung „perfektioniert". Es sind Beispiele dafür, wie Wirklichkeiten künstlich konstruiert und emotional geladen werden, um Menschen in ihre Empörung zu manipulieren. Und die Mehrheit empört sich brav in der gewünschten Richtung und bemerkt gar nicht, wie dadurch erst die schrecklichsten Verbrechen im Schatten ihrer gelenkten Empörung ermöglicht werden.

Beobachtendes Bewusstsein entscheidet über die Wirklichkeit, in der wir leben. Im individuellen Bereich sind meist solche Wörter emotional geladen, die mit persönlichen einschneidenden Erfahrungen zusammenhängen. Bei Elena waren das Impfung, Kinderklinik und Schuld. Hat jemand eine emotional herausfordernde Trennung hinter sich, werden häufig der Name des Ex-Partners bzw. der Ex-Partnerin, Scheidungsgericht, Unterhaltszahlung oder Sorgerecht zu Triggerwörtern. Wer es erlebt, dauerhaft krank zu sein, bei dem sind es Wörter rund um die Diagnose, mit denen eine Etikettierung stattfindet, beispielsweise Krebs bzw. Krebs-Patient, Dialyse, Autoimmunerkrankung oder herzkrank. Und wer sein Berufsleben in großen, unpersönlichen Organisationen verbringt, wird häufig den Namen des Konzerns oder der Behörde, die Bezeichnung von Macht ausübenden Abteilungen, wie beispielsweise Controlling-Abteilung oder Namen von Chefs emotional negativ aufladen. Die Aufzählung lässt sich beliebig fortsetzen.

Mit der Verbindung der Wörter geht es erst mal nicht um die dahinterstehenden einschränkenden Überzeugungen, sondern ausschließlich darum, dem Wort an sich den emotionalen Ladungszustand zu nehmen. Wichtig ist allein, dass Wörter keine negative Macht mehr haben. Es geht überhaupt nicht um die Inhaltsebene und um keinerlei Bewertung, denn ob gut oder schlecht ist auf dieser Ebene vollkommen unbedeutend. Wir müssen uns lediglich bewusst sein, dass wir die Bewertung/Bedeutung des jeweiligen Wortes selbst erschaffen haben. Es geht nur um die Dimension des Bewusstseins, selbst Schöpferkraft zu sein. Wenn wir erkranken, hören wir meist ständig das Wort der Diagnose. Jedes Mal, wenn wir dieses Wort hören oder aussprechen, schwächen wir uns selbst. Wir überlassen es dann unserem Zellsystem, sich in Frequenzen wiederzufinden, die nicht gut für uns sind. Doch technisch können wir das ganz leicht ändern – das Bewusstsein ist hier eher die Herausforderung, weil der bewusste Verstand sogleich eine passende Geschichte erfindet, von der wir sofort überzeugt sind. Deswegen ist die geistige Haltung des beobachtenden Bewusstseins so wichtig.

Während wir ein Wort hören oder sprechen, können wir manchmal augenblicklich eine körperliche und/oder emotionale Reaktion in uns wahrnehmen. Bei manchen Wörtern zucken wir zusammen, ballen die Fäuste, werden rot, bekommen eine Gänsehaut oder strahlen über das ganze Gesicht. Wohlgemerkt erschaffen wir diese Wirklichkeiten beim bloßen Klang eines Wortes. Bei der *Q!-Verbindung der Worte* gehen wir – getragen von Neugierde sowie der Grundhaltung des Nicht-Wissens – auf eine innere Entdeckungsreise. Nimm Wörter von Orten und Gegenden, in denen du gerne bist, und welche, in denen du nicht gerne bist, sprich sie aus bzw. hör sie. Beobachte mit der deinem Körper immanenten Sensorik (IKS), ob Null oder Eins. Geh dann über zu Namen von Menschen aus dem privaten oder beruflichen Umfeld und dann zu Wörtern, die gesellschaftliche, religiöse oder politische Themen repräsentieren, wie etwa Wall Street, Atomkraft, Trump, Putin, Merkel, Finanzamt, Pharmalobby oder Krankenhaus. Sofern du mit der Sensorik deines Körpers beobachten konntest, dass das Wort Null ergab, kannst du die *Q!-Verbindung der Worte* erleben – je emotionaler ein Wort für dich beladen ist, desto freier wirst du dich hinterher fühlen. Du wirst deswegen nicht zum Atomkraft- oder Merkel-Fan, sofern eines der Worte dich bisher auf die Palme gebracht hat. Es geht nur darum, dass du dem Wort die emotionale Macht über dich nimmst, um mit dem Thema in Gehirnfrequenzen, die dir und deinem Zellsystem gut tun, umzugehen. Die Manipulatoren wollen uns in den Notfall-Modus unseres Gehirns führen, wie die Direktorin der NGO *The Climate Mobilisation* den Masterplan des totalen Krieges gegen die Menschheit formuliert. Hier geht es um entspannte Achtsamkeit, diesem Phänomen früh gewahr zu sein und dich dem auf eine ganz einfache Weise zu entziehen.

Die Technik der „Q!-Verbindung der Wörter“

Die innere Wirklichkeit wahrnehmen
In diesem Fall geht es um Sprechen und Hören, das heißt, du beobachtest beide Male mit deiner Körpersensorik, ob das Ergebnis Null oder Eins lautet. Sprich das Wort (bzw. die Wörter) laut aus. Beispielsweise Greta.

Der Zugang ins Feld unendlicher Möglichkeiten
Beide Male beobachtest du wieder mit deiner Körpersensorik, ob das Ergebnis Null oder Eins lautet. Bei Eins:
a) *„Es ist im höchsten und besten Interesse, die Wirklichkeit jetzt verändert wahrzunehmen.“* Und „Halten“.
b) *„Alles ist bereit, als Wirklichkeit mit der Verbindung der Worte zu erleben.“* Und „Halten“.

Die Verbindung erleben
a) Vorbereiten: Stell dich aufrecht und entspannt hin und atme bewusst aus und ein.
b) Den Q!-Fluss im Körper aktivieren: Umschließe vor deinem Nabel eine Hand mit der anderen, richte beide Daumen nach oben und beweg deine Hände in dieser Haltung in gerader Linie vor dem Körper über deinen Kopf. Verändere die Haltung deiner Hände nicht und zeichne dreimal eine liegende Acht in die Luft. Nimm dir deinen Raum und sprich das betreffende Wort (bzw. die Wörter) aus (oder höre es/sie).
c) Sprich das Wort (bzw. die Wörter) aus und beobachte mit der Körpersensorik, ob das Ergebnis Null oder Eins lautet. Das Wort verliert dadurch den emotionalen Ladungszustand, den es vorher hatte. Da gibt es wieder nichts zu verstehen, du kannst es nur erleben. Je emotionaler

das Wort zuvor in deinem Körpersystem geladen war, umso veränderter, freier fühlt es sich an.

Die Veränderung der veränderten Wahrnehmung innerer Wirklichkeit willkommen heißen und feiern.
Es ist verblüffend, was sich allein mit der kleinen Übung der Verbindung der Worte verändern kann. Bei Elena war das eine wichtige Basis, um uns der Ebene der Überzeugungen überhaupt jenseits der Wörter Schuld und Impfung nähern zu können. Erkrankte Menschen leiden meist schon unter den Wörtern an sich, die mit der Diagnose und den Behandlungsmethoden zusammenhängen. Und wenn jemand seit Jahrzehnten unzufrieden bei einem Konzern wie *Nestlé* oder der Schweizer Großbank *UBS* arbeitet, liest und hört er dieses Wort tagtäglich hundertfach, und jedes Mal führt es zu einer Schwächung seines ganzen Zellsystems. Das ist für Gesundheit und Wohlbefinden nicht sehr förderlich. Im Mittelpunkt steht nicht die Technik als Technik, sondern sich immer bewusster zu werden.

Unbewusste Überzeugungen bewusst wahrnehmen

Gegenwärtigkeit zu erleben, ist die Grundlage, um unbewusste Überzeugungen bewusst wahrnehmen zu können. Bei Elena war es die Traurigkeit darüber, davon überzeugt zu sein, als Mutter vor Jahrzehnten vollkommen versagt zu haben. Die befähigende Überzeugung lautet also als Satz: *„Ich bin eine gute Mutter"* oder *„Ich bin richtig, wie ich bin"* oder *„Ich liebe mich so, wie ich bin"*. Das sind nur drei einfache Beispiele für befähigende Überzeugungen. Doch bei einem Fall wie bei Elena war es vollkommen klar, dass ihre Körpersensorik auch bei diesen Sätzen Null ergab. Und auch bei der Mehrzahl der schwer erkrankten Menschen habe ich die Erfahrung gemacht, dass die Überzeugung *„Ich darf leben"* Null ergab. (Wie wir befähigende Überzeugungen wahrnehmen können, schildere ich genauer unter 3.3., S. 254ff, im Rahmen des *Sieben-Wochen-Q!-Programms.*) Die jeweilige Erkrankung ist dann nichts anderes als ein Ausdruck der bislang unbewussten Überzeugung, die sich ihre Wirklichkeit auf Zellebene erschafft. Das sind Beispiele perfekter Schöpfungsprozesse, denen wir uns nur nicht bewusst sind – hier liegt der zentrale Punkt versteckt: Wähle ich den Weg des

Bewusstseins, mir immer bewusster zu werden, wie ich dies umsetze, oder wähle ich den Weg, lediglich Symptome zu beseitigen. Das ist zunächst rein eine Frage unseres Mindsets. Eine unbewusste Überzeugung verändert wahrzunehmen kann oft verblüffende Wirkungen entfalten. Teilweise kommen Bereiche des Lebens in Bewegung, woran wir nicht einmal im Traum gedacht hätten. Doch wer sich mit einer solchen Erfahrung nicht auf den Weg der Bewusstheit begibt und die dadurch erlebten Veränderungen nicht als Anstoß versteht, im eigenen Leben des Augenblicks gewahr zu sein, verwendet die Techniken nur als Ersatz für die alltägliche Aspirin-Trance: Kopfschmerzen wahrgenommen, Aspirin eingeworfen, Symptom beseitigt. Diese Dimension des Bewusstseins verändert im Leben nichts nachhaltig und das Bewusstsein eigener Schöpferkraft und Selbst-Heilkraft bleibt weiterhin verborgen.

Mit der *Q!-Verbindung des Herzens* kann der Landungszustand jeder Überzeugung, die bislang Null ergab, verändert wahrgenommen werden. Es ist ein praktisches Werkzeug für den Alltag, um zunehmend Beobachter veränderbarer innerer Wirklichkeiten zu werden.

Die Technik der „Q!-Verbindung des Herzens"

Vorbereitung: Formuliere eine befähigende Überzeugung, z.B. *„Ich darf leben"*. An dieser Stelle kannst du auch alle befähigenden Sätze verwenden, die als Affirmationen bezeichnet werden, wie beispielsweise *„Schön, dass es mich gibt"*, *„Ich bin ein Geschenk für die Welt"* oder *„Ich bin willkommen"*.

Die innere Wirklichkeit wahrnehmen

a) Sprich deinen Vornamen aus: *„Ich heiße …"*
Sprich einen fremden Vornamen aus: *„Ich heiße …"*
b) Denk an etwas Angenehmes.
Denk an etwas, das du nicht magst.
c) Sprich deine befähigende Überzeugung laut aus.

Beobachte jeweils mit deiner Körpersensorik, ob sie Null oder Eins anzeigt. Sofern die Überzeugung gleich mit Eins erfahrbar ist, scheint alles zu passen. Die eigentliche Verbindung braucht es nur, wenn die Sensorik Null ergibt.

Der Zugang ins Feld der unendlichen Möglichkeiten
a) *„Es ist im höchsten und besten Interesse, die Wirklichkeit jetzt verändert wahrzunehmen!"*
b) *„Alles ist bereit, diese Wirklichkeit mit der Verbindung des Herzens zu erleben!"*
Beobachte jeweils mit deiner Körpersensorik, ob das Ergebnis Null oder Eins lautet.

Die Verbindung erleben
a) Vorbereiten: Steh aufrecht und entspannt und atme bewusst aus und ein.
b) Den Q!-Fluss im Körper aktivieren: Lass den Blick entspannt auf deinem Fixpunkt ruhen und umschließe vor dem Nabel eine Hand mit der anderen, richte beide Daumen nach oben und beweg deine Hände in dieser Haltung in gerader Linie vor dem Körper über deinen Kopf. Verändere die Haltung deiner Hände nicht und zeichne dreimal eine liegende Acht in die Luft zu. Nimm dir deinen Raum und sprich lautlos deine Überzeugung ... Öffne deine Hände nun empfangend neben dem Körper, schließe deine Augen und stell dir vor, in den Händen alle Aspekte deines Seins zu halten. Spür gleichzeitig in das Resonanzfeld deines Herzens ... Sei voller Vertrauen – deine innere Weisheit wird die Verbindung spüren. Erlaube dir, deine Hände zu bewegen, ganz von selbst und spielerisch, hin zu deinem Herzen ... Nimm dir deine Zeit ... du machst es genau richtig ... Sind deine Hände am Herzen, erlaube dir, deine Verbindung in jeder Zelle zu erleben und genieße den Augenblick. Sobald du bereit bist, öffne deine Augen.
c) Vollenden: Führe die Fingerspitzen vor deinem Körper zusammen, schau für einige Sekunden auf deine Hände und erlaube dir dabei, in kraftvoller Resonanz mit deinem Herzen zu sein.

Die veränderte Wahrnehmung der inneren Wirklichkeit erleben:
Wiederhole deine befähigende Überzeugung laut und erlebe mit der Körpersensorik die veränderte Wahrnehmung deiner inneren Wirklichkeit.

Alle bewusst formulierten befähigenden Überzeugungen, die nicht im Zellsystem aktiviert sind, lassen sich mit dieser Technik verändert wahrnehmen. Je intensiver wir die einschränkende Überzeugung zuvor erlebt haben, umso intensiver erleben wir den Unterschied. Jede Überzeugung ist in der Gegenwart aktiv und über Gegenwärtigkeit sind wir in der Lage, sie jederzeit verändert wahrzunehmen. Vergangenheit und Zukunft existieren nur über unseren bewussten Verstand. Unsere Zellen und die Informationsfelder, die uns steuern, existieren nur in der Gegenwart, und unsere Geschichten existieren nicht mehr, wenn wir damit aufhören, sie immer wieder zu erschaffen.

Den Ladungszustand innerer Bilder verändern
(mit der Meditation „Kreativer Geist")

Genau wie mit befähigenden Überzeugungen können wir auch mit dem emotionalen Ladungszustand innerer Bilder arbeiten – nur statt eines Satzes, verwenden wir nun ein belastendes Bild. Sobald wir das Bild vor unserem inneren Auge wahrnehmen, testen wir anhand der Körpersensorik. Im Regelfall lautet das Ergebnis Null. Mit der *Q!-Verbindung des Herzens* kannst du erleben, dass sich das gleiche Bild viel freier anfühlt als vorher. Das Bild bleibt zwar, aber sein Ladungszustand, der sich im Regelfall mit dem damaligen Erleben aufgebaut hat, verändert sich. Dabei ist es vollkommen irrelevant, wie das Erleben damals bewertet wurde. Ob es ein Trauma gab, spielt keine Rolle. Es geht nicht um das, was einmal war, sondern um die Bits und Bytes im Jetzt. Wir verändern nichts, was war, aber du erlebst die Freiheit in der Gegenwärtigkeit des Moments, nicht mehr von der alten Ladung gefangen zu sein. Das ist keine Therapie und keine Heilung, weil nichts existiert, was therapiert werden könnte. Alles dreht sich darum, sich des inneren Frequenz-Gefängnisses gewahr zu werden, um es verlassen zu können.

Eines der schlimmsten Frequenz-Gefängnisse bauen wir übrigens mit Schuldgefühlen auf. Die römische Kirche hämmerte diese Schuld mit der Ideologie der Erbsünde jahrhundertelang in die Gehirne der Menschen, und in unserer heutigen Zeit wurde diese religiöse Ideologie mit dem Glauben an einen von Menschen gemachten Klimawandel einfach neu eingefärbt. Und plötzlich sind wir schon wieder schuld – diesmal, weil wir in geheizten Räumen leben und Autos mit Verbrennungsmotoren fahren. An die Stelle eines religiösen Wahngebildes wurde einfach eine neue Kulisse geschoben und hirnphysiologisch ein postreligiöses Wahngebilde implementiert. Die künstlich erschaffene Massenpsychose wirkt beinahe identisch. Die Repressalien der historischen Inquisition kommen heute als politische Forderungen aus dem *OSF*-Netzwerk mit seinen vielen NGOs und angeblich unterschiedlichen politischen Parteien. Während mich die Inhalte der erzählten Geschichten nicht interessieren, macht mich die subliminale Implementierung der Schuld hellwach, denn einher geht das Ganze natürlich mit der Forderung staatlich verordneter Verbote. So kommt ein Superfaschismus durch die Hintertür in die Welt, um gewachsene demokratische Staaten von innen heraus zu zerstören. Wer noch den alten Ostblock der UdSSR erlebt hat, dem geht die Liedzeile „*Und morgen wird die Welt international*" durch den Kopf. Was die römische Kirche, Stalin und Mao Tse-tung angefangen haben, wird fortgesetzt mit grenzenloser Globalisierung. Das Bindeglied ist die Implementierung von Schuld, um Menschen zu gefügigen Werkzeugen zu machen. Wenn wir dem Vermächtnis der Katharer folgen, sind es satanische Machenschaften unter dem Deckmantel des Christentums, angeblicher Moral, vermeintlicher Menschlichkeit, sozialistischer Ideale und der angeblichen Errettung der Welt. Um uns aus dieser Schuld zu befreien, braucht es wieder beobachtendes Bewusstsein, die Formulierung der (in diesem Fall) einschränkenden Überzeugung „*Ich bin schuld*" und die Körpersensorik. Sofern das Ergebnis Eins lautet, führe eine *Q!-Verbindung des Herzens* durch, danach wird das Ergebnis der Körpersensorik Null lauten. Wir drehen die Intention von Null und Eins einfach um – das ist im Prinzip das Gleiche, weil es ausschließlich um das Bewusstsein unserer eigenen Schöpferkraft geht. Jeder, der diese Transformation eines Schuldgefühls erlebt, bestätigt, dass es sich vollkommen anders anfühlt. Die Freiheit wird erlebbar und fühlt sich anders an.

Ergänzend zu diesen Techniken möchte ich noch eine Übung vorstellen, die uns unterstützt, veränderte Gehirnfrequenzen konkret erleben zu können. Bei allem, was wir verändern wollen, brauchen wir das Neue und Kreativität, um den Wind des Wandels in unserem Gesicht zu spüren. Selbst in Zeiten, in denen uns von außen sehr viel geistige Enge, Lügen und Indoktrination entgegenkommen, gilt es, unsere innere Mitte und unsere eigene Stärke zu finden. Dazu empfehle ich die folgende Meditation.

Meditation: Der kreative Geist
Zentrierender Glaubenssatz: *„Ich schöpfe aus dem sprudelnden Quell meiner Kreativität.“*

Alle Veränderungen beginnen in unserem Gehirn und die Quintessenz liegt in einer tiefen Entspannung – nur in dieser Frequenz ist unser Gehirn programmierbar. Neuroplastizität lautet der Fachbegriff dafür. In diesem Zustand besteht eine hohe Wahrscheinlichkeit, dass neue Botenstoffe produziert werden, die wir als veränderte Gefühle, Empfindungen und Emotionen erleben. Und ohne die Produktion neuer Botenstoffe können wir uns immer nur so wie immer fühlen. Was unser Gehirn dazu bringt, etwas zu verändern, sind veränderte Überzeugungen, die sich einfach gut anfühlen. Im intensiven Empfinden von Gefühlen wie Dankbarkeit, Freude, Begeisterung, Liebe zum Leben, Freiheit, ehrfürchtigem Staunen und Inspiration liegt die größte Hebelwirkung, um für unsere Zellen eine heilsame biochemische Umgebung zu schaffen. Mit unseren Überzeugungen und Intentionen (das, wofür ich gehe) entsteht eine elektrische Ladung, und mit den sich daraus entwickelnden Gefühlen schaffen wir eine magnetische Ladung in unserem Gehirn. Daraus entsteht wiederum unsere elektromagnetische Handschrift, mit der wir höchst individuell im Quantenfeld unterwegs sind.

Für die Übung „Der kreative Geist“ empfehle ich, dir mindestens 30 Minuten Zeit zu nehmen und einen Ort zu wählen, an dem du dich entspannen und wohlfühlen kannst.

Als Vorbereitung formuliere dir selbst eine ganz klare Intention, was aus den unendlichen Möglichkeiten, die im Quantenfeld existieren, in der dreidimensionalen Welt der Materie für dich erfahrbar sein soll. Beschreibe es so, als hätte sich diese Intention bereits in der Welt der Materie zur erlebten Wirklichkeit verwandelt. Schreibe es in dein persönliches Notizbuch und lege es dann beiseite.

Setz dich nun ganz bequem hin und schließe deine Augen. Stelle dir vor, wie du genau diese beschriebene Erfahrung machst, so detailliert wie möglich. Welche Gedanken kommen, welche Gefühle und Emotionen bestimmen die biochemische Wirklichkeit deiner 70 Billionen Zellen, wenn diese Intention jetzt deine erlebte Wirklichkeit ist? Werde geradezu eins mit diesem holographischen Erleben. Darin dürfen alle Gedanken an deine ursprüngliche Intention oder sonstige Denkkonstrukte verblassen. Nimm dir Zeit und lass dich vom ruhigen und gleichmäßigen Fluss deines Atems tragen. Beobachte einfach, wie du mehr und mehr ganz in deinem Inneren ankommst.

Bist du in diesem inneren Raum angekommen, stell dir aus diesem Erleben einen perfekten gegenwärtigen Moment so konkret vor und erlaube dir, ihn jetzt als deine Wirklichkeit zu erleben. Gedanken und Gefühle zu vergangenen Erlebnissen und hypothetischen Zukunftsszenarien spielen jetzt überhaupt keine Rolle mehr. Beobachte die Fülle aller Phänomene, die in dir erscheinen, ohne zu bewerten oder zu benennen.

Erinnere dich nun an dein Erleben einer Verbindung des Herzens ... die liegende Acht, deine Arme und wie sie sich zum Herzen bewegen. Lass deine Hände in deiner Imagination eine Weile am Herzen verweilen und schließe mit der konkreten Vorstellung, wie sich die Fingerspitzen berühren, ab. Erlaube dir, alles ganz plastisch zu erleben und genieße den Augenblick.

Verbinde dich zum Abschluss wieder mit deiner klaren Intention (von oben), der Möglichkeit aus dem unendlichen Quantenfeld, die deine Wirklichkeit jetzt im Augenblick bestimmt.

Verweile noch einige Atemzüge in diesem inneren Raum und öffne die Augen. Atme aus und ein, lass die Atmung fließen. Beobachte einfach, was erscheint, und sofern sich Überzeugungen oder einschränkende innere Bilder zeigen, schließe mit einer *Q!-Verbindung des Herzens* ab.

Diese Techniken bilden das Grundgerüst, um immer leichter im Meer aus Bewusstsein anzukommen. Bewusstsein ist entscheidend, Techniken hingegen bloße Werkzeuge, um in veränderten Dimensionen Bewusstsein zu erlangen. Einfach alles, von dem wir *glauben* oder überzeugt sind, es sei die Wirklichkeit, und die Geschichten, die unser Verstand daraus macht, bilden die Dimension alltäglicher Symptome, was die gängige Symptombehandlung zur Folge hat. Dahinter liegen unbewusste Überzeugungen, deren wir immer bewusster beobachtend gewahr werden können.

Gesundheit ohne Medikamente ist in erster Linie eine Frage von Bewusstsein und unbewussten Überzeugungen. Wir sind in der Lage zu erleben, dass unser Geist stärker ist als unsere Gene.

Authentisches Sein

Wir sind gewohnt, an ein Ich zu *glauben*, das weitgehend unserem Neocortex, unserem bewussten, gern plappernden Verstand entspricht. Dem Klang der Stille zu lauschen, ist dagegen erst möglich, wenn wir in der Lage sind, den Schließmuskel des bewussten Verstandes zu aktivieren. Das wird jedoch weder an Schulen und Universitäten noch in Kirchen oder anderen Institutionen gelehrt. Darin liegt auch die Ursache, warum so viele Menschen nicht zu ihrer wirklichen, innersten Authentizität finden, sondern irgendwelchen Chimären nachjagen, mit denen sie sich identifizieren. Es ist der große Unterschied zwischen *glauben* und erleben. Alle Großmeister kunstvoller Manipulation, Propaganda und des Neuromarketings nutzen dieses Phänomen – das lässt sich auch sehr gut bei allen Religionen beobachten. Kein Mensch wird als Moslem, Christ, Jude, Buddhist oder Hindu geboren, sondern in die jeweilige Religion oder Ideologie hineinsozialisiert oder -erzogen. Genauso funktioniert das mit säkularen Ideologien, wie beispielsweise dem Kommunismus, dem Internationalsozialismus, dem Nationalsozialismus und dem heutigen Ökologismus. Die säkulare *Fridays-for-Future*-Religion geht über das offene Schüren von Angst und Panik sogar noch einen Schritt weiter. Menschen internalisieren die jeweiligen Glaubensinhalte und bauen ohne jede Bewusstheit eine Identifikation auf, um den jeweiligen Inhalten entsprechend zu denken und zu fühlen. In erster Linie geschieht dies über Rituale, Bilder und Sprache. Die jeweils Herrschenden tabuisieren Kritik an ihrer verordneten Doktrin, sodass nicht einmal mehr darüber gesprochen werden darf. Wer gegen das Tabu verstößt, wird ausgegrenzt, weil er sich eines schlimmen Vergehens schuldig macht. Das Vergehen wird dann als Gotteslästerung, Konterrevolutionär, Faschistisch oder Sprachverrohung schubladisiert – und so entsteht ein kunstvolles politisch-korrektes Neusprech. Diese Implementierung von Neusprech mittels Lenkung und Kontrolle der Verwendung von Wörtern ist wie ein schleichend wirkendes Gift – sie offenbart ihre vergiftende Wirkung erst nach einiger Zeit. Die Inquisition vernichtete durch rechtlich legitimierten Mord über fünf Jahrhunderte Millionen von Menschen wegen angeblicher Häresie, Blasphemie und Verwendung von Magie, nachdem das Gift reiner Lehre über lange Zeit seine Wirkung entfalten konnten. Die Nationalsozialisten verwendeten bewusst verharmlosende Begriffe für ihre

Terroraktionen gegen Andersdenkende oder ideologisch ausgegrenzte Gruppen. Wer sich in einem Land wie Pakistan oder dem Sultanat Brunei auf Borneo religiös korrekter Sprache widersetzt, dem droht der Tod durch Steinigung, und das im 21. Jahrhundert. Doch wer solche Verbrechen in einem Land wie der BRD anspricht, dem droht die Diffamierung als Rechtsextremist oder Nazi. Die jeweils Herrschenden arbeiten sehr geschickt und subtil mit der Verordnung politisch korrekter Sprache nach dem Vorbild des *Wahrheitsministeriums* von George Orwell aus seinem Roman „1984".

> *„Patriotismus, Vaterlandsliebe also, fand ich stets zum Kotzen. Ich wusste mit Deutschland nichts anzufangen und weiß es bis heute nicht."*
>
> Robert Habeck im Buch „Patriotismus: Ein linkes Plädoyer"

Propagandisten von heute tabuisieren Kritik an der herrschenden Kaste, um die Gehirne der Menschen über die Sprache gleichzuschalten. Und diejenigen, die sich im Sinne des verordneten Mainstreams engagieren, werden von den Hofschreibern der herrschenden Kaste als mutige Aktivisten statt als Mitläufer bezeichnet. Wer die Herrschenden kritisiert, wird hingegen zum Extremisten schubladisiert. Wer sich im Interesse der herrschenden Doktrin lautstark auf die Straße begibt, ist couragierter Demonstrant. In der DDR gab es dafür noch eine Bockwurst und fünf Mark Marschiergeld. Heute wird das Geld nicht mehr direkt ausgezahlt, sondern über opportune NGOs für Projekte, die damit perfekte Mitläufer erziehen. Als mutige Aktivisten werden uns dann diese zu Marionetten abgerichteten Mitläufer verkauft. Demonstrationen gegen die Globalisten und die Herrschenden sind dagegen „böse Aufmärsche von Rassisten". Alles wird in ein von den Propagandisten vorgeschriebenes, enges Gut-und-Böse-Schema geordnet, und wer sich geistig in der Sogwirkung dieser Propaganda befindet, bekommt das Phänomen, wie Wirklichkeit virtuell erschaffen wird, meist überhaupt nicht mit. Für die Wahrnehmung dieser Phänomene brauchen wir ein erkennendes Bewusstsein – nur dann können wir tiefere Bereiche unseres eigenen Seins erleben. Schaffen wir das nicht, wird unser Leben schnell zum Leben der Anderen, ohne dass wir irgendein Bewusstsein dafür entwickeln. Und genau in diesem einschränkenden Bewusstsein gedeihen als Nebenwirkung viele sogenannte Zivilisationskrankheiten, weil die Wahrnehmung eines authentischen Seins fehlt.

Was authentisches Sein bedeutet und bewirken kann, will ich anhand eines Beispiels verdeutlichen: „*Wer sitzt mir da eigentlich gegenüber?*“, fragte ich mich in einem Potential-Coaching vor über einigen Jahrzehnten zum ersten Mal ganz bewusst. Ich hatte mit Peter, einem engagierten jungen Mann aus dem Nachwuchskader eines Unternehmens bereits seit einigen Monaten an seinem inneren Selbstwert gearbeitet. Bei ihm ging es um konkrete Überzeugungen und befähigende Glaubenssätze, wie etwa „*Ich bin genau richtig, wie ich bin*“. Limitierende Überzeugungen wie „*Ich muss mir alles hart erarbeiten*“, schienen zunächst verschwunden – doch etwa drei Wochen später waren sie schon wieder aktiv. „*Irgendetwas stimmt da nicht*“, vermutete ich zunehmend. In meiner Verwunderung beobachteten wir die Überzeugung einfach mal mit der Körpersensorik und dem Satz „*Ich darf leben*“. Null. Peter durfte also nicht leben. „*Durfte denn jemand in deiner Familie nicht leben?*“, fragte ich ihn, und dann erzählte er mir von Roger. Er war Peters Zwillingsbruder, der ein paar Tage nach der Geburt an einem Herzfehler gestorben war. Mit der IKS-Technik beobachteten wir, dass die Überzeugung „*Ich heiße Roger*“ wahrnehmbar war. Geschrieben wirkt das so technisch und kühl, das Erleben war jedoch hoch emotional. Was sich mir damals mit Peter und Roger offenbarte, war das Phänomen der Stellvertretungen: Peter befand sich sowohl in dem Identitätsfeld, Peter zu sein, als auch in dem, Roger zu sein. Das meinte ich also mit „*Wer sitzt mir da eigentlich gegenüber?*“: Peter oder Roger? Beide Identitäten waren gleichzeitig in seinem geistigen Informationsfeld präsent, und dieses Phänomen erklärte all die Ungereimtheiten, auf die wir im Potential-Coaching gestoßen waren. Stellvertretungen zu beenden ist nichts anderes, als uns einschränkender Überzeugungen bewusst zu werden und sie verändert wahrzunehmen. Mit ein wenig Übung ist das ganz leicht, und heute hat das Thema Stellvertretungen in meinen Coachings einen festen Platz. Stellvertretungen mit fremden Informationsfeldern reduzieren unsere Lebensenergie. Es ist wie bei einem Computer, wenn die Prozessorleistung durch Software, die wir eigentlich gar nicht brauchen, deutlich reduziert wird. Wenn wir uns einmal die Vorstellung erlauben, dass die DNA in unseren Zellen in ihrer Doppelhelix-Form als Antenne wirkt, käme bei 70 Billionen Zellen eine gigantische Empfangsleistung zusammen. Nach dieser Hypothese würde unsere Ich-Identität, genauso wie Stellvertretungen, empfangenden Daten entspringen. Daten, die in Informationsfeldern gespeichert sind. Eine Identifikation mit der Quelle zu erleben, bekäme dann eine noch tiefere Bedeutung. Dies können wir meist erst dann verstehen, wenn wir es bereits erlebt haben.

Peter beendete die Stellvertretung mit Roger, aber über diese emotional spürbare Ladung tauchten noch etliche fremde einschränkende Überzeugungen auf, insbesondere zum Thema Leiden und Verzweiflung. „*Mir darf es gutgehen, auch wenn andere leiden*“ wirkte bei Peter fast magisch. Innerhalb kurzer Zeit entwickelte er eine lebenslustigere und freiere Ausstrahlung, zudem wuchs in ihm das Interesse an spirituellen Themen. Als wir uns etliche Jahre später wieder begegneten, erzählte er mir, wie wundervoll sich sein Leben weiterentwickelt hatte. Er hatte ein eigenes Unternehmen gegründet, schilderte mir, glücklicher Ehemann sowie mehrfacher Vater zu sein, und auch seine spirituelle Entfaltung hätten einen festen Raum in seinem Leben bekommen. „*So fühlt es sich an, authentisch zu sein*“, sagte er mir.

Schon allein über Stellvertretungen ließe sich ein Buch schreiben. Das Thema ist vielschichtig, und sie zu beenden, kann sehr wirkungsvoll sein, sofern wir damit nicht irgendwelche Geschichten aufarbeiten wollen. Es ist, wie es ist. Wenn uns eine Stellvertretung bewusst wird, beenden wir sie eben. Es ist wichtig, kein Drama daraus zu machen, denn solche Dramen sind eine rein neocortale Erfindung, die nicht befähigende Wirklichkeiten erschafft. Kinder entwickeln beispielsweise sehr häufig Stellvertretungen mit den Menschen, unter denen sie physisch oder psychisch leiden, und ohne entsprechendes Bewusstsein bleiben diese Stellvertretungen dann bis zum Tod bestehen. Auch ein häufiges Phänomen sind Rollenstellvertretungen. Ein kurzes Beispiel dazu: Die Mutter leidet, sucht im Vater (also ihrem Mann) den Prinzen, der sie erlöst, und entwickelt eine immer stärker werdende Depression. Der Vater verzweifelt daran und ein behandelnder Arzt verschreibt der Mutter Antidepressiva. Da es der Vater augenscheinlich nicht schafft, versucht der Sohn seine Mutter zu erlösen und baut eine Rollenstellvertretung auf, nämlich „*Ich bin der Mann meiner Mutter*“. Der zum Scheitern verurteilte Versuch eines Kindes, alles gut zu machen. Irgendwann begeht die Mutter Selbstmord, und der Junge, der zu diesem Zeitpunkt in der Pubertät steckt, bekommt sein Leben auch über zehn Jahre später trotz (oder vielleicht gerade wegen) klassischer Psychotherapie nicht auf die Reihe. Auf Empfehlung eines guten Freundes kommt der junge Mann dann zu mir in einen Workshop. Die größte Hürde mit ihm waren zunächst die zementierten Geschichten, wie der Vater ist, die Mutter war und wer Schuld an allem hat, hinter uns zu lassen. In dem Moment, in dem er in wirklicher Gegenwärtigkeit ankommen konnte, entwickelte sich die Arbeit auf eine ganz wundervolle Weise. Die Stellvertretungen wurden wahrnehmbar, und somit konnte er sie beenden, um in seinem Authentisch-Sein hinter all den Geschichten anzukommen. Es ist einfach eine Frage des Bewusstseins, mit den Stellvertretungen und dem ganzen Schuldthema aufzuräumen. In der jahrelangen Therapie meinte sich der Sohn bewusst zu werden, dass er seinen Vater hasst. Jenseits dieses Konstruktes suchte er jedoch nach einem Zugang in sich, um die Verbindung erleben zu können „Frieden zu sein", nachdem er durch die Therapie mit kunstvoll erfundenen Geschichten in sein Frequenz-Gefängnis im eigenen Gehirn gesperrt worden war.

Nochmals zur Wiederholung: Es existiert solange keine Vergangenheit und keine Zukunft, bis entsprechende Geschichten neocortal erfunden werden. Es existieren Bits und Bytes, die elektrische, elektromagnetische und daraufhin biochemische Prozesse im Körper auslösen, die wir als Gefühle, Emotionen und Empfinden wahrnehmen. Sobald wir die Bits und Bytes, die in ihrem Ladungszustand reine Information entsprechend zurechtgeschnitten wahrnehmen können, verändern sich die dazugehörigen Prozesse im Körper und alles fühlt sich vollkommen anders an. Wirklichkeit existiert nicht, bis wir sie erschaffen, und das ist ein höchst persönlicher Vorgang. Ob uns über so manche Therapie eine Wirklichkeit eingeredet wird oder im Makrokosmos über mediale Propagandisten, macht keinen Unterschied.

Lösen wir die Rollenstellvertretung auf, so entsteht aus jedem Einzelnen heraus Frieden in dieser Welt. Ideologen säen Hass, selbst wenn sie das Wort Frieden verwenden. Aus einem erlebten authentischen Sein können wir dagegen wirklichen Frieden als Frequenz wahrnehmen und aus unserem Inneren heraus Frieden erleben. Auch um Liebe zum eigenen Vaterland empfinden zu können, braucht es diese Grundlage in unserem Inneren. Wer zu dieser Empfindung nicht in der Lage ist, könnte sich durchaus auf die Suche machen, sie endlich zu finden, um nicht ständig über die Werte anderer „kotzen" zu müssen.

Deswegen ist es an dieser Stelle hilfreich, zum Verständnis noch auf die Frage unserer Ich-Identität einzugehen. Wer ist denn dieses Ich, das uns meist so ganz unreflektiert regiert? Die Frage wirkt auf viele Menschen irritierend. Als Antwort, wer denn dieses Ich sei, werden meist Rollen aufgelistet, wie *„Ich bin Lehrerin/Verkäufer/Gärtner/Schreiner/Ärztin"*. Danach folgen dann die Daten, die im Einwohnerregister gespeichert sind, samt Familienstand, Religionszugehörigkeit und Nationalität. Eingefleischte Materialisten sagen Dinge wie: *„Ich bin Porschefahrer/iPhone-Besitzer/Hausbesitzer/Fabrikant/Gourmet"*, und Ideologen ergänzen dies gerne mit: *„Ich bin Hausbesetzer/Antifa-/Umwelt-/Menschenrechts-Aktivist/Kommunist/Nationalist/Kämpfer für den Gottesstaat auf Erden"*. Wer glaubt, viel therapeutisch aufgearbeitet zu haben, kann dann noch eine Identifikation mit irgendeinem traumatischen Erlebnis hinzufügen wie: *„Ich bin Missbrauchsopfer/kriegstraumatisiert/ungeliebt/ein ungewolltes Kind"*. Etwas anderes als solche Beschreibungen von irgendwelchen Überzeugungen, Glaubenskonstrukten oder verinnerlichten Rollen ist für den Neocortex, unseren bewussten Verstand, nicht zugänglich. Diese Ebene unserer Identifikationen zu kennen ist wichtig, um im Leben gut zurechtzukommen und im Alltag zu funktionieren. Doch es handelt sich lediglich um Rollen, die mit unserem eigentlichen Ich nichts zu tun haben. Wir kommen ohne eine bewusste Ich-Identität auf die Welt und entwickeln im Prozess unserer ersten Lebensjahre und Sozialisation solche, teilweise lebenslang anhaltenden Identitäten. Unser familiäreres bzw. soziales Umfeld sowie das Propagandagebiet der Medien und der zivilgesellschaftlichen und religiösen Organisationen, in dem wir leben, nehmen darauf einen entscheidenden Einfluss. Neben unseren Rollen, die wir im Leben ausfüllen, *glauben* wir, wie bereits mehrfach erwähnt, gewöhnlich die Inhalte unserer Gedanken und Gefühle. Dies führt zu einer Konditionierung, die Blüten treibt, wie die Bewertung *„Ich bin eben so"*. Das ist die Ebene bislang unbewusster innerer Überzeugungen und Glaubenssätze. Heute sind die meisten Menschen in der Gewohnheit gefangen, im Konzept eines Ichs zu leben, das entweder eingenommene Rollen beschreibt oder eng und einschränkend ist. Und so wird man leicht manipulierbar für die Ideologien des Mainstreams. Auch die künstlich geschaffene politische Unterscheidung von Rechts und Links ist reine Manipulation. Links ist in der einen Zeit rot-grüne Mainstreampropaganda und gut, und rechts ist schlecht. So einfach ist die Welt der Ideologien. Doch beim Authentisch-Sein geht es um eine selbst inkarnierende Ethik, der unser innerer Kompass für Gut und Böse entspringt. Weder die Ideologie der römischen Kirche, samt ihrer Abspaltungen oder des Islam und deren moderne Interpretation durch die Open Society Foundation, wäre ohne die einschränkende Verwendung unseres Gehirns je möglich. Aus Perspektive der Katharer ist dies Ausdruck eines Wirkens des Antichristen.

„Die Zivilgesellschaft trägt nicht Zivil, sondern Uniform, und zwar jene des konformen Zeitgeists."

Fritz Goergen (*Tichys Einblick*, 10.6.2019)

Je vertrauter wir mit beobachtendem Bewusstsein werden und je klarer wir der Inhalte unserer Gedanken und Gefühle gewahr werden, umso mehr verschiebt sich unsere Identität auf den Prozess des Denkens und Fühlens: in die Gegenwärtigkeit, Schöpfer des Gedankens, der Empfindung und des Gefühls zu sein. Das innerlich erlebbare Ich zeigt sich immer deutlicher in der Gegenwärtigkeit des Seins. Alles aus dem früheren, vergleichsweise starren Ich-Konzept bleibt als ein Haben bestehen. Wir nehmen eine Rolle als Schreiner, Therapeut oder Friseur ein, aber wir sind es nicht. Mit je mehr Moral die Rolle geladen ist, umso schwerer fällt es den Menschen häufig, das Illusionäre darin zu erkennen. Sie sind dann oft so fest davon überzeugt, dass sie sich an einschränkenden Identifikationen wie Missbrauchsopfer, Aspergerbetroffener oder Herzpatient regelrecht festklammern. Um dies zu beenden, ist eine regelmäßige spirituelle Praxis, wie im Kapitel 3.1. (ab S. 195ff) beschrieben, erforderlich, damit wir immer vertrauter mit dem beobachtenden Bewusstsein werden. Darauf aufbauend können wir mit Anwendung der unserem Zellsystem immanenten Sensorik (IKS) weiter gehen und Identifikationen mit kohärenten Schwingungen wie Liebe, Dankbarkeit, Frieden oder Freiheit erleben. Es klingt neocortal sehr ungewohnt und sicher für manche zunächst unverständlich, jedoch ist es erlebbar, beispielsweise einfach ein Gefühl wie Liebe zu sein. Und das ist dazu noch in unterschiedlichen Dimensionen möglich: Auf einer biochemischen und einer elektromagnetischen Ebene unterscheidet sich die Empfindung von Liebe enorm. Wir können dem Namen geben, wie Agape (griechisch ἀγάπη agápē), jedoch wird es dann schnell wieder pharisäerhaft und neocortal-exegetisch. Die direkte Erfahrung ist etwas vollkommen anderes, als ein Um-Wörter-Herumhirnen. Techniken können ihre Wirkung jedoch nur entfalten, soweit wir veränderte Dimensionen des Bewusstseins intensiv spüren und erleben können. Denn Schwingungen sind einfach, während wir das, was wir spüren, mit unserem Neocortex in Worte fassen können. Diese Worte werden dabei aber nie mehr sein, als Etiketten und Modelle erfahrbarer Wirklichkeit. Für Peter, den ich gerade im Rahmen der Stellvertretungen erwähnt habe, war die Identität „Frieden zu sein" in seiner weiteren Entwicklung sehr hilfreich, denn Frieden ist eine Schwingung, die immer existiert. Frieden lässt sich nicht machen, wir können ihn nur spüren und eine so starke Verbindung zu ihm aufbauen, dass die erlebte Intensität eine unbeschreibliche Identität aufbaut. Das ist wieder so ein Phänomen: Wer es erlebt, versteht, wovon ich spreche. Da geht es um Erfahrungswissen, das etwas ganz anderes ist als intellektuelles Verstehen. Genau dazu lade ich von Herzen ein.

Auf diesem Verständnis möglicher Ich-Identitäten bauen auch die Erfahrungen mit Stellvertretungen auf. Menschen mit vielen dramatischen Lebensaspekten sind dafür anfällig, sich schon im Kindesalter Stellvertretungen aufbauen.

Ein paar ganz alltägliche Beispiele aus meinem Coaching-Alltag:
Heinz, ein 25-jähriger Student, kam zu mir, weil er einfach nichts auf die Reihe bekomme, wie er es formulierte. *„Spannend … und so ist es"*, ist ja immer die Haltung, mit der alles Weitere startet, und so kam irgendwann aus dem leeren Raum seine Mutter, die mittlerweile 60 Jahre alt war. Als Mädchen hatte sie einen zwei Jahre jüngeren Bruder, Herbert. Als die Mutter fünf Jahre alt war, ging sie mit dem kleinen Bruder an der Hand über die Straße, Herbert riss sich plötzlich los und lief vor ein Auto – er war auf der Stelle tot. Heinz' Mutter ist bis heute felsenfest davon überzeugt, dafür die Schuld zu tragen, was natürlich nicht sehr befähigend ist. 30 Jahre später kam Heinz zur Welt und sie wurde selbst Mutter. Heinz testete mit der Körpersensorik *„Ich heiße Herbert"*, und natürlich lautete das Ergebnis Eins. Das emotional stark geladene Feld der Mutter scheint auf Heinz eine Sogwirkung zu haben. Insbesondere bei einer Kombination aus Schuld-

und Schamgefühlen ist die Wahrscheinlichkeit von Stellvertretungen außerordentlich hoch. Nur tun wir uns damit nichts Gutes. Solche Stellvertretungen bewusst zu erkennen und zu beenden ist etwas rein Technisches und braucht Erfahrung. Ohne die geistige Haltung beobachtenden Bewusstseins verfliegt die Wirkung, weil der Erkenntnisprozess (wer wir hinter all den Schleiern von Rollen-Identifikationen, Anhaftungen und Stellvertretungen wirklich sind) nicht möglich ist. Diesen Weg ging ich dann auch mit Heinz, und in seiner authentischen Verbindung zu sich selbst verschwanden alle Symptome, die ihn zuvor geplagt hatten, auch die Überzeugung, nichts auf die Reihe zu bekommen.

Generell sind Schuldgefühle das, womit wir uns selbst am meisten schwächen. Das war bereits der römischen Kirche bewusst, weswegen sie das Konzept der Erbsünde, ewiger Verdammnis und des Fegefeuers erfunden hat. Damit wurden Menschen über Jahrhunderte hinweg manipulierbar. In der BRD und etwas abgeschwächt auch in Österreich, wurde das Thema „Schuld“ übrigens insbesondere ab Mitte der 1990er-Jahre nochmals sehr aufgeblasen. Mir liegt es vollkommen fern, irgendetwas Gutes an der nationalsozialistischen Diktatur zu finden, nur leuchtet es mir nicht ein, wieso man dieses Thema 80 Jahre später emotionaler aufkocht, als es 50 Jahre davor gemacht wurde. Hier hat das Konzept der Erbsünde einfach ein neues Mäntelchen in Form der besonderen Verantwortung der Deutschen übergestreift bekommen. Aus meiner persönlichen Familiengeschichte heraus empfinde ich es als geradezu grotesk. Meine Eltern kamen aus Schlesien und dem Sudetenland, verloren ihre Heimat. Nach Kriegsende wurde meine Mutter von der tschechischen Geheimpolizei fast zwei Jahre lang drangsaliert, bevor sie 1947 als 22-Jährige nach Deutschland kam. Mein Vater wurde als Soldat 1944 von einem Kriegsgericht der Wehrmacht, der er nie freiwillig beitrat, zum Tode verurteilt, weil er desertierenden Kameraden nicht in den Rücken schoss, wurde eine Woche später als „Kanonenfutter“ begnadigt und landete Anfang 1945 für zwei Jahre in britischer Kriegsgefangenschaft. Als 19-Jähriger wurde mein Vater zum Pflichtwehrdienst bei der Reichswehr eingezogen, um zehn Jahre später in der amerikanischen Besatzungszone ein neues Zuhause zu finden. Einen Abenteuerurlaub hatte er sicher nicht in Warschau, Paris, Stalingrad, auf Kreta und Sizilien, in der Bretagne und in Flandern verbracht. Und er machte daraus auch keine Heldengeschichte, sondern vermittelte mir von klein auf: *„Du kannst alles im Leben machen, aber geh niemals zur Armee."* Niemand aus der Familie hatte irgendetwas mit „der Partei" zu tun, und dann erzählen mir Ideologen heute etwas von Schuld. Ich finde das einfach nur ekelhaft.

Spannend ist in dem ganzen Spiel der Wirklichkeiten auch die Position der Kirchen: Im Nationalsozialismus waren sie politisch-korrekt auf der Seite der Herrschenden, ebenso wie sie es vor 1989 in der alten Bundesrepublik Deutschland waren und ebenso wie sie es heute sind. Nur hat sich in den sogenannten westlichen Demokratien die herrschende Ideologie der Systemparteien und des Medienkartells verdreht und mit ihnen haben sich im Gleichschritt die Kirchen mit gedreht. Ob die Katharer doch recht hatten mit dem Antichristen im Gewande Christi?

Das ganze Thema ist genauso verquer wie das Phänomen, dass ich in der BRD der 1980er-Jahre in einer alternativ-linken Szene aktiv war, die sich für Hausgeburten und gegen Impfungen engagierte, und heute mit der immer noch gleichen Position plötzlich als rechts schubladisiert werde. Würden Impfungen keine Gefahr für Leib und Leben darstellen, dürften behandelnde Ärzte auch kein Problem damit haben, eine ausdrückliche Haftungsübernahme zu unterschreiben, für den Fall, dass es zu Impfschäden kommen sollte. Probier es einfach mal aus, nach einer ausdrücklichen Haftungsübernahme zu fragen und sammle deine eigenen Erfahrungen – vermutlich wirst du dein Leben dann impffrei und ohne Aluminium im Gehirn verbringen. Komischerweise gehören Forderungen nach Zwangsimpfungen auch zum von der *OSF*-Ideologie verseuchten Programm der Systemparteien und sind heute Teil rot-grüner Propaganda. Aluminium wirkt im Gehirn als Gift und unterstützt dabei, das Bewusstsein zu dämpfen. Freiheit bedeutet, selbst zu entscheiden – nur das ertragen Ideologen überhaupt nicht, weswegen sie Freiheit so vehement zu bekämpfen versuchen.

Ich bin nicht links, ich bin nicht rechts, ich vertrete Positionen, von denen ich authentisch aus meinem Inneren heraus überzeugt bin. Ein kritischer Geist wird von einer rechten Ideologie als links verleumdet und von einer links-grünen Ideologie als rechts. Solche Schubladisierungen sagen nichts über mich aus, sondern lediglich über den Horizont der Schubladisierer. Die heutigen Ideologen finden den meisten Zulauf im urbanen Latte-Macchiato-Bürgertum, das sich gern bunt, weltoffen und divers gibt, nur gleichzeitig in seiner Engstirnigkeit und Selbstgerechtigkeit wie die Karikatur des angepassten Untertans aus dem wilhelminischen deutschen Reichs wirkt und seines *„Am deutschen Wesen soll die Welt genesen"*.

Dies zu erkennen ist wichtig, um uns aus den einschränkenden Überzeugungen und dem Schuld-Frequenz-Gefängnis verabschieden zu können. Nur so können wir in unserem authentischen Sein ankommen. Wir sind frei, eine neue starke Wirklichkeit in uns zu erleben und die Ketten im eigenen Gehirn zu sprengen: Es ist keine Sünde, glücklich zu sein!

3.3. Transformation: Das Sieben-Wochen-Q!-Programm

Akzeptanz – der erste Schritt zur Veränderung (erste und zweite Woche)

Wir sind frei, unser Leben als permanente Folge von Problemen und Störungen zu erleben. Mittels unserer Bewertungen erschaffen wir Probleme, die gelöst werden müssen, und wir *glauben* an Diagnosen, von denen wir geheilt werden müssen. Das ist die heute übliche, normale Version, durchs Leben zu gehen. Eine ganz andere Variante ist es, mit einer wachsenden Fülle an Wirklichkeiten, Möglichkeiten und Erlebniswelten, die neuen Erfahrungen offen stehen, in Verbindung zu kommen. Eine wesentliche Grundlage, um unserer Selbst-Heilkraft zunehmend gewahr zu werden, liegt darin, unsere Freiheit zu erkennen. Vom Mainstream wird uns suggeriert, Opfer der Umstände zu sein wäre der einzige mögliche Weg. Ja, dieser Weg ist begehbar, aber ob wir uns bewusst entscheiden, eine andere Richtung einzuschlagen, liegt an uns. Es gilt, diese Freiheit zu erkennen und aus ihr heraus zunehmend ins Handeln zu kommen.

Lauschen und wahrnehmen, was ist, können wir immer nur im Augenblick. Glück und Unglück, Ängste, Sorgen und Probleme, Liebe und Geborgenheit – nichts existiert, bevor wir es über komplexe biochemische Abläufe im Gehirn als erlebte Wirklichkeit erschaffen. All diese Wörter sind nur Sammelbegriffe für verschiedene Gefühle und Körperwahrnehmungen; erst unser bewusster Verstand erschafft daraus eine glaubhafte Geschichte: virtuelle Realitäten, wie man es heute so schön nennt. Und diese virtuellen Realitäten sind mächtige Werkzeuge zur Erschaffung neuer Emotionen, Schwingungen und energetischer Phänomene in unserem Zellsystem. So navigieren wir tagtäglich durchs Leben und beschäftigen uns mehr mit diesen virtuellen Wirklichkeiten als mit dem, was wirklich ist. Bei solchen Aussagen rebelliert der Verstand oft aufs Heftigste mit *„Papperlapapp, meine Unfehlbarkeit wird hier nicht in Frage gestellt!“* und beginnt sofort zu arbeiten, um ein Artilleriefeuer aus Argumenten, Vernunft, Logik und scheinbaren Sachzwängen in uns zu zünden. Wir bezahlen dieses nützliche Werkzeug namens Verstand mit dem Verzicht auf Gegenwärtigkeit. Mit unserem Verstand und dem Glauben an seine Unfehlbarkeit erschaffen wir in uns so ganz nebenbei das Erleben von Zeit. Der Verstand braucht

Vergangenheit und Zukunft – doch weder das eine noch das andere existiert im gegenwärtigen Sein.

Sobald wir über Gegenwärtigkeit nachdenken, sind wir nicht gegenwärtig.

Sobald wir über Gegenwärtigkeit nachdenken, wird der Verstand findig und katapultiert uns mit Höchstgeschwindigkeit in die nächste Problemspirale. Und schon schlagen wir uns wieder unter vollem Kraftaufwand mit allen möglichen und unmöglichen neuen virtuellen Wirklichkeiten herum, in denen wir alles, nur keine Gegenwärtigkeit erleben können. All unsere Energie wird fürs Denken benötigt, doch Denken erzeugt im Gehirn ein Rauschen, das uns daran hindert, dahinterliegende Dimensionen unseres Seins erleben zu können. Erst sobald das ständige Rauschen verstummt, können wir erleben, reines beobachtendes Bewusstsein zu sein – auf einer reinen Schwingungsebene, ohne Gedanken, Szenarien und virtuelle Architekturen des Verstands. Das Potential für die Erfahrung, Lebendigkeit im Flow des Lebens erfahren, tragen wir schon immer in uns.

Unsere Einstellung, mit der wir an das herangehen, was wir im Leben machen, ist entscheidend. Die Intention allein entscheidet bereits über den Prozess, die Qualität und die Fülle der Erfahrungen, die wir auf unserem Weg machen, und über das, was wir erreichen werden. Es ist ein gewaltiger Unterschied, ob wir mit einem *„Ich bin bereit"* an etwas herangehen oder einem *„Ich versuche es mal, und wenn Schwierigkeiten auftauchen, hole ich mir auf dem Jahrmarkt der Beliebigkeiten irgendwelcher Onlineanbieter eben etwas anderes"*. Erinnere dich bitte noch mal an meine Metapher des 20 Meter langen Joghurtregals: Ohne die klare Intention, wirklichen puren Joghurt zu wollen, verirrt sich der menschliche Geist da schnell in der Illusion angebotener Fülle aus Chemie-Müll und glaubt tatsächlich an die Freiheit, wählen zu können. Freiheit erleben wir erst, sobald wir die Trance-Induktion der 20 Regalmeter erkennen und hinter den Schleier der Illusion der Vielfalt schauen. Sobald ich in die Lage komme, zu erkennen, dass ich meinen puren Joghurt dort vergeblich suche, ist es an der Zeit, diesen Supermarkt für immer zu verlassen, um einen Anbieter zu finden, der das verkauft, was ich wirklich will.

„Wir müssen wissen, wozu wir etwas wollen, was wir damit anfangen wollen. So hatte ich es nie gesehen. Während des ganzen Jakobsweges wollte ich immer nur herausbekommen, wo das Schwert versteckt war. Ich hatte mich nie gefragt, warum ich es finden wollte und wozu ich es brauchte. Meine ganze Energie richtete sich auf die Belohnung, und ich begriff nicht, dass jemand, der sich etwas wünscht, genau wissen muss, wozu er sich dieses wünscht. Das ist der einzige Grund, auf die Suche nach einer Belohnung zu gehen, und dies war das Geheimnis meines Schwertes."

„Auf dem Jakobsweg" von Paulo Coelho, S. 250

Was Paulo Coelho hier beschreibt, ist die schlichte Frage nach unserer tiefen Intention. Die Abwesenheit eines Mangels ist keine wirkliche Intention – das wäre, als würde ich in ein Reisebüro gehen und sagen: *„Ich will weg hier, aber nicht nach Berlin!"* Obwohl es für den ein oder anderen inhaltlich gut nachvollziehbar sein kann, ist es dennoch nicht hilfreich. Wer sich dagegen wirklich sicher ist, ans Nordkap, in die Karibik oder nach Rom zu wollen, der findet die richtige Reise.

Wenn Menschen zu mir kommen, um die Potentiale ihrer Selbst-Heilkraft Wirklichkeit werden lassen wollen, spielt die Klarheit über die Intention eine entscheidende Rolle. Aber wer sein Leben so weiterleben will, wie es vor der Krankheit war, klammert in seinem Bewusstsein meist aus, dass die meisten Krankheiten auf genau den Überzeugungen, Einstellungen und Glaubenssätzen beruhen, die das vorherige Leben eben ausgemacht haben. Wird dagegen eine Neugierde spürbar, wie wir diese Wirklichkeit erschaffen, kann die Reise in veränderte Erfahrungswelten beginnen. Darin liegt das Geheimnis der Intention verborgen.

Um diese Intention klar zu erkennen, beginnt die Veränderung mit dem Satz, den ich schon oft erwähnt habe: *„Und so ist es."* Wirkliche Transformation beginnt mit Akzeptanz – das bedeutet, den Boten nicht für die Botschaft verantwortlich zu machen. Die Boten sind in unserem Fall das, was wir *glauben*: Krankheiten, Probleme oder Menschen und Situationen, die uns augenscheinlich klein machen und uns aus unserer Mitte werfen. Und die Botschaften sind dabei die inneren Bilder, die der Bote auslöst, der emotionale Zustand, in dem wir uns befinden, oder die Empfindungen, die wir spüren. Haben wir Boten und Botschaften als das erkannt, was sie sind, kann die Transformation beginnen. Dafür ist es aber wichtig, uns im beobachtenden Bewusstsein zu Hause zu fühlen.

Impuls für die ersten beiden Wochen: „Und so ist es."
Beginne in den ersten beiden Wochen jeden Tag möglichst direkt nach dem Aufstehen mit 20 Minuten verbindender Atemtechnik (siehe Kapitel 3.1. ab Seite 213ff). Lass dich dabei von beobachtendem Bewusstsein und dem Gedanken „*Und so ist es*" leiten, egal, was in deinem Inneren erscheint. Denn alles, wirklich alles, was an Gedanken, Gefühlen, Empfindungen und Informationen in dir auftaucht, darf sein. Beobachte, atme aus und ein, lass deinen Atem fließen. Erinnere dich daran, nicht der Inhalt des Denkens und Fühlens zu sein, sondern derjenige, der denkt und fühlt.
Schreibe dir im Anschluss das, was aufgetaucht ist, ohne zu bewerten in dein Notizbuch – das unterstützt dich, in der Haltung beobachtenden Bewusstseins anzukommen, weil alles eben ist, wie es ist. In der Akzeptanz liegt der Schlüssel zur Transformation verborgen.

Beende die zweite Woche mit der Übung *Beobachtendes Bewusstsein erleben* aus Kapitel 3.1. (ab Seite 226ff). Ideal ist es, wenn du diese Übung am Nachmittag oder Abend des 14. Tages machst und das, was während der letzten beiden Wochen in deinem Inneren wahrnehmbar geworden ist, in dein beobachtendes Bewusstsein einfließen lässt.

Überzeugung erschafft Wirklichkeit (dritte Woche)

Nach den beiden Einstiegswochen in das *Q!-Programm zur Transformation* erfahrbarer innerer Wirklichkeiten geht es in der dritten Woche um den Wechsel von der Geschichten-Ebene auf die Ebene innerer Überzeugungen. Richte den Fokus des Bewusstseins immer wieder darauf, welche Wirklichkeit deine 70 Billionen Zellen erleben. Unsere Zellen wissen nichts von den Geschichten, die unser Gehirn durchfluten, sie kennen nur elektrische, elektromagnetische und biochemische Impulse. Genau diese nehmen wir als Gefühle und Körperempfindungen wahr. Verändern wir sie, verändert sich die erlebte Wirklichkeit unserer Zellen. Hierbei ist es wichtig, den Fokus des Bewusstseins auf das direkte Wahrnehmen dessen zu richten, wie wir uns fühlen und was wir spüren, ohne mentale Konzepte daraus zu machen. In vielen Therapien, Coachings oder etlichen Ansätzen zur Persönlichkeitsbegleitung des Mainstreams wird der Fokus des Bewusstseins auf die mentale Ebene gelenkt, um die emotional wahrgenommenen Wirklichkeiten als ein Verstehen zu beschreiben. Doch wir brauchen keine Geschichte und kein mentales Verständnis erfinden, sondern ausschließlich der gefühlten Wirklichkeit gewahr sein. Ein mental gesteuerter Weg der Erkenntnis wird vom Mainstream als wichtig und heilend angepriesen, weil die Lösung angeblich in mentalem Verstehen liegt. Laut Mainstream kann allein der neocortale Weg zu Heilung führen. Der Zirkelschluss liegt darin, dass es zunächst das mentale Erschaffen eines Problems braucht, um überhaupt in die Lage zu kommen, sich auf eine Lösung fokussieren zu müssen. Aus einer veränderten Dimension des Bewusstseins heraus ist dies nur ein Beispiel für einen perfekten Schöpfungsprozess, in dem Überzeugung Wirklichkeit erschafft. Solange wir überzeugt sind, wir müssten neocortal verstehen, um emotionale Herausforderungen zu meistern, erschaffen wir diese Wirklichkeit stets aufs Neue. Uns dieser Dimension des Bewusstseins zu nähern steht im Mittelpunkt der dritten Woche. Wir können uns erlauben, in unserem Sein anzukommen – entspannt, einfach und elegant.

Hierzu ein Beispielfall: Ines, eine 40-jährige Ärztin, kam zu mir, weil sie sich innerlich vollkommen ausgelaugt fühlte. Sie war ein sehr aktiver Mensch und beruflich erfolgreich, doch irgendetwas fehlte. Bei Ines war es wichtig, zunächst einmal ihren Fokus von den Boten, den Symptomen, wegzulenken, damit sie von all ihren Geschichten Abstand nehmen konnte. Sie hatten Ines im Lauf der Jahre zu immer reaktiverem Agieren gebracht; sie machte ständig irgendetwas, weil sich die Möglichkeiten, anderen zu helfen, scheinbar ständig potenzierten – so identifizierte sich Ines mit den mentalen Erlebnissen geradezu. Die Bewertung eines Symptoms kann zwar stimmen, doch hindert es uns daran, präsent zu sein. Ines war sehr lange auf das fokussiert, was sie emotional oder physisch wahrnahm, wenn sie an ihr Symptom dachte oder den Schmerz direkt spürte. Um Veränderungen einzuleiten, die zur Verbindung mit unserer Selbst-Heilkraft führen, ist dies weder erforderlich noch hilfreich. Kern des Q!-Prozesses ist das Wahrnehmen der Präsenz und zunehmend in dieser Präsenz zu ruhen. Je eher wir in unserer Ruhe ankommen, umso eher darf uns der Wind des

Wandels erfassen und Neues in unser Leben treten. Es geht dabei darum, uns immer weniger im Kopf, in unserem gewohnten neocortalen Verstehen zu bewegen, und uns von vielen liebgewonnenen Geschichten zu verabschieden. So kommen wir in die Lage, vom Herzen her der Überzeugungen gewahr zu werden, die unsere emotional herausfordernden Schwingungsfrequenzen bisher scheinbar in Beton gegossen haben. In Ines' Beispiel war es die Überzeugung, helfen zu müssen – sie wurde gewahr, dass sie sich gut fühlte, wenn sie spürte, gebraucht zu werden und helfen zu können. Vermutlich entwickelte Ines diese Strategie bereits in ihrer Kindheit, um mit dem Schmerz umzugehen, den sie empfand, weil sie sich von bedingungsloser Liebe vollkommen abgeschnitten fühlte. Wie so viele andere glaubte auch sie, bedingungslose Liebe nur im Außen finden zu können. Doch bedingungslose Liebe lässt sich nur im Inneren finden, und kein Elternhaus ist in der Lage, diese Aufgabe von außen her zu erfüllen. Indem der heutige psychologische Mainstream eine Chimäre im Außen propagiert, wird die innere Suche vieler Menschen ins Unerreichbare gerückt. Dadurch entstehen defizitäre Ich-Konzepte, die von dem geheilt werden müssen, was zuvor erst erfunden wurde. Da geht es wieder um genau die Schwingungsfrequenzen, aus denen unser Frequenz-Gefängnis aufgebaut ist.

Sichtbar werden diese Frequenz-Gefängnisse häufig entweder über emotionale Dramatik oder Hyperrationalität. Im Kern sehnen wir uns alle nach bedingungsloser Liebe und sind überzeugt, zu wissen, woran es uns in der Kindheit oder sonst wann im Leben gefehlt hat und wer daran schuld war. Wir verurteilen uns und werten uns ab, dass wir es bis heute nicht geschafft haben, und es gelingt uns nicht, diese Chimären hinter uns zu lassen, um die einzig beständige Quelle bedingungsloser Liebe zu entdecken. Der ganze Hass, den Systemparteien, die etablierten Kirchen und Mainstreammedien gegen die immer stärker aufkeimende Freiheitsbewegung in Europa schüren, ist im Makrokosmos identisch aufgebaut. So wird die ganze aufgestaute Wut auf die Freiheitsbewegungen abgelenkt, was das Frequenz-Gefängnis jedes einzelnen nur noch verstärkt.

Ines brauchte ein wenig Zeit, um sich von ihren bisherigen Gewohnheiten verabschieden zu können. Sie wurde dieses Wahnsinns, dem sie nachjagte, erst nach und nach gewahr und begann zu verstehen, wie sie im Laufe der Jahre geradezu neocortale Expertin ihres Unglücklich-Seins geworden war und sich dadurch zielsicher in den Zustand chronischer Erschöpfung manövrierte. Über die verbindende Atemtechnik und die Meditation ihres inneren Lichts gelang es ihr schließlich, die Ebene zu wechseln, weg von der Überzeugung, alles immer genau verstehen und sich um alles kümmern zu müssen, und hin zur immerwährenden Präsenz im Jetzt. Ihr Leben bekam eine ganz neue Qualität, die es ihr ermöglichte, Erfüllung und Freude als wahrnehmbare Wirklichkeit zu erfahren. In einem tiefen Loslassen all der erlernten Bewertungen fand Ines ihren Schlüssel zur Veränderung.

Unsere immerwährende Präsenz jenseits aller neocortalen Geschichten führt uns in Portale des einheitlichen Felds, des Quanten- oder Nullpunktfelds. Darauf, diesem einheitlichen Schwingungsfeld zunehmend gewahr zu werden, bauen alle weiteren Schritte unserer erlebnisbasierten Reise in die unendlichen Weiten des Bewusstseins auf.

„Wenn jemand sucht, dann geschieht es leicht, dass sein Auge nur noch das Ding sieht, das er sucht, dass er nichts zu finden, nichts in sich einzulassen vermag, weil er immer an das Gesuchte denkt, weil er ein Ziel hat, weil er vom Ziel besessen ist. Suchen heißt: Ein Ziel haben. Finden aber heißt: frei sein …"

„Siddhartha" von Hermann Hesse

Impuls für die dritte Woche: „Mit jedem Atemzug bin ich mir meines inneren Lichts bewusst."

Beginne die dritte Woche jeden Tag am besten direkt nach dem Aufstehen mit einer 20-minütigen „Deines inneren Lichts gewahr sein"-Meditation (siehe Kapitel 3.1. ab Seite 220ff). Lass dich vom Bewusstsein um dein inneres Licht leiten. Alles, was an Gedanken, Gefühlen, Empfindungen und Informationen in dir auftaucht, darf sein. Beobachte, atme aus und ein, lass deinen Atem fließen. Erinnere dich daran, dass du nicht die Inhalte des Denkens und Fühlens bist, sondern derjenige, der denkt und fühlt.

Schreibe dir jedes Mal im Anschluss das, was aufgetaucht ist, ohne zu bewerten in dein Notizbuch – das unterstützt dich, in der Haltung beobachtenden Bewusstseins anzukommen, weil alles eben ist, wie es ist. In der Akzeptanz liegt der Schlüssel zur Transformation verborgen.

Beende die dritte Woche mit der verbindenden Atemtechnik. Ideal ist es, wenn du dir am Nachmittag oder Abend des letzten Tages der dritten Woche bewusst zusätzlich Zeit für 20 Minuten verbindende Atemtechnik nimmst, um im Bewusstsein deiner Selbst, das hinter dem Schleier neocortaler Geschichten verborgen liegt, anzukommen.

Erweiterte Wahrnehmung erleben (vierte Woche)

Um einer erweiterten Wahrnehmung zunehmend gewahr zu werden, ist es nötig, immer tiefer im direkten Erleben entspannten Seins anzukommen.

Aus deinem Innersten erblüht die Rose der Erkenntnis. Ihr Licht ist die Essenz von höchstem Bewusstsein, das aus der immer intensiveren Verbindung mit Frequenzen der Liebe, Dankbarkeit, Klarheit, Lebendigkeit, pulsierender Kreativität und Freiheit erscheint. Verweile immer öfter in deiner innersten Schwingung und Frequenz. Lass dich bis in dein Innerstes tragen. Nimm dir so viel Zeit, wie es für dich angenehm ist, und atme weiter aus und wieder ein. Du kannst und darfst einfach loslassen, indem du deine Aufmerksamkeit auf das Ausatmen lenkst.

Lass die Sequenzen des inneren Lichts der dritten Woche in dir nachklingen und erlaube dir in den kommenden Tagen regelmäßig, für einige Momente in diesen Frequenzen zu verweilen. Hinter den Schleiern neocortaler Geschichten kannst und darfst du einfach in der endlosen Weite der Gegenwärtigkeit ankommen. Es ist nur eine Frage der Gewohnheit, Erfahrungen direkter Wahrnehmung nicht in mentale Konzepte und neocortale Geschichten zu verwandeln. Wir sind in der Lage, unserer bisher unbewussten Dramatik gewahr zu werden. Alles entwickelt sich schlüssig, auch ohne die Überzeugung deines Bewusstseins und der ihm immanenten Schöpferkraft. Sollte beim Lesen dieser Zeilen ein Gefühl auftauchen sollte, nimm es einfach wahr. Es ist ein wichtiger Bote, der genau im richtigen Moment erscheint – es gibt keinen besseren Zeitpunkt als das immerwährende Jetzt. Nehmen wir an, der Bote ist eine Traurigkeit, kannst du der Traurigkeit gewahr sein. Sie basiert nicht auf den Worten, die du liest, sondern auf inneren Überzeugungen. Erfinde keine Geschichte, warum es so ist – sei einfach gewahr, dass es so ist, wie es ist.

Am Beispiel der Traurigkeit will ich es kurz deutlich machen: Nicht der gelesene Text verursacht die Traurigkeit, sondern eine Überzeugung. Die könnte lauten *„Das bekomme ich nie hin"*, *„Selbst-Heilkraft zu erleben ist viel zu schwierig"* oder *„Dafür bin ich zu alt / zu dumm"*. Atme aus und ein und erlaube dir, in beobachtendem Bewusstsein genau dessen gewahr zu sein, was ist. Es ist weder gut noch schlecht – es ist einfach, und das ist alles, was es zu sein hat. Beobachte und atme. Erinnere dich: Es gibt nichts zu tun. Alles, was auftaucht, kannst du durch gefühlte Wahrnehmung annehmen.

> *„Wir finden Tröstungen, wir finden Betäubungen, wir lernen Kunstfertigkeiten, mit denen wir uns täuschen. Das Wesentliche aber, den Weg der Wege, finden wir nicht."*
>
> „Siddhartha" von Herrmann Hesse

Es geht um das Empfangen innerer Einsichten aus dem Feld universeller Intelligenz. Sich wiederholende Muster integrieren sich durch immer klarer gefühlte Resonanz in unserem Inneren. Dafür ist es äußerst hilfreich, regelmäßig zu meditieren und unseren Geist immer mehr für die Erfahrung tiefer Resonanz zu öffnen.

Impuls für die vierte Woche: „Es gibt nichts zu tun."
Gönne dir auch für die vierte Woche täglich 20 Minuten Meditation – diesmal „Meditation des inneren Körpers" (siehe Kapitel 3.1. ab Seite 195ff). Behalte es möglichst bei, die Zeit direkt nach dem Aufstehen zum Meditieren zu nutzen. Es gibt nichts zu tun, um Präsenz erleben zu können, nur deine Intention, präsent zu sein, ist entscheidend. Das Leben in der neocortal vermittelten Wahrnehmung der Raum-Zeit erschafft sämtliches Leiden. Erlebte Zeit kann wie ein Virus auf uns wirken, sodass wir uns statt präsent zu sein in Wut oder Ärger über Vergangenes wiederfinden. Bewusstsein in der Gegenwärtigkeit ist eine helle Flamme, die aus einem einzigen Funken entstand.
Erinnere dich auch diese Woche daran, nicht die Inhalte des Denkens und Fühlens zu sein, sondern derjenige, der denkt und fühlt.
Schreibe dir jedes Mal im Anschluss das, was aufgetaucht und noch präsent ist, ohne zu bewerten in dein Notizbuch – das unterstützt dich, in der Haltung beobachtenden Bewusstseins anzukommen, weil alles eben ist, wie es ist. In dieser erlebten Akzeptanz liegen der Schlüssel und der Funken zur Transformation verborgen.

Beende auch die vierte Woche mit der verbindenden Atemtechnik. Ideal ist es, wenn du dir am Nachmittag oder Abend des letzten Tages dieser Woche bewusst zusätzlich Zeit für 20 Minuten verbindende Atemtechnik nimmst, um im Bewusstsein deiner Selbst, das hinter dem Schleier neocortaler Geschichten verborgen liegt, anzukommen.

Stromschnellen meistern (fünfte Woche)

Unsere Überzeugungen beeinflussen unseren Körper – dies ist wissenschaftlich nachweisbar. Unseren Gedanken und Gefühlen liegen immer Grundannahmen oder Glaubenssätze zugrunde, die eine ganze Kaskade von biochemischen Botenstoffen, z.B. Neuropeptide, erzeugen und sich durch den ganzen Körper bewegen. Dabei beeinflussen sie sowohl unsere Organe als auch unser Immunsystem. Es löst eines der am intensivsten empfindbaren Gefühle aus, wenn wir Leid durch erfreuliche Gedanken und Umstände auflösen. Lernen wir nicht, mit dieser Macht umzugehen und sie in konstruktive Bahnen zu lenken, sind wir in der Lage, uns unbewusst großen Schaden zuzufügen. Daher ist es sinnvoll, Meditation zu einem festen Bestandteil unseres Lebens zu machen, um diesem Phänomen gewahr zu sein.

Was wir damit schulen, ist wahrzunehmen ohne zu bewerten. Viele Menschen sind es gewohnt, nahezu alles Wahrgenommene sofort zu bewerten. Beispielsweise: „*Ich spüre einen Schmerz. Der ist ja schlimm! Was muss ich jetzt tun?*“ oder „*Ich fühle mich unwohl, das könnte das Symptom einer Krankheit sein. Sicher wird das fürchterlich werden. Wie kann ich dann nur Erlösung finden?*“ Solche virtuellen Horrorszenarien sind Ausdruck eines ungeschulten Geistes, der Menschen meist in die Opferrolle führt, und entstehen durch neocortale Bewertungen, denen einschränkende Überzeugungen zugrunde liegen. Im Makrokosmos werden dieselben Mechanismen verwendet, wenn Menschen über Angstinduktionen im Sinne der herrschenden Kaste manipuliert werden. Wahrnehmen können wir nur Phänomene wie Schmerz, Trauer, Wut, Atemnot oder, oder, oder … Doch dafür ist es nötig, zunächst Beobachter zu sein und dem Raum zu geben, was ist. Es gibt nichts zu tun. Im Innehalten und Gewahrsein was ist, im bloßen Beobachten und Raum-Halten liegt immer der Anfang. In diesem Raum tauchen die relevanten Informationen, mit denen wir Überzeugungen gewahr werden können, irgendwann einfach auf. Reines Wahrnehmen ist etwas anderes als Bewerten, denn Bewertungen, ob etwas gut oder schlecht ist, müssen wir immer *glauben*. Das geht hirnphysiologisch gar nicht anders. Alle Bewertungen führen uns in Glaubenssysteme und damit weg von der reinen Wahrnehmung dessen, was wirklich ist.

Die größten Stromschnellen stellen im Alltag unsere Ängste dar. Unser Gehirn ist weit leistungsfähiger, wenn es nicht durch Stresshormone heruntergefahren wird. Stell dir hierfür vor, es gäbe einen Raum jenseits ganz alltäglicher Ängste. Mit diesem Raum kannst du eine sehr effiziente Arbeitsweise erfahren, die vollkommen offen lässt, ob es Ängste überhaupt gibt. Dabei dreht sich alles um das, was überhaupt direkt wahrnehmbar ist, denn wahrnehmen können wir nur Phänomene wie Schweißausbruch, den berühmten Klos im Hals, schlotternde Knie, Übelkeit, einen kompletten Blackout etc. Nur bei diesen zu beobachtenden Phänomenen können wir sicher sein, dass es sie gibt. Doch die Diagnose entsteht erst durch eine Bewertung dieser Phänomene oder eben die Überzeugung, es wäre Angst. Das heißt, jenseits dieser Bewertung liegt ein Raum, der bei direkter Wahrnehmung im Jetzt wahrnehmbar ist. Bleiben wir rein bei den beobachtbaren Phänomenen, können wir sie mit ein wenig Übung auch verändert wahrnehmen. Auf dieser reinen Informationsebene sind alle Informationen vorhanden – immer. Erst durch unsere emotionale Verbindung mit der einen oder anderen Polarität der Überzeugung erschaffen wir die wahrgenommene Wirklichkeit. In einem einfachen Beispiel existiert neben der Information *„Ich bin hübsch“* auch immer die Info *„Ich bin hässlich“*. Je nachdem, welche Überzeugung uns bislang unbewusst geprägt hat, können wir die Austauschbarkeit der als echt erlebten Wirklichkeit erfahren. Nichts existiert in uns, bevor wir es erschaffen. Es ist paradox: Wenn wir nicht an die Existenz von Ängsten *glauben*, die Körperphänomene aber sehr wohl bewusst wahrnehmen, können wir diese verändert erleben und instantan verändert sich unsere Bewertung der Angst. Das Gleiche gilt auch für Krankheiten, ohne sie zu heilen, und Probleme, ohne sie zu lösen.

Solche Aussagen sind für etliche Menschen zunächst schwer verständlich, weil sie der gewohnten Alltagswahrnehmung so gar nicht zu entsprechen scheinen. Deswegen will ich es anhand eines Beispiels kurz verdeutlichen: Ken, ein junger Sportprofi, der am Anfang einer möglichen großen

Karriere stand, kam zu mir wegen seinen immer stärker werdenden Ängsten vor Turnieren. Da ich überhaupt nicht weiß, wie man mit Ängsten arbeitet und auch keine Ambitionen habe, Mentaltrainer zu werden, machte ich ihm zunächst klar, dass es in meiner Arbeit ausschließlich um Bewusstsein geht. Ich sagte ihm, ich könne ihn professionell begleiten auf seinem Weg, sich immer bewusster zu werden, wie er das mache und was er machen müsse, also wie er beispielsweise seine Ängste erschaffe. Und so starteten wir mit genau dem Programm, das ich hier vorstelle. Nach kurzer Zeit realisierte er, dass er bei Turnierbeginn, sobald er volle Tribünen und Fernsehkameras sah, seine Atmung veränderte. Bisher sei das einfach geschehen, sagte er mir. Ken konnte es nicht steuern, weil er bislang keine Ich-Identität in sich hatte, deren Kraft dieses Atemphänomen zustande bringt. Erst mit seiner veränderten Atmung kamen die Ängste und Blockaden, die ihn hinderten, sein Potential als Sportler zum Ausdruck zu bringen. Innerhalb weniger Wochen kam er mit seiner Atmung immer bewusster in Verbindung, und darin lag der Schlüssel zu seinem weiteren Erfolg. Die Ängste waren nur eine Folgeerscheinung bisherigen Unbewusstseins. Bewusstsein ist die lebenssteuernde Kraft in uns.

Impuls für die fünfte Woche: „Alles ist immer da – es will nur wahrgenommen werden."

Starte deine Tage in der fünften Woche morgens mit mindestens 15 Minuten verbindender Atemtechnik und ergänze dies, indem du dich in Gegenwärtigkeit übst. Richte hierfür den Fokus deines Bewusstseins darauf, unbewusste Überzeugungen bewusst wahrzunehmen, wie in Kapitel 3.2. (ab S. 226ff) beschrieben.

Erlaube dir dabei, Beobachter zu sein. Sobald wir den Fokus unseres Bewusstseins darauf richten, nur zu beobachten, ohne darüber nachzudenken, können wir absolute Gegenwärtigkeit erleben. Das ist der Kern von Achtsamkeit und Gewahrsein, denn in dieser Präsenz schweigt der Verstand, Gedanken bleiben aus und es entsteht Raum für die volle Entfaltung der beobachteten Wirklichkeit. Wir sind in der Lage, wahrzunehmen, was jenseits der Mauern unserer Gedanken ist. Den Verstand auf Stand-by zu stellen findet sich in allen alten Traditionen spiritueller Praktiken, denn das Erleben umfassenden Bewusstseins ist nur jenseits der Grenzen des Neocortex möglich.

Mit etwas Übung stellt sich dabei auch eine Veränderung des Ich-Bewusstseins ein, weil uns die bisherige Identifikation mit den Inhalten dessen, was wir denken und fühlen, geradezu absurd vorkommt. Wir bekommen Abstand zu unseren alltäglichen Gedanken und Gefühlen und in uns kann sich Liebe in ihrer reinsten Form entfalten. Eine bislang nicht erfahrene geistige Klarheit lässt uns Versöhnung mit allem Vergangenen erleben. Die konsequente Anwendung deiner Körpersensorik unterstützt dich in diesem Prozess zusätzlich.
Schreibe dir alles, was dir während der fünften Woche wichtig war, in dein Notizbuch.

Beende auch die fünfte Woche mit der *Meditation des inneren Lichts.* Ideal ist es, wenn du dir am Nachmittag oder Abend des letzten Tages dieser Woche bewusst zusätzlich 20 Minuten Zeit nimmst, um im Bewusstsein deiner Selbst, das hinter dem Schleier neocortaler Geschichten verborgen liegt, anzukommen.

Zudem ist jetzt ein guter Moment, um innezuhalten und dich voller Achtsamkeit im Gewahrsein deiner Selbst zu üben. Empfindest du zuweilen eine Leere, Selbsthass oder zunehmende Unzufriedenheit? Wenn du in diese Richtung etwas wahrnehmen kannst, beobachte einfach, ob es Tendenzen gibt, dies zu kompensieren. Manche Menschen stürzen sich als Kompensation in Arbeit, manche in Konsum, andere stopfen sich mit ungesunden Lebensmitteln voll und wieder andere kompensieren mit Alkohol. All das können Boten dafür sein, dass es an der Zeit ist, Leichtigkeit, Energie, Gesundheit und Veränderungen in dein Leben zu bringen. Werde dir dessen bewusst und beginne mit kraftvollen Intentionen: „*Hinter jedem Boten steckt eine wichtige Botschaft. Ich erlaube mir klar, die Botschaften wahrzunehmen.*“

Quantenpotentiale der Selbst-Heilkraft freisetzen (sechste Woche)

In der sechsten und siebten Woche möchte ich dir eine Meditation vorstellen, mit der du dich achtsam und von Liebe und Vertrauen zu dir selbst getragen auf erfahrungsbasierte Reisen in wundervolle Weiten des Bewusstseins begeben kannst. Nimm dir in diesen beiden Wochen täglich eine Stunde Zeit und beobachte die Dimensionen des Bewusstseins, die zugänglich sind. Es darf und wird einfach wundervoll sein.

Eines der Quantenpotentiale, die wir im Leben erfahren können, ist es, dem natürlichen Fluss des Bewusstseins zur Quelle zu folgen. Wenn wir uns vollkommen auf die erfahrungsbasierte Reise spirituellen Erlebens einlassen, liegt die Erfahrung des Eins-Seins mit der Quelle einfach auf dem Weg. Es geht um Spiritualität, die jeder Mensch erfahren kann, ohne dogmatischem spirituell-religiösem Überbau. Mir hat sich der rein erfahrungsbasierte Weg sehr früh in meinem Leben eröffnet, ob ich es wollte oder nicht. *„Jetzt sind sie halt da“* war oft das Einzige, was ich zu meinen teilweise stark lebensverändernden Erfahrungen sagen konnte. Im Gegensatz zur Verwendung dieses *„Jetzt sind sie halt da“*-Spruchs einer bekannten Politikerin, die ihren Lügen damit das blutgetränkte Gewand der Wahrheit überzog, geht es dabei jedoch ausschließlich um authentisches Sein. Wir können diese Authentizität nur erleben und zunehmend dem gewahr sein, was in unserem Mikrokosmos echt und authentisch schwingt, um aus dieser Erfahrung die Schwingungen von Dichtung und Wahrheit im Makrokosmos immer differenzierter unterscheiden zu können.

Der Strom von Frequenzen, die wir als Frieden, Liebe, Freiheit, Glückseligkeit und vollkommene Verbundenheit erleben, durchzieht unser ganzes Universum. Daher gilt es lediglich, unsere Antennen entsprechend auszurichten, um zu erleben, dass auch wir diese Frequenzen schon immer sind. In unserem Kern sind wir diese vibrierende Schöpferkraft in jedem Moment; lediglich das Bewusstsein dafür liegt hinter den Schleiern unserer omnipräsenten neocortalen Raum-Zeit-Frequenzen. In diesen Frequenzbereichen ist unsere Selbst-Heilkraft als reines Quantenpotential immer vorhanden.

„Erst wenn du die Rolle des Meisters akzeptierst, wirst du alle Antworten in deinem Herzen finden. Wir wissen bereits alles, bevor jemand uns davon erzählt. … Es ist nun einmal so: Du musst dein Schwert allein finden, damit du an deine Macht glauben kannst.“

„Auf dem Jakobsweg“ von Paulo Coelho, S. 227f

Das Schwert ist eine alte Metapher für die innere Klarheit des Bewusstseins, in der alle Selbst-Heilkraft wurzelt, und der Hunderte Kilometer lange Jakobsweg ist ein Sinnbild für die erfahrungsbasierte Reise, auf die wir uns begeben können. Je geübter wir darin werden, dem Klang der Stille zu lauschen, desto eher kommen wir bewusst an die Schwelle eines reinen Frequenz- oder Schwingungsbewusstseins, dem alles Nicht-Geschaffene, das Nicht-Manifeste entspringt. Sobald wir den Ballast neocortaler Konzepte, inklusive unseres liebgewonnenen Ichs hinter uns lassen können, ist es leicht, die Schwelle zu überschreiten und diesen Frequenzen gewahr zu werden, oder genauer: diese Frequenzen zu sein, weil sie mit unseren mit der Raum-Zeit verhafteten Sinnen nicht wahrnehmbar, jedoch sehr wohl zugänglich sind.

∞ ∞ ∞ ∞ ∞ ∞

Die folgende Übung kann zu einer solchen Reise werden. Du solltest mit der grundlegenden verbindenden Atmung, den Meditationen und dem Umgang mit Überzeugungen mittlerweile hinreichend vertraut sein, damit dich diese spezielle Meditation dabei unterstützen kann, die Potentiale deiner Selbst-Heilkraft zu aktivieren. Im Zusammenspiel mit der Transformation bislang unbewusster einschränkender Überzeugungen konnte ich schon so manches Mal darüber staunen, wie Menschen sich und ihr Leben mit dieser Meditation in veränderte Dimensionen des Bewusstseins tragen lassen konnten. Aber merke: Die Basis aller Transformation ist, konsequent bei dem zu bleiben, was wir tun – und das muss auf einem authentischen *„Ich bin bereit“* beruhen.

Die emotionale Signatur verändern (siebte Woche)

Zirbeldrüsenmeditation

All unser Wahrnehmen im Leben beruht auf unserer ganz persönlichen emotionalen Signatur. Mittels der Veränderung bislang unbewusster Überzeugungen, verändert sich jedes Mal auch diese Signatur. Sobald wir zunehmend auch mit veränderten Schwingungen in unserem Gehirn in Verbindung kommen, lässt sich dieser Prozess nochmals nachhaltig verstärken. Dazu möchte ich dich mit dieser Zirbeldrüsenmeditation inspirieren.

Vorbereitung: Fluss sein

Setz dich aufrecht und entspannt hin, und sorge dafür, du für etwa 45 Minuten ungestört meditieren kannst. Schließe deine Augen – du kannst auch eine Schlafmaske verwenden; die dadurch entstehende Dunkelheit unterstützt den Meditationsprozess, da bei Dunkelheit andere Hormone im Körper gebildet werden als bei Helligkeit. Um nicht auf der Uhr überprüfen zu müssen, wann 15 oder 20 Minuten um sind, arbeite ich am liebsten mit leiser, dezenter Hintergrundmusik. Meine Empfehlung ist, mit deinem Smartphone Entspannungsmusik oder Naturgeräusche, wie z.B. einen Bachlauf, aufzunehmen und nach der entsprechenden Zeit einen Wechsel der Musik oder des Geräuschs einzubauen. So erkennst du anhand der entsprechenden Wechsel, wie viel Zeit vergangen ist.

Beginne mit der verbindenden Atmung und behalte das Atemmuster für 15 Minuten bei. Atme dabei durch die Nase gleichmäßig aus und wieder ein. Du kannst dir erlauben, die kurze Zeit zwischen jedem Atemzug zu beobachten. Es geht darum, immer bewusster im beobachtenden Bewusstsein anzukommen, denn es gibt nichts zu tun. Alles dreht sich darum, von einem ruhigen, gleichmäßigen Atemmuster getragen zu sein. Genieße es, die Wirkung der Intention „*Es gibt nichts zu tun*" in deinem Inneren zu spüren und ganz in deinem Fluss-Sein anzukommen. Was auch immer erscheint – du kannst es mit jedem Ausatmen wieder loslassen und es entspannt mit einem „*Es ist, wie es ist*" beobachten.

Atme zum Abschluss dieser Vorbereitungsphase tief durch den Mund ein, um in deinem Inneren das Maximum an Sauerstoff aufzunehmen, und langsam dann wieder durch die Nase aus. Erlaube dir vor dem nächsten Einatmen eine lange Pause und wiederhole das Ganze zehnmal.

Hauptteil: Im Auge des Horus
Während du dich weiter vom ruhigen, gleichmäßigen Fluss deiner Atmung tragen lässt, kannst du dein beobachtendes Bewusstsein auf den Bereich hinter deinen Augen richten. Du bist jetzt einfach präsent. Es ist einfach und es gibt nichts zu tun. Lass dein Bewusstsein nun ganz entspannt vom Augenhintergrund aus ein wenig nach oben wandern, in den Bereich des dritten Auges, kurz unter dem Mittelpunkt deiner Stirn. Es gilt jetzt, dort einfach zu verweilen und dich tragen zu lassen, einfach zu sein. Zuweilen kann ein Ton für dich wahrnehmbar sein, vielleicht auch eher eine Frequenz oder Schwingung, die dich trägt. Du bist nun vollkommen bewusst im dritten Auge präsent und darfst in diesem heiligen Raum, in deinem heiligen Raum einfach sein. Es ist, wie es ist und das ist alles, was ist. Präsent, Gewahrsein, Eins-Sein. Vielleicht nimmst du wahr, wie sich dieser innere heilige Raum weiter ausdehnt und dich in unendliche Weiten des Seins über den Körper, den Raum, in dem du dich befindest, und die Erde hinaus trägt. Genieße es, der unendlichen Leeren gewahr zu sein. Sei dem Eins-Sein des inneren heiligen Raums mit der unendlichen Weite des Universums gewahr und atme einfach weiter ... und noch weiter ... und weiter. Zuweilen kann unendliches Bewusstsein den Moment in Unendlichkeit, in reiner Schwingung versinken lassen. Sei selbst die Frequenz ... von Frieden, Eins-Sein, Glückseligkeit und Liebe. Versunken in der Präsenz des Augenblicks. Im Schwingungsfeld gegenwärtig. Richte deinen Fokus darauf, ganz entspannt beobachtendes Bewusstsein zu sein, lausche dem Nichts, der Leere des unendlichen Raums ... dem Klang der Stille. Ohne etwas tun, einfach sein. Erfüllt sein. Fülle sein. Eins sein. Dein Herz spürt die reine Resonanz und du kannst dir erlauben, diese im ganzen Körper diese Schwingung zu erleben, diese Schwingung zu sein. Du bist der Empfänger kosmischer Frequenzen. Der einheitliche Quell kosmischer Empfängnis.
Verweile für 20 Minuten in diesem Raum und genieße es, authentisch du selbst zu sein.

Abschluss: Segen

Bevor du das beobachtende Bewusstsein und diesen Raum wieder verlässt, genieße es noch für einige Minuten, gesegnet und gleichzeitig Segnender und der Segen selbst zu sein. Du bist genau jetzt, in diesem Augenblick, in der Lage, gesegnet, Segnender und Segen zu sein. Dir ist reines Schwingungsbewusstsein zugänglich. Du darfst und kannst erfahren, durch und durch die segnende Schwingung der Selbst-Heilkraft zu sein. Von grundloser Dankbarkeit getragen erlebst du, durch und durch Liebe zu sein. Einfach und präsent von Gegenwärtigkeit erfüllt, erlebst du es, eins zu sein mit dem Quantenpotential deiner Selbst-Heilkraft. Jetzt, genau in diesem Moment, kannst du erleben, dieses Schwingungsbewusstsein zu sein.

Genieße dieses Erfüllt-Sein noch ein paar Minuten und richte den Fokus deines Bewusstseins dann zunehmend darauf, mit jedem Einatmen mehr Sauerstoff in deinem Körper zu spüren. Dieser weite innere Raum ist immer in dir und du weißt es. Das Bewusstsein deiner Erfahrung, sowohl gesegnet, Segen und Segnender zu sein, ist dir stets zugänglich. Du kannst und darfst jederzeit erleben, einfach Fluss zu sein …

Kehre nun ganz behutsam zurück in die Welt der Sinne und komme wieder in dem Raum an, von dem du glaubst, dass er dich physisch umgibt. Getragen von der tiefen Erfahrung, immer gesegnet und mit der Quelle verbunden zu sein. Nimm dir noch ein paar Minuten Zeit für dein Ankommen in der vierdimensionalen Welt. Auch nach Abschluss der siebten Woche des Q!-Transformationsprozesses empfehle ich dir, diese Meditationen zu einem Teil deines Lebens werden zu lassen.

In diesem Angekommen-Sein in deiner ureigenen Schwingung bekommt die Transformation innerer Überzeugungen nochmals eine ganz neue Qualität. Du kannst konkret erleben, in einer reinen Frequenz des Herzens zu sein.

∞ ∞ ∞ ∞ ∞ ∞

„Ich konnte wieder an Wunder und das Unmögliche glauben, was der Mensch in seinem Alltag vollbringen kann. Die hohen Gipfel, die mich umgaben, schienen mir zu sagen, dass sie dort nur waren, um den Menschen herauszufordern. Und dass der Mensch nur geboren wurde, um die Ehre der Herausforderung anzunehmen.“

„Auf dem Jakobsweg“ von Paulo Coelho, S. 261

Begleitend zum Sieben-Wochen-Q!-Programm empfehle ich das Buch „Auf dem Jakobsweg“ von Paulo Coelho als Inspiration. Es ist in Form eines Romans geschriebene Schilderung sowohl eines persönlichen Entwicklungsprozesses, wie auch eines mehrwöchigen Initiationsrituals. Die Hindernisse, die dem Helden der Geschichte auf dem Weg begegnen, erfährt jeder in der einen oder anderen Form.

Perspektiven öffnen

Der Same schöpferischer Kreativität ist in jedem Menschen angelegt. Welche Früchte daraus wachsen, liegt ausschließlich am Boden, der das Saatgut „empfängt“ und an unser Empfängnisbereitschaft. Sei bereit, dass Heil-Sein, Erfüllung, Liebe und Freude in dir erwachsen. Der brennende Dornbusch in archaischen Texten symbolisiert neocortales Denken, auf dem die schöpferische Information unserer Selbst-Heilkraft nicht inkarnieren oder wachsen kann. Selbst-Heilkraft zu erleben ist etwas ganz Konkretes, sobald wir uns für ein wirklich neues Erleben öffnen. Dieses Neue einzuladen setzt die Bereitschaft voraus, unsere gewohnte Welt zu verlassen – denn mit dem verweilen in der gewohnten Welt haben wir genau das erschaffen, was wir als Krankheit, Störung oder Problem bewerten. Dieser Aufbruch in neue Welten beginnt nicht mit einer Fernreise, sondern im Stand-by-Modus unseres dominierenden Verstands; ich nenne es auch gerne die Hängematte für den bewussten Verstand. Nur so können wir Gegenwärtigkeit im Jetzt erleben. Es geht darum, mit dem kreativen Feld in eine innige Verbindung zu kommen, um in uns schlummernde Potentiale aufzuwecken. Die geschilderten Fälle von Menschen, die ihr Leben oft von Grund auf verändern konnten, sollen zeigen, was möglich ist. All das, was uns in unserem Inneren quält, existiert erst, wenn wir es Moment für Moment selbst erschaffen. Dieses Bewusstsein zu erleben, steht jedem Menschen in seiner ganzen Fülle offen. Genau dafür wurde das *Q!-Sieben-Wochen-Programm* konzipiert, und darauf bauen meine Seminare zur Quantenintelligenz auf. Dort lernst du über das bisher Geschriebene hinaus, kraftvolle Werkzeuge mit Leichtigkeit zu verwenden und einen immer spielerischeren Umgang mit inneren Wirklichkeiten zu bekommen. Denn nichts ist so, wie es zu sein scheint.

„*Wissen kann man mitteilen, Weisheit aber nicht.*"

„Siddhartha" von Hermann Hesse

Für mich geht es dabei um Erlebniswelten, aus denen Weisheit konkret erfahrbar werden kann. Über diese Dimensionen möchte ich abschließend noch ein paar persönliche Eindrücke loswerden, insbesondere über mein absolutes Lieblingswerkzeug in diesem Bereich: die *Q!-Beziehungs-Aufstellung*. Die Voraussetzung dafür ist lediglich etwas Übung in beobachtendem Bewusstsein, Achtsamkeit, der Transformation innerer Überzeugungen und Erfahrung mit Gegenwärtigkeit – und das ist in einem *Q!-Seminar* schnell gelernt. Die *Q!-Beziehungs-Aufstellung* hat nichts mit konventionellen Systemaufstellungen zu tun, die sich mit Geschichten und Konzepten beschäftigen. Vielmehr erkennt die *Q!-Beziehungs-Aufstellung* an, dass alles – wirklich alles – auf einem Beziehungsthema fußt. Sowohl ein Gefühl, das wir uns zu spüren erlauben, als auch eines, das wir uns nicht zu spüren erlauben, ist eine Sache einer Beziehung, die wir eingehen, beispielsweise mit Liebe oder Wut. Wir können im ewigen Jetzt mit allem eine veränderte Beziehung erleben, denn in einem lebendigen Universum ist nichts starr – alles ist im Fluss.

Methodisch gesehen stehen sich bei den *Q!-Beziehungs-Aufstellungen* zwei Menschen mit einer Armlänge Abstand gegenüber und schauen sich bewusst in die Augen und zugleich über den Körper des jeweils anderen, über die Konzepte und über alles andere, was existiert, hinaus. In dieser Präsenz eröffnet sich durch die Augen des Gegenübers ein Raum, durch den es uns möglich wird, ins Quantenfeld zu blicken. In diesem können wir uns selbst, unserer Seele und allem darüber hinaus gewahr werden. Diese Technik liefert ein Gerüst, eine Hilfestellung, um uns im freien Geist aus der Welt der Konzepte zu verabschieden und veränderte Wirklichkeiten durch die Augen des Gegenübers als reines Schwingungsbewusstsein zu erleben.

Durch diese veränderte Signatur unserer Schwingung, mit der wir im Leben stehen, wird eine veränderte Resonanz ausgestrahlt, durch die Dinge im Leben in Bewegung kommen, mit denen wir überhaupt nicht gerechnet haben. Das Feld verändert sich. Das können wir zunächst jedoch nur konkret erleben – neocortal verstehen lässt es sich erst, wenn wir es erlebt haben, denn die Erfahrungsebene verändert unser Gehirn. Beispiele hierfür sind veränderte Beziehungen mit Familienangehörigen, Partnern, Kollegen, aber auch zu Organen, wie dem eigenen Herzen oder zu Emotionen. So kann etwa auf einmal anstelle von Selbsthass vibrierende Liebe spürbar werden. Der ganze Hass, den so häufig Religionen oder Ideologien säen, kann sich so vollkommen verwandeln.

Diese Methodik der Beziehungs-Aufstellungen hilft Menschen, mit etwas Übung der Magie des Augenblicks gewahr zu werden. Mit einem Mal können sich sogar Überzeugungen auflösen lassen, wie z.B. dass wir an das Lösen von Problemen *glauben*. Die Welt von Ursache und Wirkung implodiert so in einem Raum jenseits unserer Raum-Zeit, und diese Erfahrung kann noch einmal eine ganz neue Dimension von Authentizität eröffnen. Um genau diese Dimensionen, die über das hinausgehen, was in einem Buch in Worte fassbar ist, geht es mir in meinen Seminaren. Ich vermittle dabei etliche Techniken, die die hier beschriebenen Grundlagen vertiefen und uns unterstützen, zunehmend unsere emotionale Signatur zu verändern, um mit emotional herausfordernden Situationen immer besser zurechtzukommen.

Die Intelligenz, die das menschliche Gehirn erschaffen hat, scheint Wert darauf gelegt zu haben, dass der Neocortex als Zensurabteilung agiert – dadurch ist es ohne Übung nicht möglich, andere Dimensionen der alles durchwebenden geistig-seelischen Welt zu erkennen. Diese Dimensionen alles Lebendigen sind zwar immer vorhanden, nur können wir sie im Alltagsbewusstsein nicht bewusst nutzen. Alles Wissen geht von unseren Erfahrungen aus, doch können wir durch bloßes logisches Denken keinerlei Wissen über die Erfahrungswelt und die verschiedenen Dimensionen des Bewusstseins erlangen. Das ändert sich mit den *Q!-Beziehungsaufstellungen*, denn auch mystische Erfahrungen werden vom Gewahrsein unseres wahren Wesens gemacht.

Oft realisieren Menschen erst beim erwachenden Bewusstsein ihrer Selbst-Heilkraft, in welches unbeschreibliche Abenteuer sie da hineingeraten sind, und stellen begeistert fest, wie sie diese emotionale Fülle zunehmend genießen. Das ist dann der Punkt, an dem der weitere Prozess des Bewusstseins erst so richtig spannend wird, weil uns ganz neue Dimensionen des Lebens erwarten. Genau zu dieser weiten Perspektive lade ich dich von Herzen ein, denn die Fülle des Lebens hat uns viel mehr zu bieten, als wir bislang *glauben*.

Abschließen möchte ich dieses dritte Kapitel mit einer Passage aus dem fünften Kapitel des Buchs „Die Brüder Karamasow" von F. M. Dostojewski. Darin spricht der Großinquisitor zum wiedergekehrten Christus über Freiheit. Diese beschriebene Freiheit betrifft nicht nur das Brot, sondern auch unser Heil-Sein. Selbst-Heilkraft ist das Natürlichste im Leben, wenn wir uns aus der vom Mainstream verordneten Stumpfheit befreien.

„Du willst unter die Menschen treten und gehst zu ihnen mit leeren Händen, Du gehst zu ihnen mit einem Versprechen von einer Freiheit, die sie in ihrer Einfalt und angeborenen Stumpfheit nicht zu fassen vermögen, ja, vor der sie Furcht haben – denn es hat niemals für den einzelnen Menschen sowohl wie für das ganze Menschengeschlecht etwas gegeben, das diese weniger zu ertragen fähig waren als eben die Freiheit. Sieh die Steine zu Deinen Füßen ringsum in der nackten und glühenden Wüste: verwandle sie in Brot, und die Menschheit wird Dir folgen wie einem Hirten die Herde, dankbar und gehorsam, wenn auch ewig zitternd, Du könntest Deine Hand von ihr nehmen und ihr Dein Brot entziehen! Aber Du wolltest den Menschen nicht der Freiheit berauben, und darum verwarfst Du, was Dir geboten worden war. Denn wo ist die Freiheit, schlossest Du, wenn der Gehorsam mit Broten erkauft ist? Deine Antwort war, dass der Mensch nicht vom Brote alleine lebe.

...Wer soll denn über die Menschen herrschen, wenn nicht der, der ihr Gewissen unterjocht und in dessen Hand das Brot ist."

„Die Brüder Karamasow" von F. M. Dostojewski, S. 16f und 34f

Oder moderner formuliert:

Wer dem Mainstream folgend sein Leben in betreutem Denken verbringt und in der Herde läuft, wird nie zu sich selbst, zur Freiheit und zur eigenen Wahrhaftigkeit finden.

Nachwort
Eine Welt, in der wir *wirklich* gut und gerne leben

Platons Höhlengleichnis erscheint in der heutigen Zeit der Extreme aktueller als zu seiner Entstehung vor fast 2.500 Jahren. Menschen, die im Dunkeln sitzen, ihre eigenen Ketten verehren, Schatten der Erscheinungen für die Wirklichkeit halten und sich vor nichts mehr fürchten als vor dem Licht – das könnte durchaus auch eine Beschreibung unserer Postmoderne des 21. Jahrhunderts in Mitteleuropa sein. Viele Menschen haben Angst, sich ihrer eigenen Größe und ihres wirklichen Potentials gewahr zu werden und kämpfen verbissen gegen künstliche Trugbilder der Angst. Und die Aktualität dieser Zeilen nimmt in Zeiten eines absolutistischen Finanzkapitalismus, der seine Fangarme als Globalismus um die Welt schlingt, immer mehr zu. Es scheint nur noch eine durch die Medien unsichtbar gemachte, menschenverachtende Finanzaristokratie zu herrschen, deren Welt ausschließlich unterschiedliche Facetten von Kapital kennt. Diese Hochfinanzmafia, die *Goldene Internationale*, degradiert die Menschheit zu reinem Humankapital, das sein Dasein heimatlos in Frequenz-Gefängnissen des eigenen Gehirns zu fristen hat, abgeschnitten von der Quelle des Lichts. Ihre Lakaien in Medien und Politik verabreichen täglich die blaue Pille der Illusionen, mittlerweile bereits in Überdosis an vollkommen verängstigte und missbrauchte Jugendliche. Die *Schwarze Internationale* der Religionen verklärt diesen Wahnsinn als vermeintlichen Willen Gottes und die *Rote Internationale* steuert zum perfekten Brainwash die neokommunistische Ideologie bei und mobilisiert hasserfüllte Kämpfer gegen die Ketzer. Da Rot allein nicht mehr ausreicht, wird noch Zwangsgrün dazugegeben, und schon stecken wir im modernen braunen Sumpf eines entstehenden Superfaschismus, der als demokratisch und antifaschistisch verkauft wird. Genau wie vor 1.000 Jahren vom Antichristen reine Christen zu Ketzer gemacht wurden, werden heute alle Freiheitsbewegungen brutal unterdrückt. In dieser Zwangsbegrünung maßen sich Ideologen in Medien, Kirchen und in der Politik an, als Sittenpolizei darüber zu richten, was Meinungsfreiheit und was Ketzerei ist, die heute plump als „Rassismus“ betitelt wird. Ungeniert wird Panik vor einem bevorstehenden Weltuntergang verbreitet, mit der ein ideologisches Deindustrialisierung-Konzept des

Westens einhergeht, um brutal den Menschen Wohlstand, Freiheit und ihren Stolz zu rauben.

Doch wir leben an einer Schwelle des Bewusstseins, an dem wir die Ketten des Frequenz-Gefängnisses im eigenen Gehirn sprengen und die Höhle verlassen können, um die Dimension der wirklichen Welt des Lichts mit Leben zu füllen. Die eigenen Potentiale zu voller Größe und Schönheit erwachsen zu lassen, ist die Aufgabe jedes einzelnen Menschen. Im Makrokosmos geht dies mit dem Erwachen des Bewusstseins einer Welt souveräner, demokratischer, gemeinschaftlicher und solidarischer Staaten und Nationen einher, die aus der Anerkennung und Liebe einer Pluralität verschiedenster Sprachen, Kulturen und souveräner Länder erblüht. Es gilt, der gnadenlosen Eintönigkeit grenzenloser Globalisierung und ihrer Ideologen, die uns Grau als bunt und menschenverachtend als lebensrettend verkaufen, mit Klarheit, Mut und Entschlossenheit entgegenzutreten, um den Weg einer wahrhaftigen Emanzipation der Menschheit zu beschreiten. Nur mit einer erweiterten Dimension menschlichen Bewusstseins können wir einem von totalitären Globalisierern geschaffenen, rücksichtslosen Supranationalismus begegnen. Rot und Grün zusammen ergeben nun mal Braun – um das zu sehen, brauchen wir nur einen Farbkasten. Dieser moderne Faschismus baut über eine allgegenwärtige Medienmacht abstruse Ängste und Panik auf und schürt Hysterie vor Chimären, denen Millionen von Menschen unreflektiert wie Lemminge in den Abgrund folgen. Missliebige Politiker und Regierungen anderer Länder, die dem Mainstream nicht passen, werden schamlos diskreditiert, und gleichzeitig werden die wirklichen Probleme, wie etwa ungenierte militärische Aufrüstung, Deindustrialisierung, zunehmende Armut und Massenmigration medial versteckt bzw. wegzensiert.

„Je öfter eine Dummheit wiederholt wird, desto mehr bekommt sie den Anschein der Klugheit.“

Voltaire (1694-1778)

An die Stelle von Hass, Wut, Groll und Frustration, die dauerhaft erlebt ursächlich für Krankheiten werden, können wir auch in noch so widrigen Zeiten den Fokus unseres Bewusstseins auf Frieden und Liebe richten, um selbst den größten Feinden der Freiheit mit einem inneren Lächeln zu begegnen. Frieden und Liebe sind Schwingungen, Frequenzen, die das ganze Universum durchströmen – wir können sie nicht machen. Sehr wohl können wir aber immer durchlässiger werden, uns auch in herausfordernden Situationen damit zu verbinden und unsere gefühlte Wahrnehmung immer weiter schärfen, um selbst dieser Friede und diese Liebe zu sein. Darin liegt das Geheimnis unserer Selbst-Heilkraft verborgen.

Wenn wir uns täglich darin üben, Frieden und Liebe zur Wirklichkeit unserer 70 Billionen Zellen werden zu lassen, erschafft dies die erforderliche Schwingungsresonanz, um von Selbst-Heilkraft erfüllt zu sein. Menschen, die den Weg des Bewusstseins wählen, erleben häufig, dass Höhenangst, Flugangst, Allergien oder diverse Phobien einfach nicht mehr auftauchen, und das, ohne von etwas geheilt worden zu sein. Denn es geht ausschließlich um die Entfaltung der schon immer in uns angelegten Potentiale. Solche persönlichen Transformationsprozesse mitzuerleben, erfüllt mich immer wieder mit Dankbarkeit, Freude und mit Demut vor der universellen Intelligenz, die alles durchdringt. Und manchmal durchflutet mich eine Woge des Glücks und in mir taucht die Empfindung tiefer Liebe auf, einfach weil ich getragen werde, in einer Welt, die voller Hass und Gewalt zu sein scheint. In beobachtendem Bewusstsein liegt das Geheimnis verborgen, wie Geist zu Materie und Bewusstsein zu Realität wird, sobald wir zulassen, uns vom Wind des Wandels tragen zu lassen.

„Jedes Leben hat sein Maß an Leid. Manchmal bewirkt eben dieses unser Erwachen."

Buddha

Von Herzen wünsche ich jedem Menschen, dass er seine eigenen Potentiale im Licht der Wahrheit zur Blüte zu bringen möge, während er mit dem universellen Licht, das uns umhüllt und leitet, eins ist. Für eine Welt voller Liebe, Selbst-Heilkraft und Freiheit, in der wir wirklich gut und gerne leben.

In tiefem Verbundensein

Klaus Medicus

Nachwort zur zweiten Auflage

Dieses Buch ist aus den zahlreichen Erfahrungen, die ich mit meiner Arbeit *„Aktivierung Deiner Selbst-Heilkraft“* über einen längeren Zeitraum sammeln durfte, im Jahr EINS *„Before Corona“* entstanden, im Jahr 1 B.C. der transhumanistischen Agenda. Im Grunde genommen ist alles, was wir seit Februar/März 2020 erleben, der Beweis, wie leicht aus Bewusstsein Realität wird: Die breite Masse wurde 2020 durch reine orchestrierte Information in Panik und Todesangst versetzt, gepaart mit einer Neuauflage der bewährten uralten Erbsünde der gar so Heiligen Mutter Kirche: *„Allein dadurch, dass Du lebst, bist Du schuldig (im Neusprech „infektiös“)*, aber durch DEN Test, die neue Gottesprobe, kannst Du Dich von Deiner Schuld befreien. Um den Panikmodus im Gehirn so richtig hochzufahren, wurde der Wahnsinn mit Zwangsmaßnahmen, Eingesperrt-sein (im Neusprech „Quarantäne“), Maskenpflicht und sozialer Isolation befeuert. Zu jedem professionellen Brainwash-Programm gehört natürlich auch dazu, *„die Karotte vor die Nase zu halten“*, das Licht am Ende des Tunnels immerwährender Dunkelheit aufzuzeigen: Die erlösende Spritze! Mittlerweile gibt es bekanntlich die gentechnische Veränderung unserer göttlichen Schöpfung im Dauer-Abo: Ein scheinbar perfekter diabolischer Plan zur Zerstörung des menschlichen Immunsystems, um Krankheit, Schwäche und Abhängigkeit als „Neues Normal“ zu akzeptieren.

Nach dieser Panik- und P(l)andemie-Ouvertüre erleben wir mittlerweile den ersten Akt im pathetischen Drama des inkarnierten Bösen in Gestalt Russlands. Dieses Böse ist natürlich an allem schuld: wahnsinnige Energiepreise, Zerstörung der europäischen Wirtschaft, Hyperinflation, Not und Verzweiflung von Millionen von Menschen. Einher geht diese gigantische Inszenierung mit der nächsten Neuauflage der Erbsünde, diesmal in Form der Klima-Hysterie: *„Allein dadurch, dass Du lebst und atmest, machst Du Dich schuldig!“* Es scheint die größte Show in der Menschheitsgeschichte zu sein; das Dumme daran ist nur, dass wir nicht wie gewohnt Zuschauer sind, sondern wir sind *auf* der Bühne. Die Wenigsten erahnen das Drehbuch und werden von den nächsten Ereignissen wie von einem Sturm erfasst. Doch mit ein wenig Abstand zu diesen theatralisch inszenierten Inhalten erleben wir gerade die Chance zu unserem spirituellen Erwachen: Unsere Illusion, „im Westen“ in demokratischen Rechtsstaaten mit Freiheitsrechten zu leben, in denen invasive staatliche Zwangsmassnahmen und Zensur undenkbar sind, ist vorbei – die moderne Obrigkeit hat ihre Samthandschuhe ausgezogen. Doch liegt in jeder „ENT-TÄUSCHUNG" das Ende einer gigantischen Täuschung, der wir erlegen sind. Die Welt, von der wir glaubten, dass sie existiert, existiert nicht. Und darin liegt unsere Chance für ein neues, ein befreites Bewusstsein.

Genau das bemerke ich seit 2020 zunehmend auch in meinen Beratungsgesprächen und den Transformationsprozessen, die mein Team und ich begleiten. Es geht bei immer mehr Menschen um tiefe Fragestellungen nach Sinn und wirklicher Identität, nach dem „*Wer bin ich wirklich, wenn alles bisher geglaubte, scheinbar reine Illusion, Maya (Sanskrit māyā „Illusion, Zauberei") die **unergründliche Schöpferkraft des absoluten Seins** ist?*". So gesehen sind deutlich grundlegendere Fragestellungen vieler Menschen durch die inszenierten Dauerkrisen, obrigkeitlichen Zwangsmaßnahmen sowie die oliv-grüne Woke-Ideologie aufgekommen.

Nur leider werden wir in diese Inkarnation ohne Bedienungsanleitung für unsere 70 Billionen Zellen ausgeliefert. Es scheint unsere Lebensaufgabe zu sein, eigenständig und aktiv unser Manual selbst zu erarbeiten. Manche nennen das auch „Spirituelles Erwachen", in unserer ureigenen Schwingung, unserem authentischen Sein, in reiner Präsenz des gegenwärtigen Momentes bewusst zu sein. Dafür braucht es die Fähigkeit, aus Problemsituationen gestärkt hervorzugehen. Es gilt, eine Welt voller Herausforderungen, Furcht, Unsicherheiten und Schmerzen als gegeben zu akzeptieren und sich ihr entgegenzustellen, statt sich unter dem Kopfkissen der Schwächekultur einer Kuschel-Pädagogik und Psychologie des Opferseins zu vergraben.

Mein Herzensanliegen ist es, Menschen zu unterstützen, ihren Traum von Heil-Sein, glücklich-Sein, Stärke, wahrer Erfüllung und Liebe im eigenen Leben zu verwirklichen, unabhängig von der äußeren Bühnenshow. Dazu führe ich ein erfahrenes kleines Team von Spezialisten, die in Zeiten großer Veränderungen interessierten Menschen voll Freude helfen, die Schlüssel für Erfüllung, Erfolg und Gesundheit in ihrem Innersten zu entdecken und im Alltag umsetzen zu können.

Während einer längeren Zeit meines Lebens war Deutschland das Land, in dem ich gut und gerne lebte. Nachdem vieles, was ich dort schätzte, verloren ging, sind meine Frau Pia und ich in die wundervolle Schweiz ausgewandert. Etliche Monate pro Jahr haben wir in diesen Jahren auch in den italienischen Seealpen verbracht, wo dieses Buch entstanden ist. In den Jahren 2020, 2021 und Teilen des Jahres 2022 durften wir uns in der Schweiz und in Italien zunehmend üben, unserer Kreativität freien Lauf lassen: selbst in Zeiten invasivster staatlicher Eingriffe reisen zu können, wo es unmöglich schien, Essen zu gehen, wo Büttel der Obrigkeit dies zu unterbinden versuchten, und schwachsinnige Zertifikate zu bekommen, die erst ein wirkliches Leben ermöglichten. Nachdem die Schweiz dann in 2022 begonnen hat, den Straftatbestand des „Energie-Verbrechens" (mit Freiheitsstrafe bis zu 3 Jahren) für diejenigen zu erfinden, die beispielsweise einen Heizstrahler auf der Terrasse verwenden, wussten wir, dass neben der EU auch unsere so geliebte Schweiz nicht mehr das Land ist, in dem wir gut und gerne leben. So bin ich mittlerweile mit meiner Frau und einem unserer erwachsenen Söhne in der Colonia Independencia in Paraguay, wo wir für uns einen neuen Kraftort gefunden haben. Da ich bereits Jahre vor den Lockdowns Schritt für Schritt begonnen hatte, meine Arbeit in der Begleitung von Menschen – oft über 3 bis 10 Monate – erfolgreich auf online (via Zoom-Calls) umzustellen, eröffnen sich ganz neue Möglichkeiten.

Sofern du Lust hast, authentischen Frieden im „Hier und Jetzt" wahrzunehmen, unabhängig davon, was um dich herum geschieht, oder wenn du erleben willst, wie es sich anfühlt ganz anders zu denken, anders zu handeln, dich anders zu fühlen, als du dich bereits kennst, dann melde dich bei uns. In einem persönlichen Eins-zu-eins-Gespräch können mein Team und ich dir erklären, wie auch du dazu kommen kannst. Gerne kannst du dich für ein solches kostenfreies Beratungsgespräch bewerben. Nähere Informationen findest du unter *www.Klaus-Medicus.com.*

Wir freuen uns, von Dir zu hören!
Klaus Medicus und Team

P.S. Seit Jahren bin ich auch regelmäßig zu Gast im Schweizer Gesundheitsfernsehen QS24. Du brauchst in deiner Suchmaschine nur die Stichworte „Klaus Medicus QS24 Filme" einzugeben, und du bekommst zahlreiche Möglichkeiten angezeigt, Interviews mit mir zu sehen.

Über den Autor

Klaus Medicus leitet das *Q!-Institut* im Schweizer Aargau (seit 2016), welches er 2005 in München gegründet hat. Voller Begeisterung entwickelt und entdeckt er innovative Wege, wie sich menschliche Potentiale der Selbst-Heilkraft und innerer Freiheit entfalten können. Er begleitet Menschen in ihren Entwicklungsprozessen, einschränkende Überzeugungen in kraftvolle Lebendigkeit zu verwandeln.

Der *Medicus des 21. Jahrhunderts* ist zutiefst überzeugt, dass in jedem von uns ungeahnte Potentiale authentischen Seins, wirklicher Erfüllung sowie wahrer Größe entfalten können, sobald wir die geistige Konformität betreuten Denkens verlassen. Seine leicht verständliche, ermutigende und einfühlsame Art, Menschen in Seminaren und Potential-Coachings zu begleiten, ist im Laufe vieler Jahre zu seinem Markenzeichen geworden. Er vermittelt, wie jeder sein Gehirn auf eine neue Art vernetzen kann, um seine bisherige emotionale Signatur nachhaltig zu verändern: So wird ein direktes Erleben eigener Schöpferkraft erfahrbar. Darüber hinaus bildet er Menschen aus, das von ihm entwickelte Transformations-Modell als Potential-Coach für Selbst-Heilkraft einzusetzen.

Von seinem beruflichen Werdegang her hat er Rechtswissenschaft und Philosophie an der LMU studiert und mit zwei juristischen Staatsexamen in München abgeschlossen. Während dieser Zeit war er häufig in Indien, das seine spirituelle Entwicklung prägte und ihm vielfältige Dimensionen des Bewusstseins eröffnete. Nach einem zweijährigen Traineeprogramm in einem großen Unternehmen war er als Vorstandsassistent, Personalchef und Leiter der Führungskräfteentwicklung etliche Jahre in der Industrie tätig. In dieser Zeit begleiteten ihn verschiedene psychologisch-systemische Ausbildungen, sowohl zum Organisationsentwickler als auch zum Coach und Therapeuten. Seit 1999 ist er als Coach und Trainer selbstständig. In dieser Zeit entwickelte er mit *Q!* (*www.Quanten-Intelligenz.com*) eine phänomenale Methode für Lebenskraft, Heil-Sein und gelebte Spiritualität. Mit ihrer Hilfe befähigen sich Menschen, die in ihnen angelegte Potentiale voller Leichtigkeit und Freude zur Entfaltung zu bringen, um zunehmend der ihnen innewohnenden Selbst-Heilkraft gewahr zu sein.

Seine Frau Pia Medicus und er haben drei gemeinsame erwachsene Kinder. Sie leben, meditieren und arbeiten vorwiegend in den italienischen Seealpen und genießen es zu beobachten, zunehmend von Dankbarkeit getragen zu sein. Seit langem lieben sie diesen speziellen Kraftort, an dem sich das südlichste Hochgebirge der Alpen mit dem Meer in wilder Romantik vereint.

Wenn du dich für seine Arbeit interessierst, kannst du am Leichtesten mit Klaus per E-Mail in Kontakt kommen:

klaus.medicus@quanten-intelligenz.com

Literaturverzeichnis

(1) Althusser, L. (2008): *Essays on Ideology*, Verso-Verlag, London, New York
(2) Broers, D. (2015): *Der verratene Himmel*, Dieter Broers Verlag, Unterlambach
(3) Coelho, P. (2007): *Auf dem Jakobsweg*, Diogenes Verlag Zürich
(4) Dispenza, J. (2017): *Werde übernatürlich*, Koha-Verlag, Burgrain
(5) Dostojewski, F.M. (1993): *Der Großinquisitor* (aus die Brüder Karamasow), Inselverlag Frankfurt a.M.
(6) Fusaro, D. (2015): *Europe and Capitalism: Regaining the Future, Mimesis International*, Sesto San Giovanni
(7) Fusaro, D. (2015): *La notte del mondo*, UTEC Verlag, Turin
(8) Gaudig, L. (2018): *Leben wir in einer Illusion?*, Komplett-Media Verlag, München
(9) Hesse, H. (1982): *Siddhartha*, Suhrkamp Verlag, Berlin
(10) Leloup, J.-Y. (2017): *Das Evangelium des Thomas*, Kopp Verlag, Rottenburg
(11) Lipton, B. (2013): *Intelligente Zellen*, KOHA-Verlag, Burgrain
(12) Martin, S. (2013): *Cathars: Their History and Myths Revealed*, Shelter Harbor Press, New York
(13) Mc Glynn, S. (2015): *Kill Them All: Cathars and Carnage in the Albigensian Crusade*, Spellmount Publishing, Staplehurst, Kent
(14) Mc Taggart, L. (2007): *Das Nullpunktfeld*, Goldmann Verlag, München
(15) Taylor, J. (2008): *Mit einem Schlag*, Knaur Verlag, München
(16) Medicus, K. (2012): *Quanten-Intelligenz*, Koha-Verlag, Burgrain
(17) Medicus, K. (2015): *Das Geheimnis intelligenter Zellen*, Amadeus-Verlag, Fichtenau
(18) Prinz, D (2017): *Wenn das die Menschheit wüsste...*, Amadeus-Verlag, Fichtenau
(19) Smith, A.P. (2015): *The Lost Teachings of the Cathars*, Watkins Publishing, London
(20) Tolle, E. (2014): *Jetzt! Die Kraft der Gegenwart*, J. Kamhausen Verlag
(21) Warnke, U. (2017): *Die Öffnung des 3. Auges*, Scorpio Verlag München
(22) Zeilinger, A. (2005): *Einsteins Schleier*, Goldmann Verlag, München

Quellenverzeichnis

(1) www.ruv.de/presse/aengste-der-deutschen
(2) Spiegel Online, www.spiegel.de/kultur/gesellschaft/zukunftsanalyse-nach-jane-loevinger-weg-vom-leistungsideal-a-1248816.html
(3) www.tichyseinblick.de/meinungen/gruene-argumentationshilfefrohe-weihnachten-mit-rechtspopulisten/
(4) https://de.wikipedia.org/wiki/Asperger-Syndrom
(5) www.handelsblatt.com/politik/international/davos2019/klimaaktivistin-greta-thunberg-ich-will-dass-ihr-in-panik-geratet/23909918.html?ticket=ST-3889935-oH43vBrXE7gSZsybuWPR-ap6
(6) RT, https://de.rt.com/1slb
(7) Ebenda RT https://de.rt.com/1slb
(8) https://de.statista.com/statistik/daten/studie
(9) TAZ vom 23.01.2019
(10) Hans-Georg Maaßen (NZZ vom 8.5.19)
(11) Andreas Reich (NZZ vom 16.5.2016)
(12) Stephen Hawking, Astrophysiker (1942–2018)
(13) Carl G. Jung
(14) Margret Klein Salamon (https://climateemergencydeclaration.org.)
(15) Skavian-Talkshow, auszugsweise bei Facebook, online 25. Februar 2019, schwedisch mit englischem Untertitel

CD: MEDITATIONEN UND BEFÄHIGENDE ÜBERZEUGUNGEN

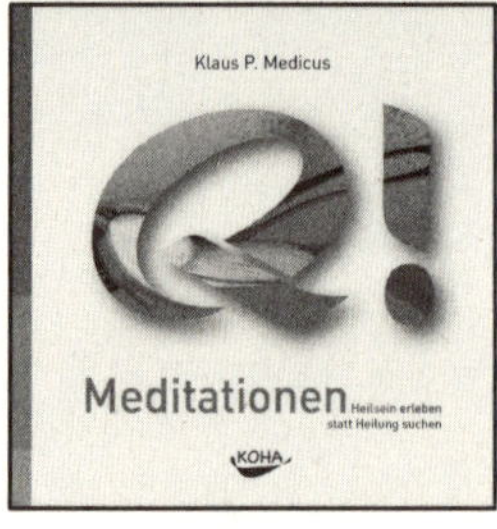

Klaus Medicus

Klaus Medicus hat Meditationen und befähigende Überzeugungen zusammengestellt, die es jedem Menschen ermöglichen, einen leichten Zugang zur eigenen inneren Weisheit zu finden. Die CD ist eine ideale Ergänzung für alle, die mit dem wundervollen Ansatz der Quanten-!ntelligenz bereits vertraut sind. Darüber hinaus ist sie hervorragend für Menschen geeignet, die durch die Verbindung mit ihrer inneren Weisheit ihr alltägliches Leben bewusster und achtsamer gestalten wollen. Mit ausgewählter Meditationsmusik von Sayama können Sie sich durch die ***Q!-Übungen*** ganz entspannt von Ihrem Weg zu innerer Ruhe und zum tieferen Sinn des Lebens finden lassen.

Spieldauer: 62 Min

ISBN 978-3-86728-177-5 • 16,99 Euro

QUANTEN-!NTELLIGENZ

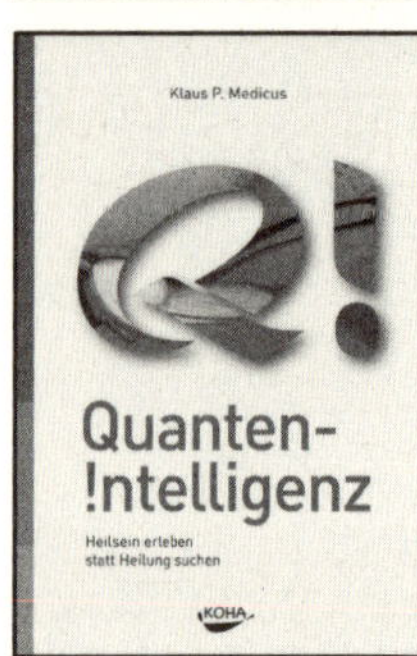

Klaus Medicus

Heilsein erleben statt Heilung suchen

Wir bergen in uns eine Quelle der Weisheit die Quanten-!ntelligenz von Körper, Geist und Seele, aus der wir schöpfen können, sobald wir den Zugang zu ihr kennen. Bislang sind wir auf wissenschaftlich überholte Konzepte fixiert – alle unsere Defizite, Krisen, Probleme und Krankheiten halten wir für die *Wirklichkeit*. Doch wir selbst bestimmen, wie wir über die Geschichten und Ereignisse in unserem Umfeld denken und fühlen. Jeden Augenblick haben wir die Macht, Wohlbefinden zu schaffen und damit den nächsten Moment unseres Daseins angenehm zu formen.

Durch die unmittelbare Wahrnehmung des Heilseins weicht der Dauerstress des *Überlebensmodus* unserem inneren *Wachstumsmodus*. Dank leicht nachvollziehbarer Schritte lernen wir, in Situationen, die uns unerfreulich berühren oder schmerzlich belasten, die reine Information wahrzunehmen und uns von ihr ins Feld der Ganzheit und des Heilseins führen zu lassen.

ISBN 978-3-86728-178-2 • 12,99 Euro

DAS GEHEIMNIS INTELLIGENTER ZELLEN

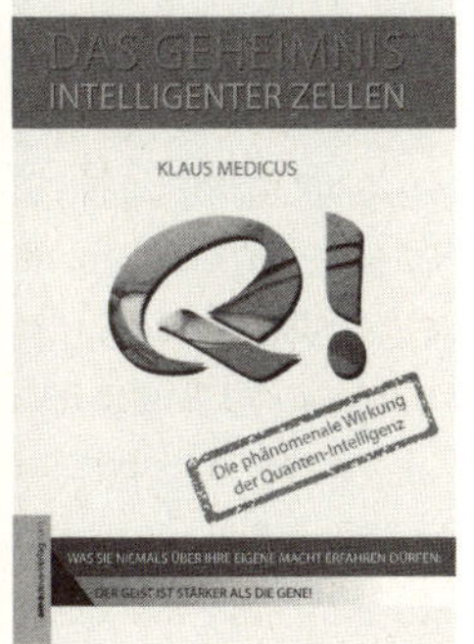

Klaus Medicus

Die phänomenale Wirkung der Quanten-Intelligenz

Wir sind weder unseren Genen noch den äußeren Umständen ausgeliefert, im Gegenteil: Jeder Mensch besitzt ungeahnte Fähigkeiten und ein einzigartiges Potential zu Gesundheit, Erfüllung und Lebenskraft. Die heutige Überfokussierung auf Krankheit, Medikation und Heilung in der westlichen Gesellschaft treibt die Renditen der Krankheitsindustrie in die Höhe und bringt ganze Bevölkerungen dazu, sich damit zufriedenzugeben, auf einer niedrigen Stufe persönlicher Gesundheit lediglich zu überleben. Klaus Medicus zeigt in seinem Buch einen Weg auf, Symptome auf eine ganz andere Art und Weise zu verstehen und bringt aus seiner jahrzehntelangen Erfahrung mit der Veränderung von Überzeugungen auf der zellulären Ebene zahlreiche Praxisbeispiele dieses Paradigmenwechsels... Es ist nicht länger nötig, an Diagnosen zu glauben. Lernen Sie das Geheimnis »intelligenter Zellen« kennen und erfahren Sie, wie es möglich ist, mit Begeisterung Wege zu einem neuen Bewusstsein zu gehen.

ISBN 978-3-938656-13-6 • 21,00 Euro

GIFTDEPONIE MENSCH

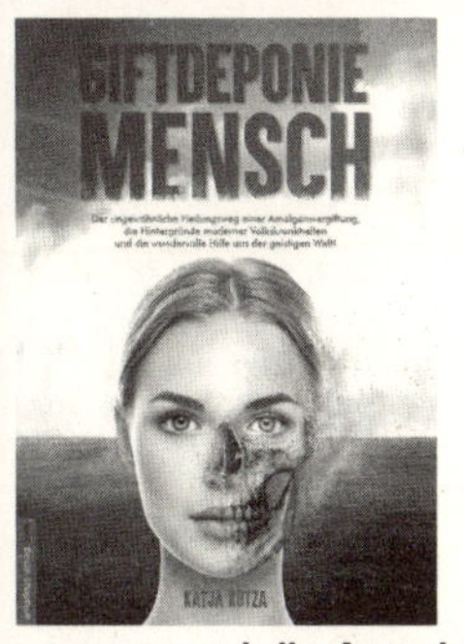

Katja Kutza

Der ungewöhnliche Heilungsweg einer Amalgamvergiftung,
die Hintergründe moderner Volkskrankheiten und
die wundervolle Hilfe aus der geistigen Welt!

„Sie sind austherapiert. Wir können keine körperlichen Erkrankungen bei Ihnen feststellen und vermuten eine psychische Störung." Das waren die Worte, mit denen Katja Kutza aus den meisten schulmedizinischen Praxen entlassen wurde. Am Ende eines langen Leidensweges stand die Autorin mit einem nicht mehr funktionieren wollenden Körper und allein gelassen von Ärzten vor den Trümmern ihres einst glücklichen Lebens. Völlig verzweifelt an diesem Punkt angekommen, bekam ihr Leben endlich eine glückliche Wende. Durch innige Gebete gab es für Katja Kutza plötzlich außergewöhnliche Fügungen des Schicksals – meist in Form von alternativen und spirituellen Heilmethoden. Nicht nur ihre Grunderkrankung – eine Amalgamvergiftung – wurde aufgedeckt, auch spirituelle, geistige und energetische Heilsysteme ebneten ihr den Heilungsweg.

ISBN 978-3-938656-47-1 • 21,00 Euro

MEGAWANDEL

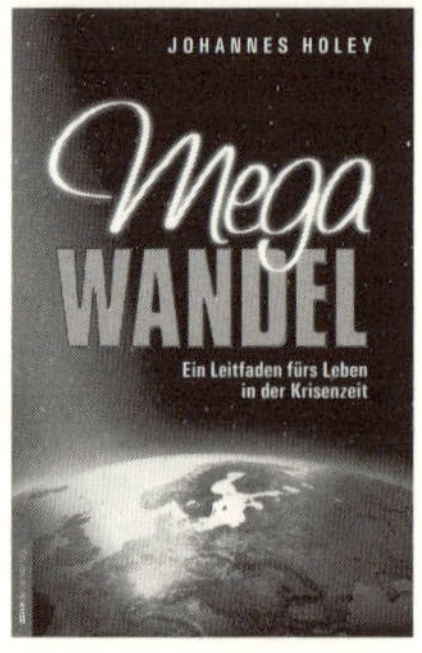

Johannes Holey

Dieses Buch ist ein Seelenöffner für die Zeit des inneren und äußeren Wandels. Neues Wissen! Ermutigende Sichtweisen! Wegweisende Impulse! Spannende Erkenntnisse! Zunehmender Bewusstseinswandel! Wollen Sie wissen, warum es genügend Gründe gibt, voller Hoffnung zu sein? Wollen Sie sich eine neue Lebensqualität aufbauen? Wollen Sie geistig-seelische und spirituelle Hintergründe erkennen und dieses Wissen nutzen? Wollen Sie erfahren, warum Gefühle und nicht irgendwelche schlauen Überlegungen die Welt verändern werden? Wir alle leben in den mächtigen Einflüssen neuer kosmischer und *positiver* Energien und zugleich in den mächtigen Einflüssen zunehmender *schädlicher* Energien der dunklen Macht-Elite. Beides ist der Zeitgeist, doch wie kommen wir damit klar? Johannes Holey erklärt den *Megawandel*, der uns alle auf der Erde betrifft, und beschreibt, wie wir diesen als große Chance nutzen können.

ISBN 978-3-938656-92-1 • 23,30 Euro

MEIN SEELENKOMPASS

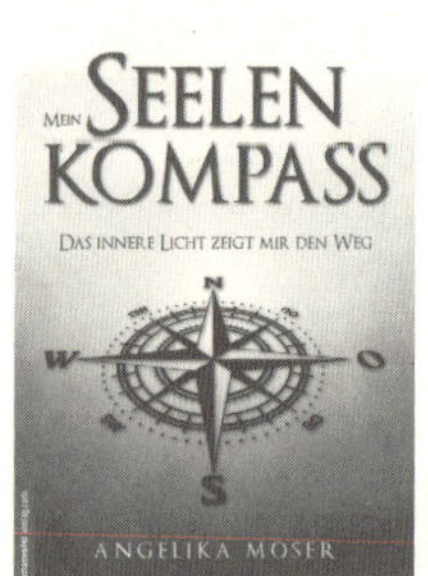

Angelika Moser

Als Heilpraktikerin für Psychotherapie und Psychologische Beraterin geht es der Autorin vor allem darum, die vielen kleinen Irrtümer aufzuzeigen, die unser Leben behindern. Eine Vielzahl körperlicher Leiden entsteht durch die Unwissenheit, dass der seelische Hintergrund und die oft unzähligen Blockaden dafür mitverantwortlich sind. Wenn wir aber unseren Fokus, unser Licht, dorthin ausrichten und uns darauf einlassen, dass unter der Oberfläche schwieriger Lebensumstände eine alles umfassende Liebe zu unserem höchsten Wohle arbeitet, kann uns das von krankmachenden Beeinträchtigungen befreien.

Die Autorin weist auf die verschiedenen Möglichkeiten und Kraftquellen hin, die uns den Weg aus unseren Behinderungen zeigen. Sie legt in ihre Zeilen mit ihrem Einfühlungsvermögen tiefe Weisheiten, die durch besinnliches Lesen wirken und verinnerlicht werden können. Damit das Licht, die Liebe und der Frieden am Übergang zum Goldenen Zeitalter wirklich die Oberhand gewinnen können, wird es unumgänglich sein, die eigenen Blockaden, Muster und Überzeugungen sowie die unliebsamen Machenschaften in vielen Lebensbereichen zu transformieren.

Das Buch eröffnet Chancen zu innerem Wachstum und zur Heilung von uns Menschen und dadurch von Mutter Erde.

ISBN 978-3-938656-91-4 • 14,80 Euro

SCHUTZENGEL & CO.

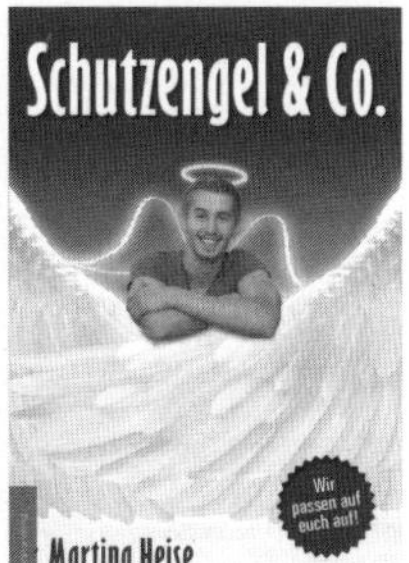

Martina Heise

Wir werden von Engeln und anderen geistigen Wesen begleitet – jeden Tag. Doch nur wenige können diese bewusst wahrnehmen und mit ihnen kommunizieren. Martina Heise (ehem. Krämer) wurde mit dieser Gabe geboren und konnte von klein auf nicht nur ihren Schutzengel sehen, sondern auch die Seelen Verstorbener. Von ihrem Schutzengel wurde sie zum einen über den Sinn des Erdendaseins unterrichtet und zum anderen über die Mechanismen des Lebens, vor allem aber darüber, was im Jenseits auf uns wartet und wie wir uns das vorstellen können. In diesem Buch schildert Martina, wie sie lernte, mit den geistigen Wesen zu kommunizieren, welche Unterschiede es bei den feinstofflichen Wesen gibt, wie sie mit uns in Kontakt treten, uns Botschaften übermitteln und wie wir diese verstehen können. Sie erklärt auch die Gefahr, die von Besetzungen, Dämonen und anderen dunklen Wesen ausgeht und wie man diese beseitigen und unsere Häuser von solchen dunklen Energien befreien kann. Außerdem stellt sie Übungen zur Verfügung, wie man sich vor Negativem schützen und die eigene Intuition stärken kann.

ISBN 978-3-938656-38-9 • 21,00 Euro

DIE KINDER DES NEUEN JAHRTAUSENDS

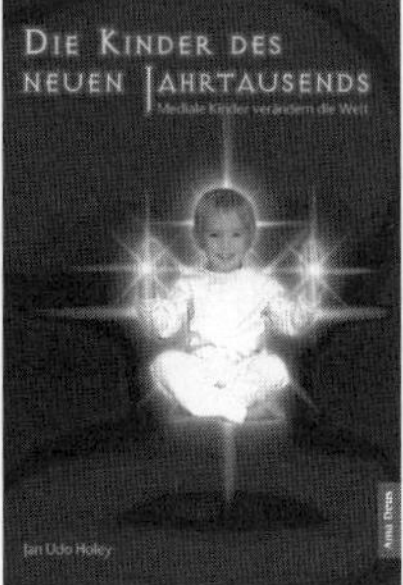

Jan van Helsing

Der dreizehnjährige Lorenz sieht seinen verstorbenen Großvater, spricht mit ihm und gibt dessen Hinweise aus dem Jenseits an andere weiter. Kevin kommt ins Bett der Eltern gekrochen und erzählt, dass „der große Engel wieder am Bett stand". Peter ist neun und kann nicht nur die Aura um Lebewesen sehen, sondern auch die Gedanken anderer Menschen lesen. Vladimir liest aus verschlossenen Büchern und sein Bruder Sergej verbiegt Löffel durch Gedankenkraft.

Ausnahmen, meinen Sie, ein Kind unter tausend, das solche Begabungen hat? Nein, keinesfalls! Wie der Autor in diesem, durch viele Fallbeispiele belebten Buch aufzeigt, schlummern in allen Kindern solche und viele andere Talente, die jedoch überwiegend durch falsche Religions- und Erziehungssysteme, aber auch durch Unachtsamkeit oder fehlende Kenntnis der Eltern übersehen oder gar verdrängt werden. Und das spannendste an dieser Tatsache ist, dass nicht nur die Anzahl der medial geborenen Kinder enorm steigt, sondern sich auch ihre Fähigkeiten verstärken. Was hat es damit auf sich?

Lauschen wir den spannenden und faszinierenden Berichten medialer Kinder aus aller Welt.

ISBN 978-3-9807106-4-0 • 23,30 Euro